치료사를 위한 생체역학 - 인체 운동 중심으로 -

Biomechanics of Human Motion

치료사를 위한

생체역학

인체 운동 중심으로

Biomechanics of Human Motion

Basics and Beyond for the
Health Professions

BARNEY F. LEVEAU, PT, PHD
PROFESSOR, DEPARTMENT OF PHYSICAL THERAPY
COLLEGE OF HEALTH SCIENCES
ALABAMA STATE UNIVERSITY
MONTGOMERY, AL

영 문 출 판 사

■ **옮긴이** (가나다 순)

김주현 용인대학교 외래교수
박보라 춘해보건대학교 작업치료과 교수
양영애 인제대학교 작업치료학과 교수
엄기매 여주대학교 물리치료과 교수
이인학 대전보건대학교 물리치료과 교수
정형국 안산대학교 물리치료과 교수
채윤원 광주보건대학교 물리치료과 교수
최재원 경북전문대학교 물리치료과 교수

Biomechanics of Human Motion: Basics and Beyond for the Health Professions
by Barney F. LeVeau PhD. PT

The original English language work has been published by SLACK, INC.
Thorofare, New Jersey, U.S.A.

치료사를 위한 **생체역학**

2013년 1월 7일 초판인쇄
2013년 1월 14일 초판발행

지은이 : Barney F. LeVeau PhD. PT
옮긴이 : 정형국 외
발행인 : 박 병 조
발행처 : 도서출판 영문출판사
등 록 : 1987년 12월 21일 제2-419호
주 소 : 서울시 강남구 삼성동 69-1
전 화 : (02) 514-5590, 776-5590
팩 스 : (02) 756-8943
홈페이지 : www.ymsbook.net
E-mail : yeongmunsa@empal.com
정 가 : 23,000원
ISBN 978-89-7224-318-2

※ 파본은 교환해 드립니다.

헌정의 글 (DEDICATION)

나의 부모님께, 비록 그분들은 정규 교육을 제대로 받지 못했던 가난한 소작농이었지만, 모든 자녀들이 석박사가 될 수 있도록 기회와 용기를 주기 위해 많은 노력을 하신 훌륭한 분들이셨다.

목 차 (CONTENTS)

감사의 글 (ACKNOWLEDGMENTS)

나는 이 책의 발전을 위해 비평과 조언을 해주신 Alabama State University의 Mechanical Kinesiology classes에 감사드리고 싶다. 그리고 방학이나 주말까지도 아내와 시간을 보내지 못했는데, 아무런 불평 없이 잘 인내해 준 나의 아내에게도 감사드린다.

끝으로 나는 이 책을 준비하는데 많은 도움을 주신 Brien Cummings, Dani Karaszkiewicz, Debra Toulson, Michael Bress, 그리고 Donna Trapani에게도 감사드리고 싶다.

저자에 대해 (ABOUT THE AUTHOR)

LeVeau 박사는 Colorado주의 Boulder에 있는 Colorado University에서 수학, 물리학 및 체육에 대한 학사 학위를 받았고, 물리치료 업무는 MN의 Rochester의 Mayo Clinic에서 수행했다. 그리고 그는 Colorado University에서 체육학석사의 학위를 받았다. 그는 PA의 University Park에 있는 Pennsylvania State Unversity에서 생체역학으로 박사학위를 받았다.

그는 CO의 Colorado Springs에 있는 Horac Mann Jr High School에서 수학과 과학을 가르쳤다. 그리고 그는 다음과 같은 대학에서 체육과 물리치료 분야의 교수로 봉직했다: PA의 West Chester에 있는 West Chester State College; NC의 Chapel Hill의 University of North Carolina; TX의 Dallas에 있는 University of Texas Southwestern Medical Center; GA의 Atlanta에 있는 Georgia State University; AL의 Mongomery에 있는 Alabama State University.

그는 많은 논문과 책을 출간했고, 특히 2권의 생체역학 교재를 출간했다. 그 책들은 스페인, 프랑스 및 이탈리아에서 번역 출간되었다. 그는 국내는 물론 여러 나라를 돌면서 생체역학을 주제로 많은 강의를 했다.

역자의 글 (PREFACE TRANSLATOR)

생체역학이란 분야는 오래 전부터 물리치료와 작업치료의 중요한 학문으로써 발전해 왔다. 이제는 물리치료와 작업치료에 종사하는 모든 사람이 생체역학의 중요성을 잘 알고 있다. 그러나 생체역학이 너무나 광범위하여 어느 범위까지 우리들이 공부를 해야 하는지에 대해서는 아직 논란이 있다. 이 책을 번역한 역자의 입장에서 볼 때, 그런 논란에 본 교재가 좋은 기준이 될 것 같다. 교재의 내용은 쉽고 임상적으로 잘 적용될 수 있는 내용들로 가득차 있어, 학생들이나 임상 선생님들이 본 교재를 통해서 임상적인 상황을 잘 숙지할 수 있을 것 같다. 사실 본 교재가 다루는 내용은 많은 편이 아니지만, 다른 생체역학 교재에서도 다루지 않았고 물리치료 및 작업치료 분야에서 중요하게 다루어야 할 내용들이 포함되어 있어 무엇보다 좋다. 이 교재의 가장 큰 장점은 힘에 대한 내용을 잘 설명하고 있고, 또 이들을 수학적 방식으로 쉽게 풀이하고 있다. 생체역학 교재로서 쉽게 기술된 교재가 많지 않은 편인데, 이 책은 너무나 쉽게 기술되어 있어 많은 사람들에게 도움을 줄 것이다.

끝으로, 이 책이 번역 출간될 수 있도록 많은 도움을 주신 영문출판사 박병조 사장님과 직원분들께 감사드립니다.

대표역자 정 형 국

서론 (INTRODUCTION)

이 책의 초점은 힘이다. 힘은 항상 우리와 함께 있다. 힘의 학문은 태양, 달 및 지구 등과 같은 큰 물체들의 상호작용과 세포와 같은 작은 물체 사이의 상호작용 등을 다루고 있다. 많은 분야들이 힘을 연구하고 있고, 또 물체에 대한 힘의 효과를 연구하고 있다. 이 책은 다음과 같은 많은 분야에 기본적인 이론을 제공할 것이다 : 운동과학, 물리치료, 작업치료, 스포츠의학, 의수족 및 보조기 분야, 정형외과학, 재활의학, 치과, 수의학 및 인간공학 등. 생체역학과 관련된 몇몇 연구분야로는, 해부학, 성장과정, 외적 하중, 외상, 인간공학, 임상 상황, 임상 치료, 보호장비, 의수족, 보조기 및 인간 움직임 등이 있다.

이 책의 목적은 생체역학의 기본원리를 알려주고, 생체역학의 기법과 생체역학적 상황의 예제를 제공하는데 있다. 힘의 개념을 기초로 하여, 본 교재는 힘이 어떻게 인체에 적용되는지와 신체가 여러 물체에 힘을 어떻게 적용하는지를 알려주고 있다. 이 책의 내용은 독자들이 생체역학을 처음 접하는 것으로 생각하면서 가급적 쉽게 기술해 나가려고 한다. 각 단원의 끝부분에 제시된 최근 논문들은 독자들에게 심도 깊은 내용을 제공하고 있다.

역학을 공부할 때, 여러분은 수학 공식들을 접근하게 될 것이다. 그러나 수학 공식에 대해 두려움을 가질 필요는 없다. 수학 공식들은 정의를 작성하고 그들 변수들의 관계를 보여주는 단축된 방법이다. 여러분은 각 변수에 대한 단위들을 기억해야 한다. 그런 다음, 여러분은 이들 관계를 보여주기 위해 단위 분석을 이용할 수 있다.

여러 분야들은 동일한 단위 체계를 이용하지 않는다. 비록 국제단위체계(SI)가 폭넓게 수용되고 있지만, 미국의 임상가들은 아직도 이들 단위 체계를 받아들이지 않고 있다. 미국의 임상가들은 영국식 측정 단위 체계를 사용하고 싶어 하지만, 연구자와 과학자들은 국제단위체계를 사용한다. 아직까지 이런 상황이기 때문에, 본 교재는 영국식 체계를 이용하고 있다. 그러나 부록 단락에 단위 전환표를 제시하여 독자들이 단위를 쉽게 전환할 수 있도록 도움을 주고자 한다. 예를 들어, 여러분은 단위 전환표와 단위 분석표를 이용하여, mph를 m/sec로 전환할 수 있다.

$$55 \text{ mph} \times 1 \text{ hr}/60 \text{ min} \times 1 \text{ min}/60 \text{ sec} \times 5280 \text{ ft}/1 \text{ mi} \times 0.3048 \text{ m}/1 \text{ ft} = 24.587 \text{ m/sec}$$

마일, 시간, 분, 피트 등의 모든 단위들은 사라지고 m/sec 단위만 남게 된다.

교재 안에 있는 문제들은 정확하지 않다. 우리가 신체에 작용하는 힘이나 물체에 작용하는 신체를 결정하는 문제를 풀 때, 아래와 같은 몇 가지 가정이 필요하다.

1. 2차원 그림만을 이용한다.
2. 근육 힘의 계산은 개별 근육이 아니라 전체 근육군으로 이루어진다.
3. 신체분절의 질량과 무게는 보고된 연구에 기초한다(부록 참고)
4. 지렛대팔의 길이도 보고된 연구에 기초한다(부록 참고).
5. 관절 안에서 발생하는 작은 마찰력은 배제된다.
6. 인대, 협력근, 길항근, 공동수축 및 기타 연부조직들의 작용들도 계산할 때 배제된다.

교육자용 매뉴얼은 워크시트, 퀴즈 및 검사에 대한 질문과 문제를 제공하고 있다.

제 1 장

힘 (Force)

학습목표

1. 임상상황이나 일상생활에서 볼 수 있는 생체역학의 예를 제시하고 토의한다.
2. 기본적인 용어를 정의한다.
3. 힘의 4가지 특성을 묘사하고 명칭을 붙인다.
4. 힘의 8가지 예를 설명하고 제시한다.
5. 힘의 각 종류에 대한 운동을 설명한다.
6. 등척성 수축, 구심성 수축 및 원심성 수축을 구분한다.
7. 압력의 개념을 토의한다.
8. 질량과 관성모멘트를 관련시켜 설명한다.
9. 에너지, 일 및 일률의 개념을 관련시켜 설명한다.
10. 뉴톤의 3 법칙을 설명한다.

힘의 정의, 설명 및 범위 (Definition, Description, and Scope)

생체역학은 힘과 그 힘이 유기체에 영향을 미치는 효과를 연구하는 학문이다. 생체역학은 인간의 움직임, 손상의 역학, 그리고 근육뼈대계 문제의 예방, 평가 및 치료의 원리를 기본적으로 다룬다. 생체역학의 개념은 관절가동범위, 자세, 그리고 보행분석 등의 연구에만 한정되지 않는다. 우리들이 행하는 모든 것들은 생체역학에 어떤 형태로든 혹은 어느 정도이든 관련한다. 생체역학의 원리는 엘리트 운동선수 뿐만아니라, 비활동적인 사람에게도 적용된다. 생체역학적 원리는 장애를 입은 사람이나 건강한 사람 모두에게 적용되고, 또 태아때부터 사망에 이르는 순간까지 한 평생 동안 적용된다. 생체역학이 인체에 미치는 힘의 효과를 연구하는 학문이기 때문에, 힘이 존재하는 곳이면 어디든지 생체역학적 원리가 적용된다.

생체역학의 원리와 개념은 운동과학, 물리치료, 작업치료, 스포츠의학, 보조기의지학, 정형외과, 재활의학, 족부의학, 치과, 수의학 등의 분야에서 중요하게 다루어지고 있다. 이들 분야에 종사하는 사람은 보건전문가로서 환자를 평가하고 치료하고, 또 운동수행력을 향상시키는데 생체역학적 원리를 적용하고 있다. 부가적으로, 생명공학자, 인간공학자 및 휴먼팩트 스페셜리스트와 같은 전문가들도 환경(작업장, 자동차, 도구 등)과 사람이 물리적으로 어떻게 상호작용하고 있는지 그리고 이들 상호작용의 효율성과 안전성이 어떠한 지를 이해하기 위해 생체역학적 원리를 이용하고 있다.

생체역학은 해부학, 생리학, 운동학습, 수학, 물리학 및 임상과학에 토대를 이룬다. 사람들은 이런 기본적인 지식 수준을 통해 힘과 해부학이 어떻게 상호작용하는 지를 이해하게 된다. 생체역학의 일반적인 코스는 임상과 스포츠에 관련된 생체역학의 토대를 이룬다. 생체역학에 상당한 지식을 가진 사람들은 어떻게 힘이 인체에 작용을 하는지, 그리고 인체가 다른 물체에 힘을 어떻게 발휘하는 지를 분석하고 평가할 수 있을 것이다. 그리고 그들은 재활을 강화하고 손상을 예방할 수 있는 프로그램들을 연구하고 설정할 수 있을 것이다. 생체역학자들은 장애인이 효율적이고 안전한 삶을 살 수 있고, 또 여가활동과 스포츠활동에 참여할 수 있는 환경을 설계할 수 있을 것이다.

생체역학의 또 다른 영역으로는, 특정 재활 기술, 휠체어 설계, 인류학, 특정 조직 수복, 수술 기법 및 건축학 등이 있다. 생체역학의 토대인 힘은 어느 곳에든 존재하기 때문에, 생체역학의 범위는 사람의 상상력과 특정 집단의 요구에 의해서만 제한된다.

생체역학자들은 장애인이나 환자의 목표를 설정하기 위해 인체가 정상적인 상황에서 어떻게 반응하는 지를 알아야 한다. 생체역학자는 손상의 발생을 예방하기 위해 그 사람의 특정 활동을 이해해야 한다. 그리고 생체역학자들은 건강한 사람의 정상적인 움직임 패턴들과 패턴의 변형을 이해하여 보다 정상적인 움직임 패턴을 만들 수 있어야 한다. 움직임 패턴이 정상으로 회복될 수 없다면, 그 환자에게 맞는 효율적이고 안정적인 움직임 패턴이 이루어져야 한다. 생체역학자들은 이들 움직임 패턴을 분석하기 위해, 비디오 분석, 근전도, 전자각도기, 가속기, 그리고 힘판 및 힘변환 분석과 같은, 도구와 기법을 사용한다.

힘 (Force)

힘(force)은 생체역학을 공부하는데 있어 중요한 개념이다. 힘은 분해되고, 합성되고 또 조작될 수 있다. 힘이 물체에 어떻게 작용하는지 그리고 힘이 다양한 물질에 적용될 때 어떤 결과가 일어나는 지를 아는 것은 생체역학을 공부하는데 있어 중요한 관점이 된다.

단순하게 힘은 당기는 힘과 미는 힘으로 정의될 수 있다. 힘은 운동을 일으키고, 운동을 중지시키고, 운동의 방향을 바꾸는 실체물로써 간주될 수 있다. 운동이 일어날 때, 힘은 질량을 가속시키는 요소이다. 이런 관계는 $F = ma$라는 방정식으로 표현될 수 있다. 여기에서 F는 힘이고, m은 물체의 질량이고, a는 물체의 가속도(+ 혹은 −)를 의미한다. 이 공식은 다시 $a = \frac{F}{m}$로 전환될 수 있고, 뉴톤의 제 2 법칙, 즉 가속도법칙이다. 물체의 가속도는 힘에 비례하고, 질량에 반비례한다.

힘은 스칼량(크기만 존재하는)이 아닌, 벡터량(크기와 방향이 존재하는)이다. 그러나 힘을 정의할 때 4가지 특성으로 기술해야 한다 : 작용점, 작용선, 방향 및 크기(그림 1−1). 작용점의 예들로는, 뼈들이 접촉하는 관절, 근육이 뼈에 붙은 지점, 그리고 신체분절의 무게중심, 덤벨이 작용하는 지점 등이다(그림 1−2). 힘은 작용선을 따라 어느 지점에서나 작용하지만, 이런 작용선은 고정활차에 의해 방향이 바뀔 수 있다. 예를 들면, 가쪽복사뼈는 긴종아리근에 의해 발생된 힘의 방향을 바꾸어 주는 고정활차의 예를 보여주고 있다(그림 1−3). 힘의 세 번째 특성은 당기고 미는 힘의 방향이다. 그림 1−1에서, 작용선 끝에 있는 화살표머리가 힘의 방향을 나타낸다. 예를 들면, 중력은 인체를 아랫방향으로 당긴다. 네 번째 힘의 특성은 힘의 양인 크기이다. 모든 힘은 위의 4가지 특성을 가지고 있고, 힘을 연구할 때 4가지 특성 모두를 고려해야 한다. 힘의 단위는 뉴톤(N) 혹은 파운드(pound)이다.

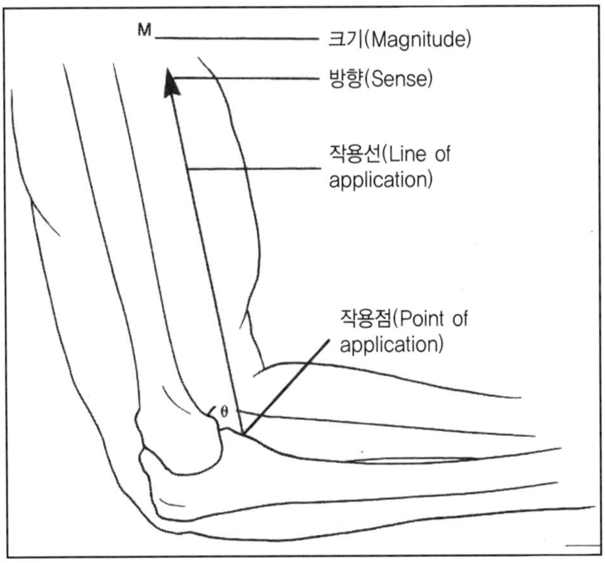

그림 1-1. 힘 벡터량과 4가지 힘의 특성.

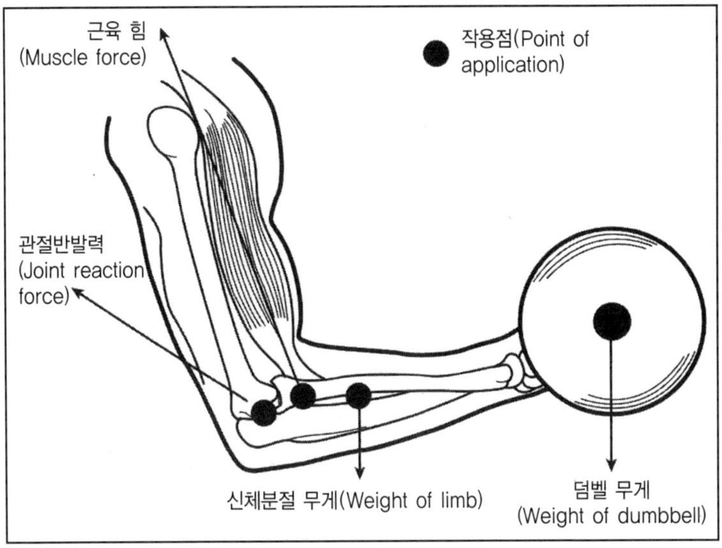

그림 1-2. 서로 다른 4가지의 힘들.

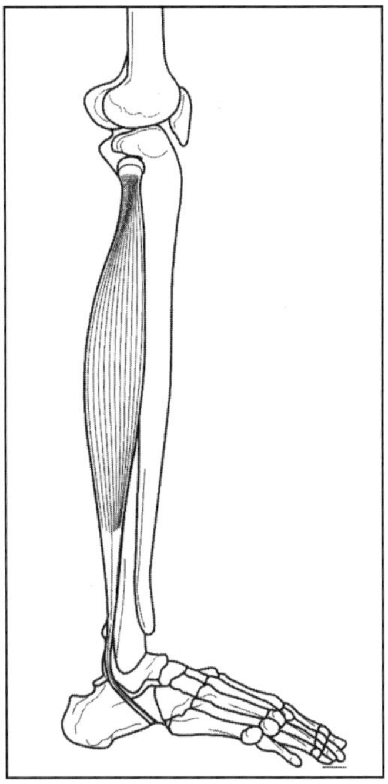

그림 1-3. 가쪽복사뼈는 활차로써 작용한다.

힘의 종류 (Types of Force)

힘의 종류에는 여러 가지가 있다. 어떤 과학자들은 힘을 단지 2개 범주로 나누고 있다 : 접촉력과 비접촉력. 다른 과학자들은 중력, 전자기력, 핵력(강력) 및 약력 등을 자연의 힘으로 간주하고 있다. 본 교재에서, 우리는 건강과 운동의 전문가로서 힘을 다룰 것이다. 우리는 본 교재에서 중력, 접촉력, 마찰력, 근력, 관성, 탄성, 부력 및 전자기력 등의 힘을 설명할 것이다.

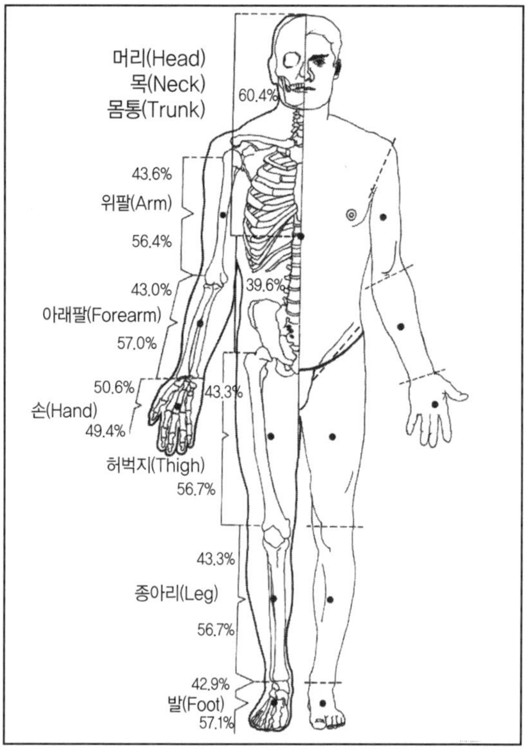

그림 1-4. 링크 중심(관절)과 그에 대한 중력중심의 백분율 (출처 : Dempster WT: *Space Requirements of the Seated Operator : Geometrical, Kinematic, and Mechanical Aspects of the Body, With Special Reference to the Limbs. Dayton,* OH: WADC Technical Report 55-159, 1955.)

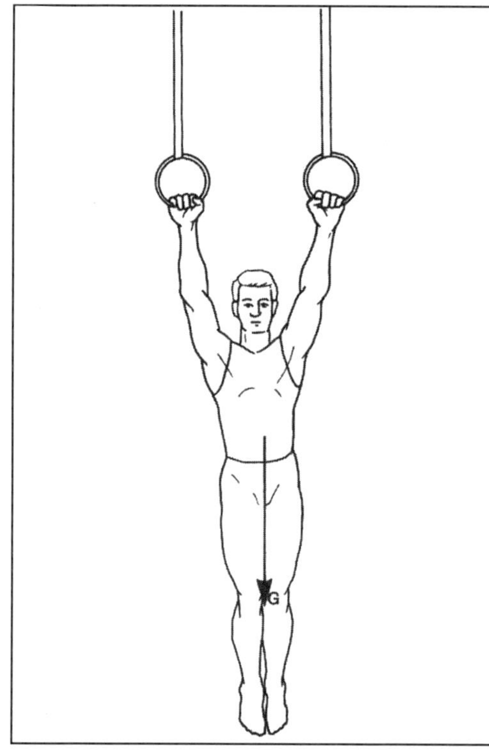

그림 1-5. 체조선수의 몸에 작용하는 중력.

중력 (gravitational)

중력은 가장 흔한 힘으로써, 두 물체 사이에서 발생하는 인력이다. 중력의 크기는 물체의 질량에 비례하고 두 물체간의 거리에 반비례한다.

$$F_g = \frac{Gm_1m_2}{r^2}$$

지구의 질량이 매우 크기 때문에, 지구는 지구상에 있는 다른 물체들간의 인력을 무시할 만큼 큰 인력을 가진다. 어떤 물체에 대한 지구 중력의 크기는 무게(W)로 간주된다. 다음 방정식은 무게와 질량 사이의 관계를 보여주고 있다 : F = ma 혹은 W = mg, 여기에서 m은 물체의 질량이고, g는 중력에 의한 물체의 가속도(32.2 ft/sec^2 혹은 9.81 m/sec^2)이다.

물체가 여러 개의 요소들로 구성되어 있지만, 힘의 작용점은 그 물체의 질량 중심에 위치한다. 예를 들면, 팔과 다리의 무게는 팔과 다리의 질량 중심으로 간주된다(그림 1-4). 중력의 작용선은 두 물체 사이의 직선거리이다. 지구의 중력 작용선은 수직선이다. 두 물체 사이에서 인력이 발생하면, 쉽게 움직이는 한 물체는 덜 움직이는 다른 물체 쪽으로 움직이게 된다. 모든 물체에 작용하는 중력의 방향은 지구의 중심으로 향하게 된다(그림 1-5).

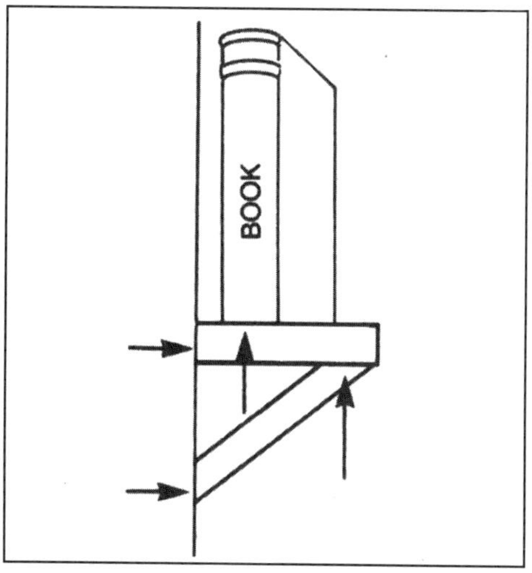

그림 1-6. 접촉력 : 선반 위에 놓인 책.

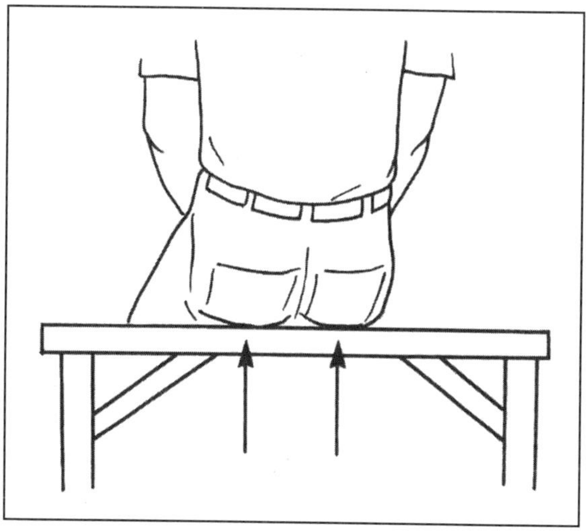

그림 1-7. 접촉력 : 벤치 위에 사람이 앉아 있는 모습.

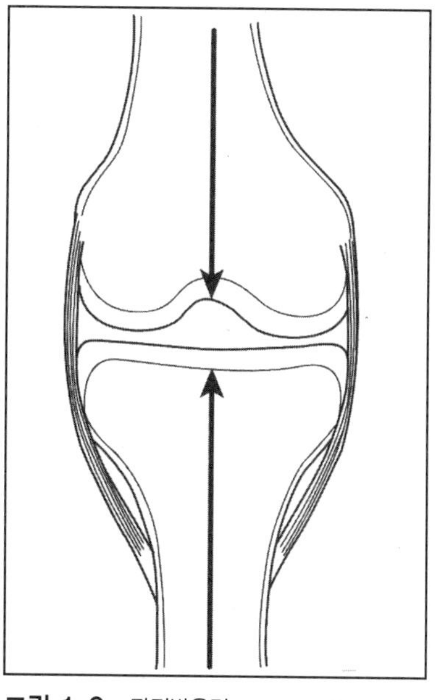

그림 1-8. 관절반응력.

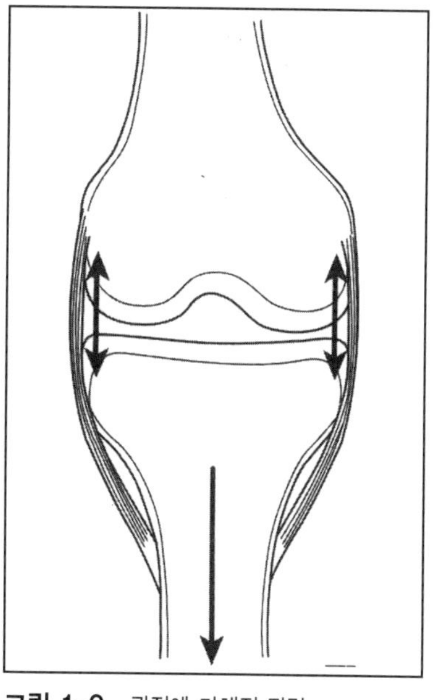

그림 1-9. 관절에 가해진 장력.

접촉력 (contact)

두 물체가 접촉해있을 때, 그들 사이에 존재하는 힘이 접촉력이다(그림 1-6과 그림 1-7). 접촉력은 하중(load)으로 불리는 외적 힘의 결과로 일어난다. 접촉력은 뉴톤의 3법칙인 작용과 반작용의 법칙과 관련된다. 즉, 접촉력에 있어서, 모든 힘은 크기는 같고 방향이 반대인 힘을 가진다.

중요하지만 종종 간과하는 접촉력은 관절반응력이다(그림 1-8). 뼈에 작용하는 힘들은 관절에 접촉력을 일으켜, 연골과 그 밑에 있는 뼈 끝을 압박할 수 있다. 어떤 상황에서는, 척력이 관절에서 일어난다(그림 1-9). 이런 결과, 인대와 다른 연부조직이 늘어나게 되고, 관절과 뼈에 가해진 압박력이 감소하게 된다. 접촉력들은 매우 흔한 힘들로써 사람이 취하는 모든 자세와 움직임 속에 존재한다.

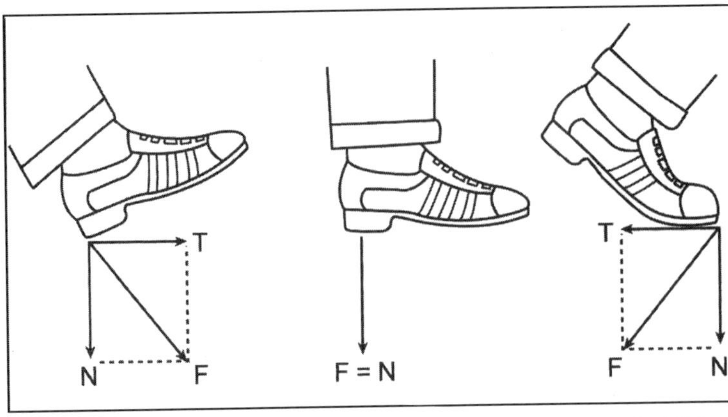

그림 1-10. 보행 동안의 마찰. F는 접촉력, N은 정상 힘, T는 탄젠트 힘 혹은 마찰력.

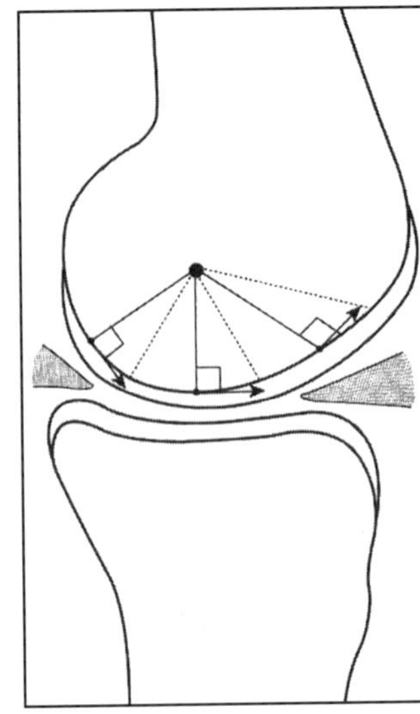

그림 1-11. 관절에서의 마찰.

마찰력 (frictional)

두 고체 사이에서 움직임이 일어나면, 마찰이 발생한다. 마찰력(F_s)의 크기는 이웃한 표면의 구성에 좌우된다. 2개의 표면은 마찰계수(μ)를 가지는데, 이것은 마찰력과 정상 힘(N) 사이의 비율이다. 정상 힘은 지지면에 수직하는 힘성분이다. 움직임 동안 접촉력이 크면 클수록 더 큰 마찰력(F_s)이 발생된다. 마찰력은 정상 힘에다 마찰계수를 곱한 것이다 :

$$F_s = \mu N$$

움직임 동안 접촉력이 크면 조직 손상을 일으킬 수 있다. 이런 손상의 예가 바로 엉덩관절의 퇴행성 관절염, 무릎넙다리관절 증후군, 그리고 체조선수에게서 발생하는 손의 찢어짐(그림 1-11)이나 다양한 운동기구에 의한 손 찢어짐(그림 1-12과 그림 1-13) 등이다.

마찰의 다른 예는 액체 마찰 혹은 점성의 개념이다. 점성은 액체 흐름에 대한 내적 저항이다. 액체가 튜브나 파이프를 통과할 때, 튜브의 벽과 액체 사이의 마찰이 액체의 흐름을 방해한다. 액체 분자의 층들은 이들 분자층 사이에서 발생하는 다른 분자층(난류)을 지나간다. 점성 혹은 액체 마찰은 하나의 분자층이 다른 분자층을 통과하게 하는 힘의 저항력을 발생한다(그림 1-14). 물체가 액체 속에서 움직일 때, 마찰이 물체와 액체사이에서 발생한다. 이런 마찰은 액체의 점성, 물체의 크기와 형태, 그리고 물체의 속도에 좌우된다. 액체 속에 잠겨 있는 W 무게를 가진 물체는 부력(B)에 의해 움직임이 제한을 받게 된다(그림 1-15).

근육 (muscular)

근육의 힘은 자세를 유지하고 인체를 움직이는데 필요한 중요한 힘이다(그림 1-16). 일반적으로 근육은 운동장치로서 우리들의 뼈대를 움직이는데 작용하고, 특정 자세를 유지하는데 도움을 주고, 우리들을 지탱하는데 도움을 준다(그림 1-17).

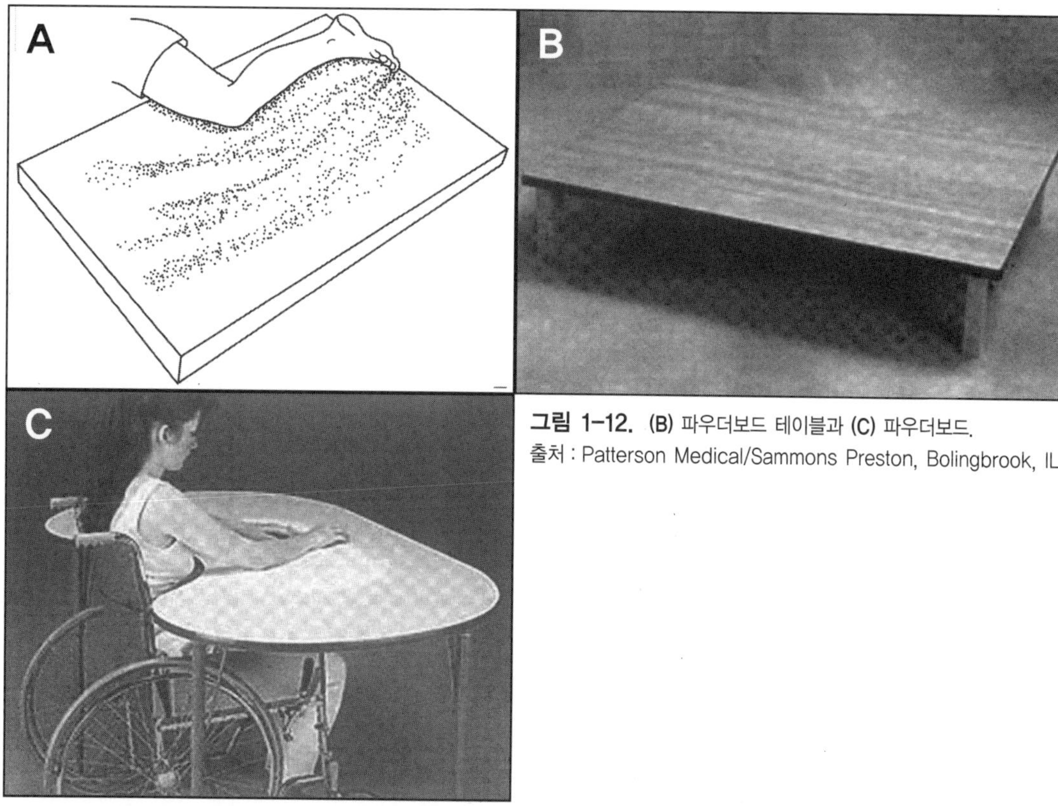

그림 1-12. (B) 파우더보드 테이블과 (C) 파우더보드.
출처 : Patterson Medical/Sammons Preston, Bolingbrook, IL.

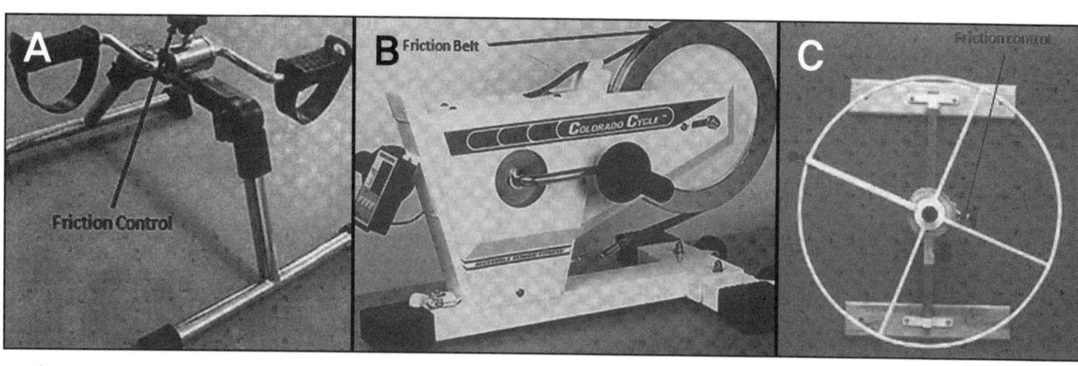

그림 1-13. 운동장비에서의 마찰. 출처 : Patterson Medical/Sammons Preston, Bolingbrook, IL.

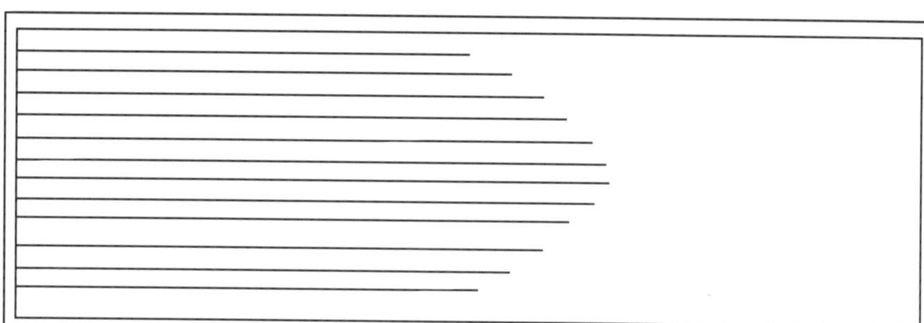

그림 1-14. 액체 흐름 속의 마찰.

그림 1-15. 액체 속에 잠겨 있는 물체. W는 물체의 무게, B는 부력, F는 물체와 물 사이의 마찰력.

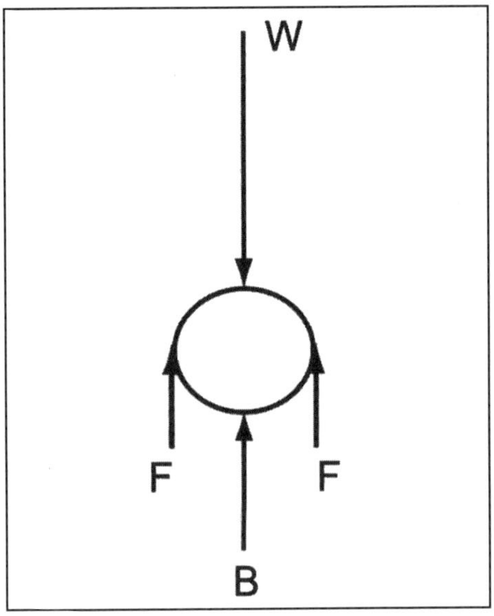

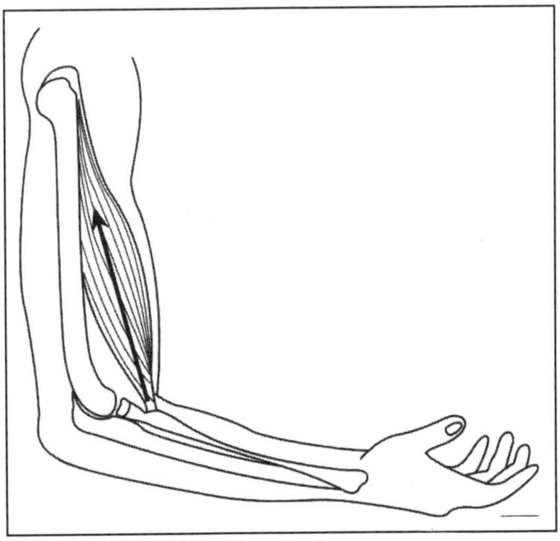

그림 1-16. 근육의 힘.

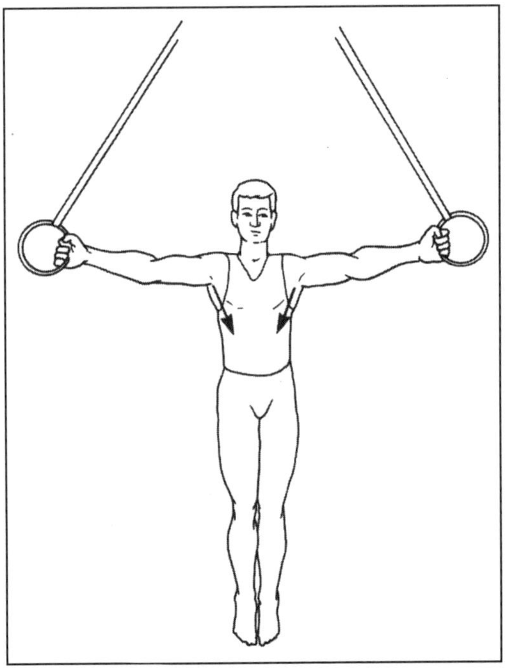

그림 1-17. 근육은 중력을 이기고 신체를 움직이는데 이용된다.

근육은 흥분성, 전도성, 수축성, 신장성 및 탄성을 가지며, 신경계의 통제 아래에서 힘을 발생한다. 근육의 흥분성은 자극에 반응하는 능력이다. 전도성은 전기적 신호를 전파하는 능력이다. 수축성은 적절한 자극을 받았을 때 근육이 짧아지고 힘을 발생하는 능력이다. 근육은 신장될 수 있고(신장력), 또 신장력이 사라지면 원래 길이로 되돌아갈 수(탄성)도 있다. 근육이 생산하는 힘의 크기는 수축 능력, 구조물, 그리고 생체역학적/생화학적 특성에 의해 좌우된다.

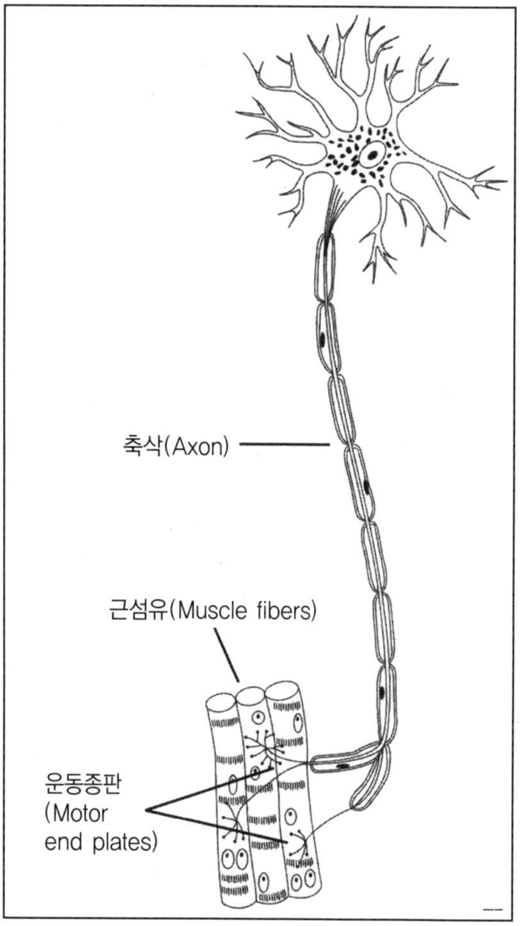

그림 1-18. 신경과 근섬유로 구성된 운동단위.

근육의 수축능력과 구조는 근육이 생산할 수 있는 힘의 크기에 영향을 준다. 근육의 수축 능력은 운동단위의 흥분 비율, 운동단위의 숫자, 운동단위의 크기에 좌우한다. 운동단위는 신경들과 그들에 연결된 모든 근육섬유로 구성된다(그림 1-18). 근육의 수축성과 그들이 생산하는 힘의 크기는 근육의 생리적 단면적, 근육 길이, 수축 형태, 그리고 수축 속도에 좌우한다(표 1-1).

근육의 길이와 힘의 크기 사이에 밀접한 관계가 존재한다(그림 1-19와 그림 1-20). 근섬유의 액틴과 마이오신의 위치는 발생된 힘의 양을 결정하는데 도움을 준다. 액틴과 마이오신이 최대의 숫자로 교차결합되었을 때 그 근육은 최대의 힘을 발생한다. 근육이 그들의 적절한 길이보다 더 길거나 짧으면, 교차결합의 숫자가 적어지고, 또 그들이 발생하는 힘이 작아진다. 근육이 크게 신장되면, 액틴과 마이오신의 결합이 충분히 떨어지게 되어 교차결합을 형성할 수 없다. 액틴과 마이오신이 많이 결합하면, 그 근육이 발생하는 힘이 커진다. 근육이 단축되면, 액틴과 마이오신이 중첩되게 되어, 교차결합의 숫자가 줄어들게 된다.

근육의 단축 속도는 근육이 생산하는 힘에 영향을 미칠 수 있다(그림 1-21). 교차결합이 부착되고 힘을 발생하는데 최소한의 시간을 요구하기 때문에, 그들의 기능은 단축되는 속도에 좌우된다. 필라멘트들이 빠르게 활주할 때는, 특정 순간에 적은 교차결합이 형성될 수 있다. 그래서 근육이 빠르게 단축되면,

표 1-1

근육의 수축능력

• 운동단위의 흥분 비율 • 흥분하는 운동단위의 숫자 • 운동단위의 크기 • 단면적	• 근육 길이 • 수축 형태 • 수축 속도

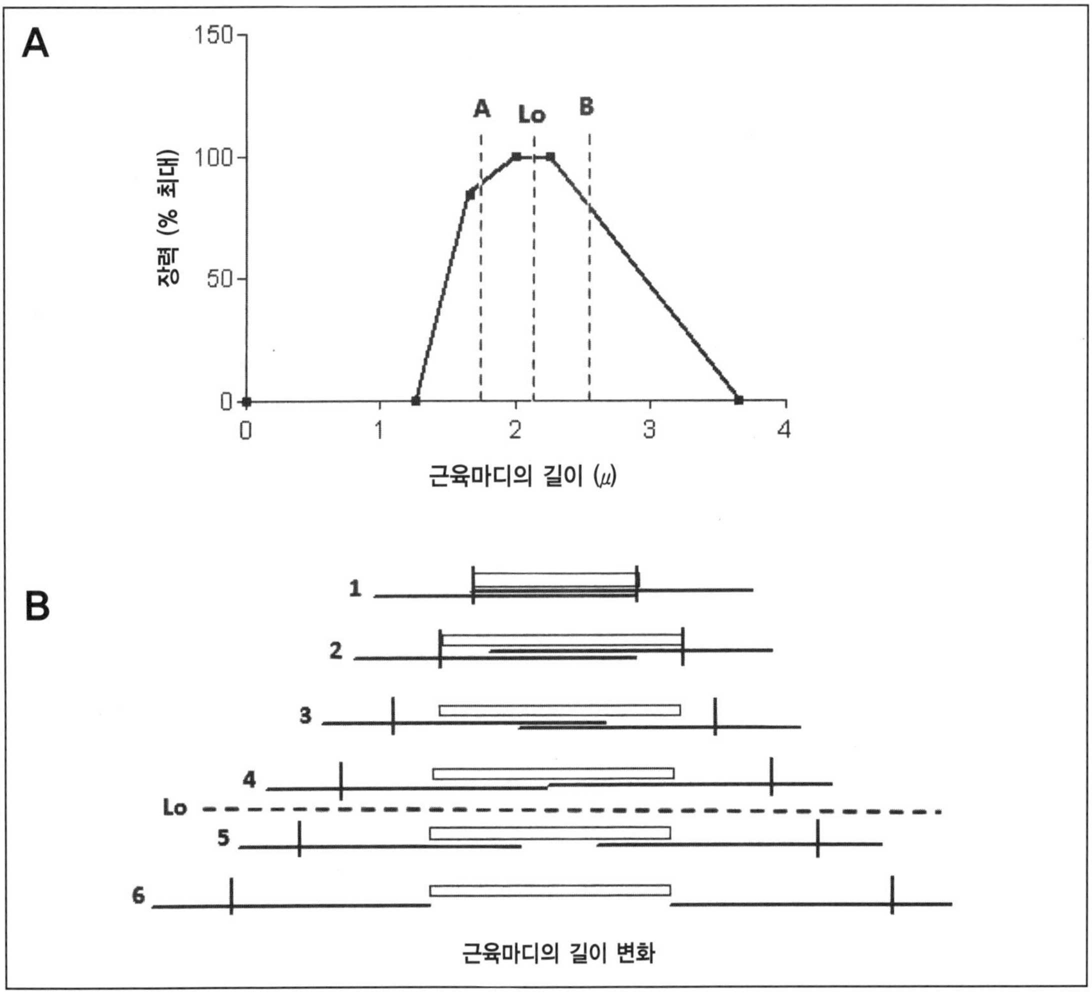

그림 1-19. 근육마디에 대한 길이-장력 관계(출처 : Gordon AM, Huxley AF, Julian FJ. The variation in isometric tension with sarcomere length in vertebrate muscle fibers. *J Physiol.* 1966;184:170-92; Cutts A. The range of sarcomere lengths in the muscles of human lower limb. *J Anat.* 1988;160:79-88; and Reeves ND, Narici MV, Maganaris CN. In vivo human muscle structure and fuction: adaptations to resistance training in old age. *Experimental Physiology.* 2004; 89: 675-689. **(A)** Lo는 최적의 근육마디 길이를 의미한다. A와 B 사이의 공간은 근육마디의 정상 범위이다. **(B)** Lo는 최적의 근육마디 길이를 의미한다. 두꺼운 필라멘트와 얇은 필라멘트 사이의 관계를 나타냄에 있어, 4와 5는 근육마디 길이의 정상 범위에 존재한다. 1은 Z선이 압박될 때 두꺼운 필라멘트가 짧아지는 경우이고, 6은 팔라멘트의 중첩이 일어나지 않을 만큼 근육마디가 길어진 상태이다.

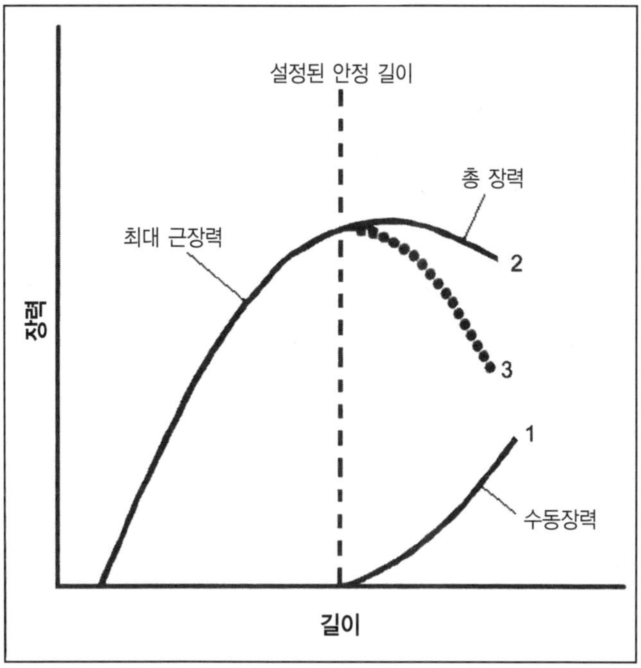

그림 1-20. 가로무니근의 등척성길이-장력 그래프. 총장력 곡선(2선)에서 수동장력 곡선(1선)을 빼면, 정상적인 안정길이에서 최대 근장력이 발생한다. 근육의 안정 길이는 이완된 근육의 길이보다 약 20% 더 길어진다. 가로축은 근육 길이를 나타내고, 세로축은 힘을 나타낸다. (출처 : Astrand PO, Rodahl K. *Textbook of Work Physiology*. New York, NY: McGraw-Hill; 1970.)

생산되는 힘의 크기가 감소된다. 심지어 근육 길이 변화가 없는 수축일 때도, 근육이 완전한 힘을 발생하는데 약간의 시간이 요구된다. 이런 현상은 그림 1-22의 힘-시간 곡선으로 설명된다.

힘은 교차결합이 형성되는 근육에 의해 생산된다. 근육의 힘이 저항의 크기와 동일하고 전체 근육의 길이가 변하지 않는다면, 그 근육은 등척성 수축을 하고 있는 것이다. 근육의 힘이 전체 근육의 길이를 변화시킨다면, 그 근수축은 등장성 수축(구심성 수축 혹은 원심성 수축)이다. 구심성 수축은 근육의 힘이 저항보다 더 클 때 일어나고, 근육의 길이가 짧아진다. 원심성 수축은 저항이 근육의 힘 보다 더 클 때 일어나고, 이때 근육의 길이는 길어진다(그림 1-23). 등척성 수축은 등장성 수축보다 더 큰 외적 힘을 유지할 수 있다(그림 1-23 참조).

여러 종류의 근수축에서 활성화되는 운동단위의 숫자는 역순을 나타낸다(그림 1-24). 같은 저항이 적용되면, 등장성 수축이 등척성 수축 보다 더 많은 숫자의 운동단위를 필요로 할 것이다. 등척성 수축은 원심성 수축보다 더 많은 숫자의 운동단위를 이용한다.

관성 (inertial)

물체가 고정되거나 움직이든 간에, 그 물체는 관성의 특성을 가진다. 뉴톤의 1법칙 혹은 관성 법칙에서 언급되듯이, 움직이지 않는 물체는 외적 힘이 적용되지 않는 한, 계속 움직이지 않으려는 성질을 가지게 되고, 반대로 움직이는 물체는 계속 움직이려는 성질을 가지게 된다. 관성은 움직이는 상태에서 물체의 변화에 저항하는 힘이다. 물체에 가해지는 외적의 힘은 고정된 물체를 움직이기 위해 혹은 움직이는 물체를 움직이지 않도록 하거나 방향을 변화시키기 위해 그 물체에 적용되어야 한다. 움직이는 상태에서의 이런 변화는 물체의 속도를 변화시킨다. 양(+) 방향의 속도 변화는 가속이고, 음(-) 방향의 속도 변화는 감속이다.

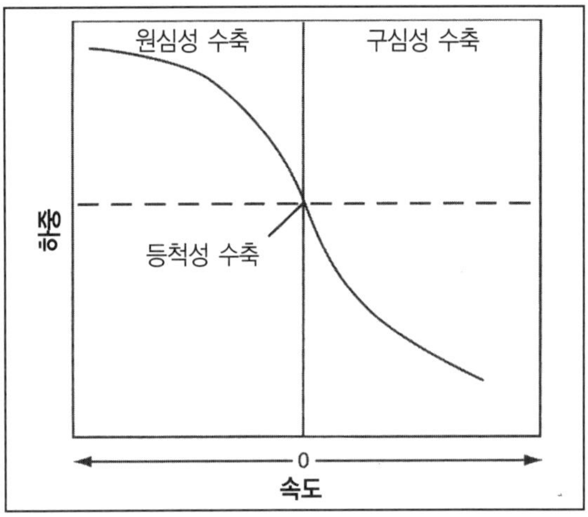

그림 1-21. 팔꿉관절 굽힘근의 힘-속도 곡선. (출처 : Komi PV. Measurement of the force-velocity relationship in human muscle under concentric and eccentric contractions. In Cerquiglini S, Venerando S, Wartenweiler J, eds. *Biomechanics III*. Baltimore, MD: University Park Press; 1973: 227.)

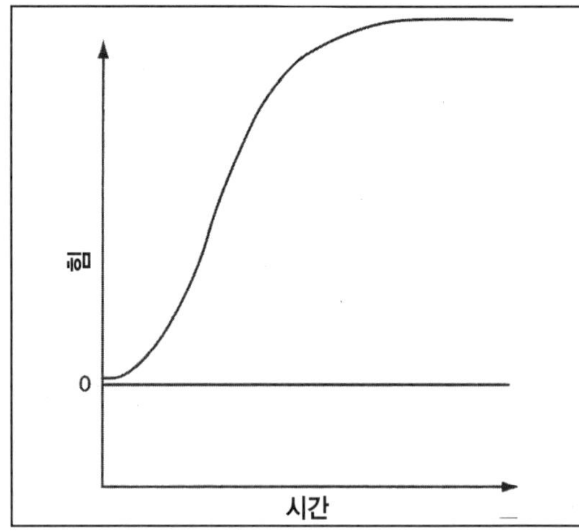

그림 1-22. 사람 근육의 힘-시간 곡선. (출처 : Stotthart JP. Relationship between selected biomechanical parameters of static and dynamic performance. In Cerquiglini S, Venerando S, Wartenweiler J, eds. *Biomechanics III*. Baltimore, MD: University Park Press; 1973: 212.)

그림 1-23. 아래팔 굽힘근의 최대 원심성, 등척성, 구심성의 힘에 대한 곡선. (출처 : American Physiological Society. Figure 2 from M. Singh and P.V. Karpovich. Isotonic and isometric forces of forearm flexors and extensors. *J Appl Physiol.* 21(4): 1435–1437, 1996.)

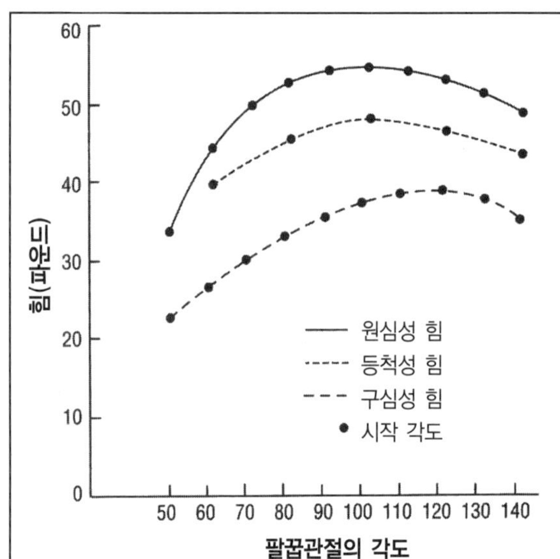

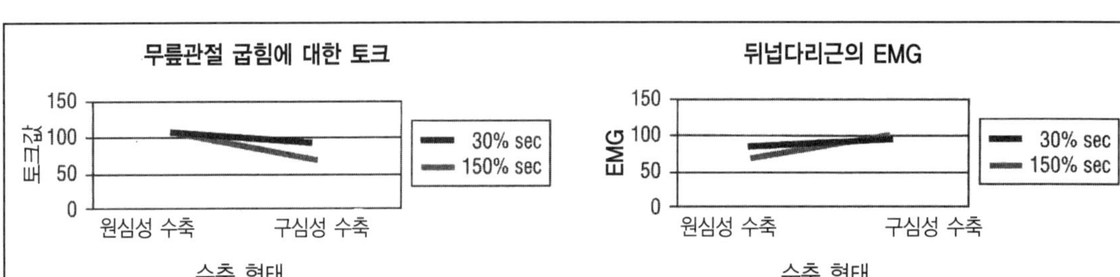

그림 1-24. 초당 30°와 150°에서의 최대 무릎관절 굽힘 모멘트와 뒤넙다리근의 EMG 값을 비교한 것. (출처 : Kellis E. Baltzopoulis V. Muscle activation differences between eccentric and concentric isokinetic exercise. *Med Sci Sports Exerc.* 1998; 30: (11): 1616–1623.)

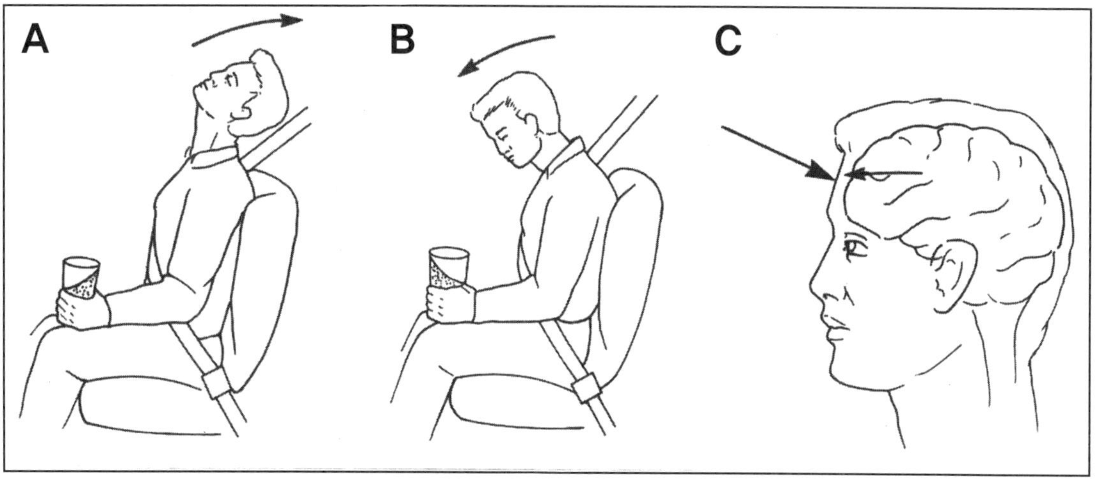

그림 1-25. 관성의 효과. (A) 자동차가 갑자기 출발하거나, 자동차 후미가 갑자기 충돌되면, 몸통은 앞으로 움직이지만, 머리는 그대로 정지된 자세를 취할 것이다. (B) 자동차가 갑자기 멈추게 되면, 몸통은 그대로 멈추지만, 머리는 계속 움직이게 될 것이다. (C) 머리가 갑자기 멈추거나 충격을 받으면, 뇌의 관성에 의해 뇌와 혈관 손상이 일어날 수 있다.

물체를 움직이기 시작하거나, 움직임을 중단시키거나 방향을 변화시키는데 요구되는 힘의 크기는 방정식 $F = ma$에 의해 결정된다. 움직이는 물체에 대한 관성의 작용선은 움직이는 방향과 일치한다. 힘은 움직이는 물체와 같은 방향으로 작용한다. 힘의 작용점은 그 물체의 무게중심에 해당한다. 관성의 몇몇 예들로는, 자동차를 갑자기 멈추거나, 움직이거나, 자동차 후미가 충돌되었을 때의 운전자의 머리 움직임(그림 1-25)과, 무거운 하중을 실은 트럭의 출발, 멈춤, 그리고 큰 방향 전환, 그리고 무거운 운동 무게의 출발, 멈춤, 그리고 큰 방향의 전환 등이다. 관성은 모든 운동장비에 적용되는데, 그 이유는 움직임의 변화에 저항하기 때문이다. 어떤 운동 장비(Impulse Inertial Exercise Trainer)는 운동에 대한 1차 저항으로써 관성을 이용한다(그림 1-26).

탄성 (elastic)

몇몇 물질은 변형된 후 원래의 크기와 형태로 되돌아오는 능력을 가진다. 탄성 물질의 경우, 변형의 크기는 물질의 변형시키는데 이용되는 힘에 비례한다(Hooke 법칙). 이런 종류의 힘을 *탄성힘*이라 부른다. 탄성의 크기는 물질의 종류와 변형의 크기에 좌우된다($F = -kl$). 여기에서 k 는 각종 물질의 상수이고, l은 발생된 변형의 크기를 의미한다. 작용선은 변형의 힘을 따라 작용하지만, 방향은 반대 방향이다. 작용점은 외적 힘이 탄성 물질에 닿는 접촉지점이다. 탄력밴드(그림 1-27A), 스펀지 볼(그림 1-27B), 밴딩 로드(그림 1-27C)와 같이 저항의 힘으로 탄성을 이용한 근력강화 운동장비들이 개발되어 왔다. 스플린트(그림 1-28)와 보조기도 탄성 성분을 이용하여 만들어진다.

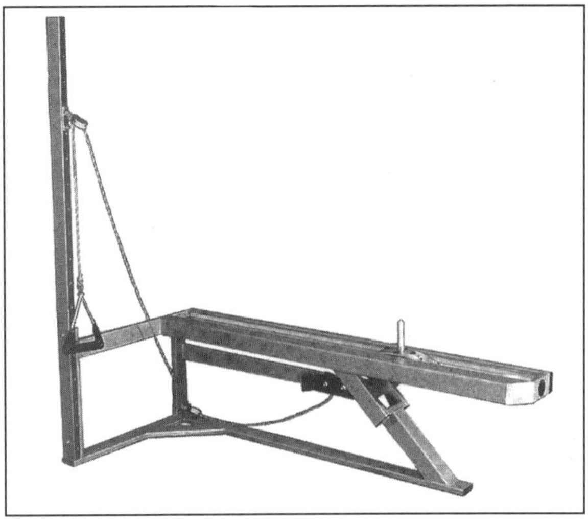

그림 1-26. Impulse Inertial Exercise Trainer는 저항으로서 관성을 이용한다. (허가 : Impulse Training Systems, Newnan, GA.)

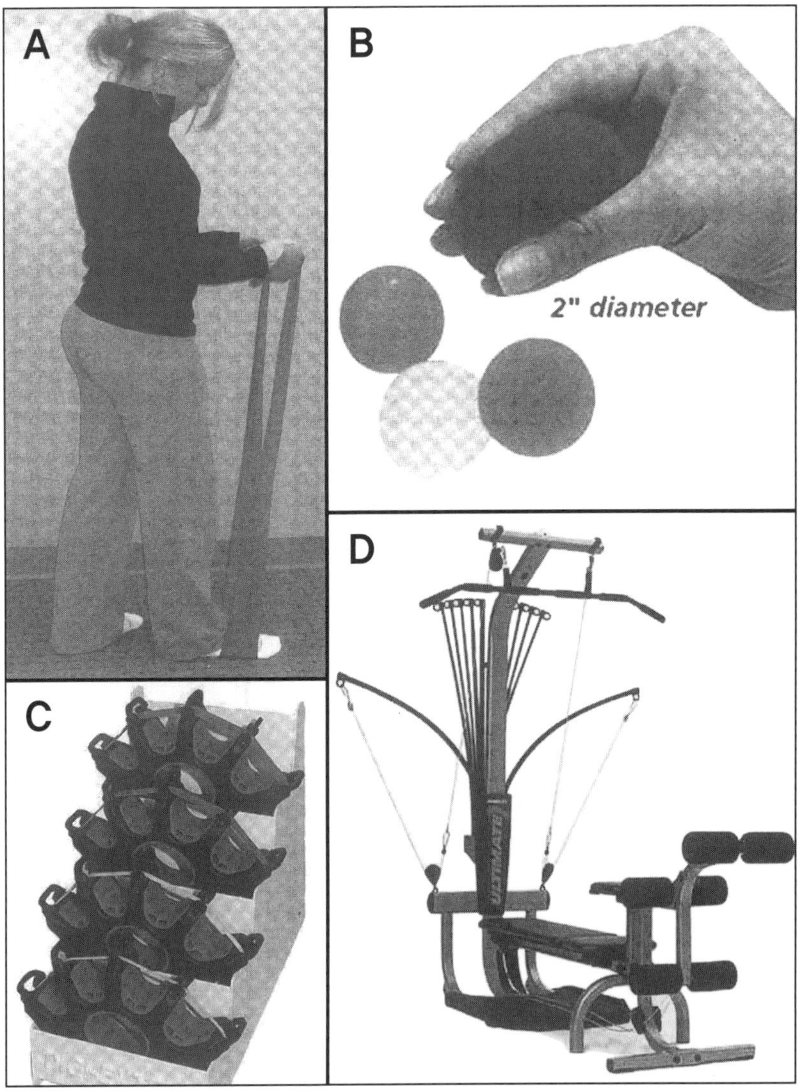

그림 1-27. 저항으로서의 탄성력. **(A)** 탄력밴드. **(B)** 쎄라밴드 손 운동. **(C)** Digi-Extend Finger 운동기구. **(D)** Bowflex Ultimate. 출처 : Patterson Medical/Sammons Preston, Bolingbrook, IL.

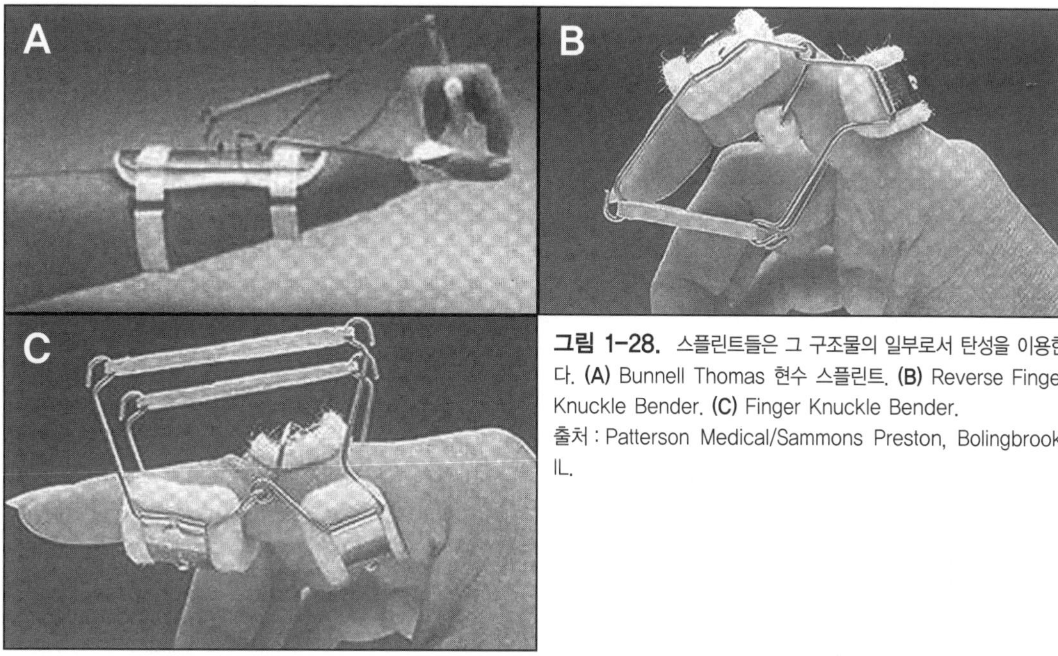

그림 1-28. 스플린트들은 그 구조물의 일부로서 탄성을 이용한다. (A) Bunnell Thomas 현수 스플린트. (B) Reverse Finger Knuckle Bender. (C) Finger Knuckle Bender.
출처 : Patterson Medical/Sammons Preston, Bolingbrook, IL.

부력 (buoyant)

부력은 물체가 물 속에 잠겨 있을 때 물체에 대해 위쪽 방향으로 작용하는 힘으로서, 부력의 크기는 물체에 의해 변위된 액체 무게와 동등하다(그림 1-29). 부력의 작용선은 수직이고, 효율적인 작용점은 물체의 무게중심에 위치한다. 다리에 가해지는 중력을 줄이기 위해 물의 부력을 종종 이용한다. 사람이 물 속에 서 있을 때, 사람의 발에 가해지는 힘(F)은 체중(W)에서 물의 무게(B)를 뺀 것과 동등하다. 즉, F = W - B. 부력은 사람이 물 속에 서 있을 때 다리에 가해지는 하중을 감소시킨다(그림 1-30과 그림 1-31).

전자기력 (electromagnetic, 맴돌이전류)

힘장(force field)이라 불리는 자기장(magnetic field)은 자석이나 움직이는 전하, 그리고 전선 주위의 공간에 존재한다. 철, 니켈, 코발트 혹은 그들의 합금 등과 같은 물질들은 자기장을 생산할 수 있는 원자의 내적 영역을 가진다.

자기장은 전류가 흐르는 전선 주위에서도 형성될 수 있다. 자기력은 움직이는 전자에 의해 형성된다. 전선이 코일처럼 둘둘 말려있으면, 막대자기의 자기장과 비슷한 강력한 자기장이 형성된다. 이런 자기장은 철과 같은 물질이 코일의 중심을 통과할 때 더 강력한 자기장을 형성한다. 이런 과정을 통해 전자석이 생성된다. 자기력의 크기는 전류의 크기, 감긴 코일의 횟수, 철심의 사용에 비례한다. 도어 벨(door bell), 전자시계, 전화기 등과 같은 현대 기술로 이루어진 많은 장비들이 전자기 기술에 의해 개발된다.

전류는 도체와 자기장 사이에서 상대적인 움직임이 일어나기 때문에 도체로 유도될 수 있다. 대개, 도체는 자기장 내의 움직이는 전선이나 움직이는 자기장을 가진 전선이다. 생성된 전류의 크기는 자기장의 강도와 상대 운동의 속도에 좌우된다.

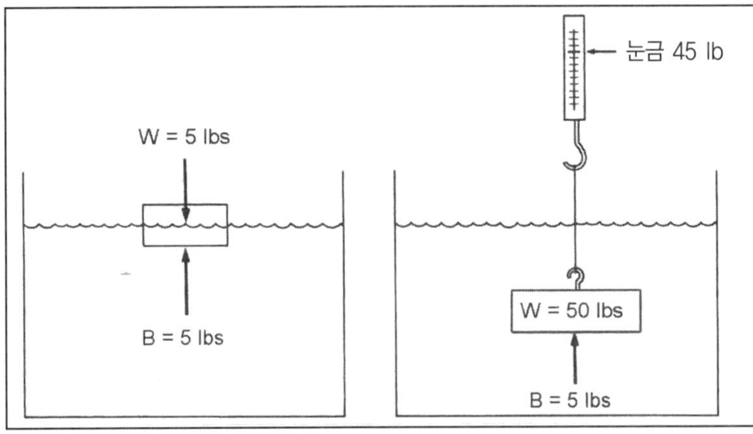

그림 1-29. 부력.

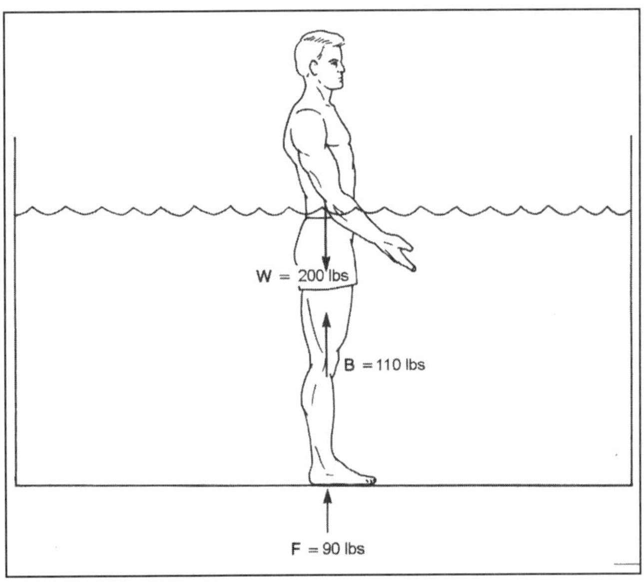

그림 1-30. 부력 : 다리에 가해진 하중이 감소됨.

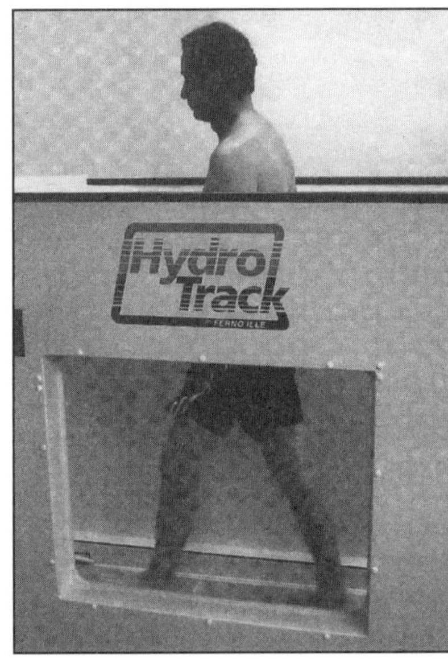

그림 1-31. 부력 : 물 속 트레드밀에서 걷기. (© Ferno Aquatic Therapy, Wilmington, OH.)

전자기 유도는 금속판이나 금속원반과 같은 도체 물질이 자기장을 통과할 때도 일어난다. 이런 상황일 때 전도 물질을 전선회로에 연결시키지 않는다. 금속판이나 금속원반이 자기장을 통과할 때, 전류가 그 물질 내에서 흐르게 된다. 이런 전류는 월풀과 같은 폐쇄 고리로 회전한다(그림 1-32). 이런 유도전류를 맴돌이전류라 하며, 전도물질의 움직임과 반대되는 자기장을 형성한다.

금속원반이 수직으로 형성된 자기장 내에서 회전을 하고 있다고 가정해 보자. 이때 맴돌이전류(eddy current)는 자기장 영역의 원반 내에서 형성된다. 맴돌이전류는 원반의 움직임과 반대로 일어나고 원반을 제동하는 작용을 한다(맴돌이전류 제동작용 혹은 완충작용). 상호작용의 영역(그림 1-32B와 그림 1-32C)이 크면 클수록, 제동작용이 더 커진다. 이런 제동 효과는 접촉과 기계적 마모가 없는 마찰과 비슷하다. 일정한 속도로 회전을 유지하기 위해서는 기계적 일이 원반에 적용되어야 한다. 이런 자석 제동장치의 개념은 기차의 제동장치, 놀이공원 놀이기구이나 고정용 자전거, 스텝퍼, 로잉 장치 및 엘립티컬 장비 등의 운동장비에 주로 이용되고 있다.

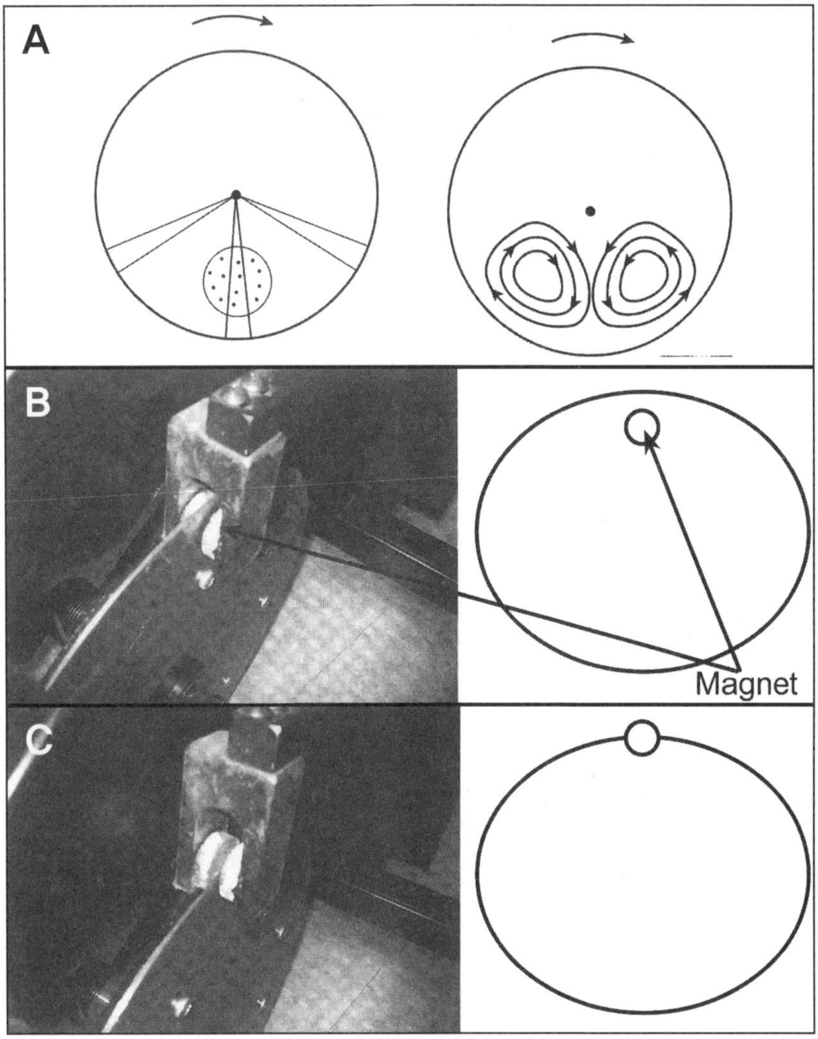

그림 1-32. 운동장비에 대한 저항으로서의 전자기력. (B) 높은 저항. (C) 낮은 저항.

관련 용어 (Related Terms)

토크 (torque)

지렛대의 축으로부터 일정 거리에서 작용하는 힘은 토크 혹은 힘모멘트를 생성한다(그림 1-33). 힘 모멘트(T)는 축을 중심으로 회전을 일으키려는 경향이 있다. 힘 모멘트는 힘(F)에다 힘 작용선의 수직 거리(d)를 곱한 값이다.

$$T = F \times d$$

강도 (strength)

강도라는 용어는 생체역학 분야에서 2가지 의미로 사용된다. 첫 번째 개념은 근육의 힘인 근력이다. 근력은 근육이 생성하는 힘을 의미한다. 강도의 두 번째 개념은 탄성과 관련된 개념이다. 강도는 변형에 저항하는 물질이나 물체의 능력을 의미한다.

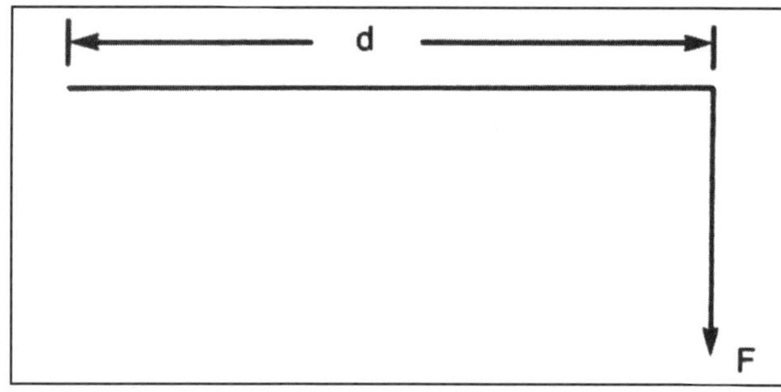

그림 1-33. 토크 혹은 힘 모멘트.

하중 (load)

물체에 외적으로 가해진 힘이나 힘들의 복합을 하중이라 부른다. 벤치에 앉아 있는 사람은 벤치에 하중을 가하게 되고, 또 궁둥이의 연부조직과 궁둥뼈거친면에 하중이 가해진다(그림 1-34). 손에 든 무게는 팔의 많은 구조물에 하중을 제공한다(그림 1-35). 뼈부착점에 대한 근육의 당김은 뼈에 하중을 가하게 된다. 침대에 눕게 되면, 발꿈치뼈, 엉치뼈, 어깨뼈, 뒤통수뼈 등은 물론, 몸의 연부조직에 하중이 가해진다.

압력 (pressure)

압력은 접촉력의 결과이다. 하중이 물체에 가해질 때, 그 하중은 물체의 면적만큼 분산된다. 압력은 이런 힘이 얼마나 분산되는가를 의미한다. 압력은 힘이 적용된 면적에 대한 전체 힘으로 정의된다. 이것은 다음과 같은 방정식으로 표현될 수 있다 : 압력(P)은 힘(F)을 면적(A)으로 나눈 값이다. 즉,

$$P = \frac{F}{A}$$

이 공식은 단위 면적에 대한 힘의 평균압력을 제공한다(예, 파운드/인치^2, N/m^2, 파스칼). 큰 면적에 작용하는 힘은 작은 면적에 작용하는 힘보다 적은 압력을 제공한다(그림 1-36).

예제 : 스플린트 패드가 가로 6인치와 세로 8인치의 면적에 4 파운드를 가해지면, 패드와 피부 사이의 평균압력은 4/48, 혹은 0.083 lb/in^{2}이 된다 :

$$P = \frac{F}{A}$$

$$P = \frac{4\ \text{lb}}{(6\ \text{in} \times 8\ \text{in})}$$

$$P = \frac{4\ \text{lb}}{48\ \text{in}^2}$$

$$P = 0.083\ \text{lb/in}^2$$

욕창은 심각한 장애 환자나 쇠약환자들이 직면하는 주요 문제 중의 하나이다. 욕창은 환자의 사망률을 증가시키고 재활을 방해한다. 욕창은 환자가 장기간 고정된 상태로 있을 때 주로 뼈 돌출부위에서 많이 발생하고, 체중의 압력이 모세혈관의 압력을 초과하면, 욕창이 발생될 수 있다. 그러나 이런 욕창은 예방될 수 있다. 압력은 힘을 감소시킴으로써 줄일 수 있고 또 힘이 작용하는 면적을 증가시킴으로써 감소시킬 수 있다. 발에다 부드러운 부츠를 착용하면, 발의 하중을 넓은 면적으로 분산시킬 수 있고, 또 압박으로 인해 궤양의 발생을 줄일 수 있다(그림 1-37).

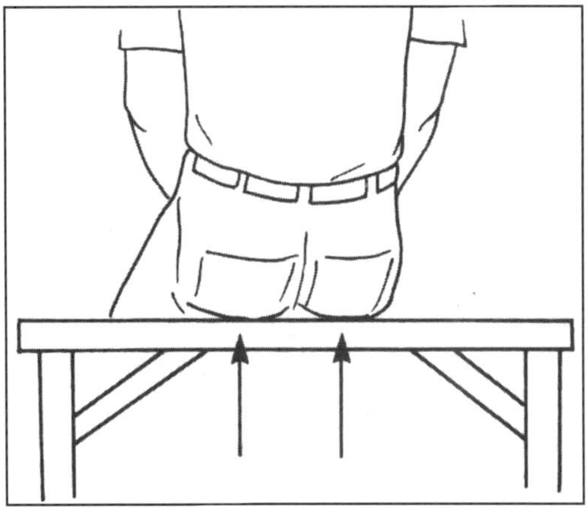

그림 1-34. 궁둥뼈거친면에 가해진 하중.

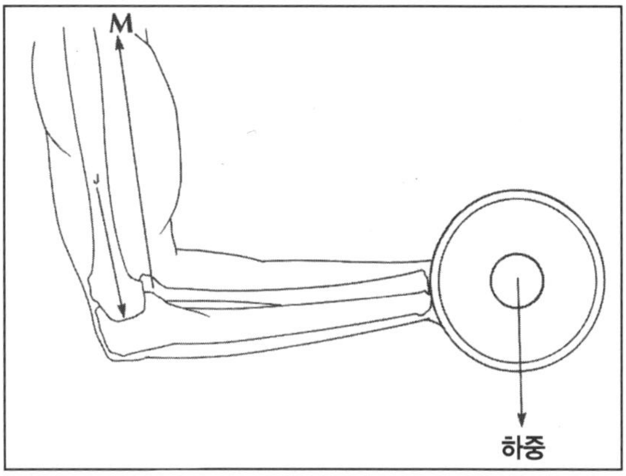

그림 1-35. 손의 하중.

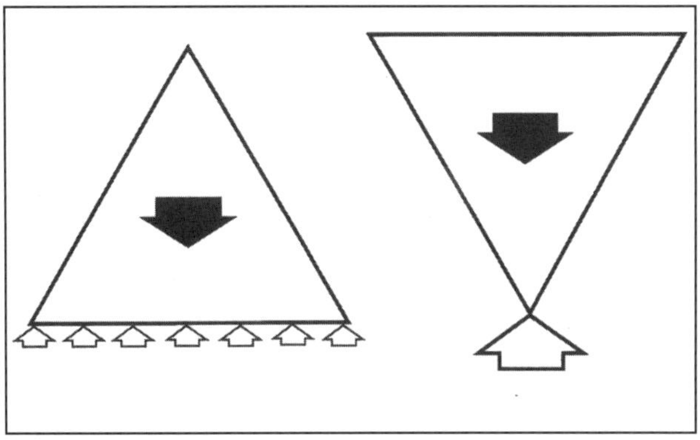

그림 1-36. 큰 면적과 작은 면적에 가해진 압력.

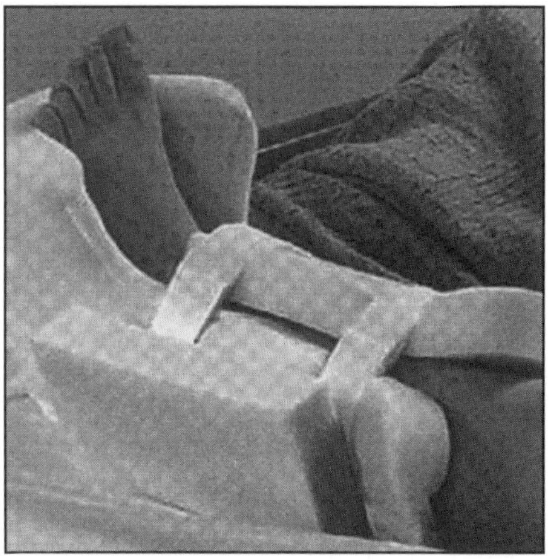

그림 1-37. Heel Lift Traction을 이용한 압력의 감소. 출처 : Patterson Medical/Sammons Preston, Bolingbrook, IL.

열린 콘테이너 안의 액체 (fluids in an open container)

압력은 액체 사용에 있어 중요한 개념이다. 중력이 흐르지 않는 액체에 작용할 때, 그 중력은 액체를 지구 중심으로 끌어당길 것이다. 이런 현상은 액체 내의 압력을 생산하고, 또 물체와 액체 사이에 압력을 가한다. 액체 내의 물체에 대한 압력은 물체 위에 놓인 액체 무게의 크기에 좌우된다. 물체가 액체 속으로 내려감에 따라, 물체에 대한 압력은 증가할 것이다. 특정 깊이에 있는 콘테이너 내의 액체 압력은 물체의 깊이와 액체의 밀도에 좌우되지만, 콘테이너의 형태에는 영향을 받지 않는다(그림 1-38). 공기압은 비행기의 고도와 산의 높이에 따라 변하고, 이런 변화는 귀를 통해 느낄 수 있다. 이런 압력의 변화는 통증과 의학적 문제를 일으킬 수 있다.

다이버가 물 속으로 잠수함에 따라, 정수압은 증가한다(그림 1-39). 특정 깊이에서의 압력은 액체의 밀도에 좌우된다. 물의 압력(수압)은 공기압(대기압)보다 더 크다.

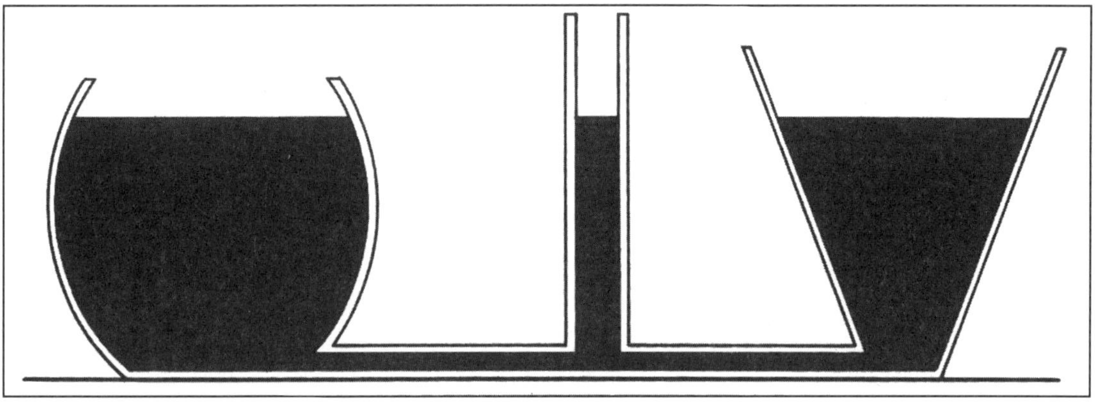

그림 1-38. 콘테이너 내의 액체 압력은 액체의 깊이에만 영향을 받고, 콘테이너의 형태에는 영향을 받지 않는다.

그림 1-39. 다이버에 대한 압력은 y지점에서 모든 지점에 동일하다. y가 증가함에 따라, 압력도 증가한다.

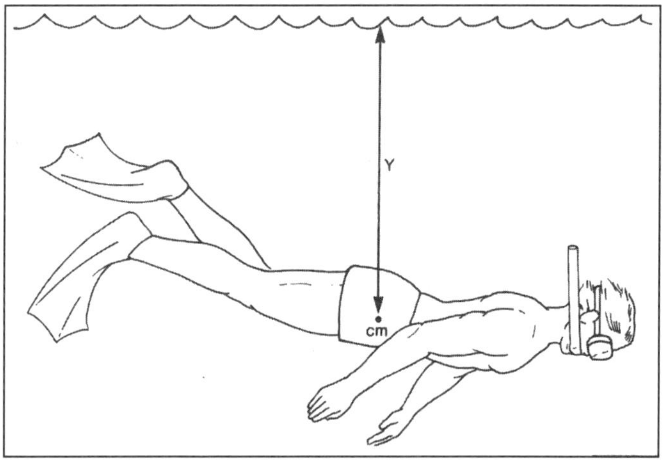

닫힌 콘테이너 안의 액체 (fluids in a closed container)

닫힌 콘테이너 내부에 공기가 완전히 채워질 수 있기 때문에, 그 공기는 콘테이너의 모든 면적에 압력을 가할 것이다. 파스칼의 법칙에 따르면, 이런 압력은 콘테이너의 모든 지점에 동등하게 적용된다. 더 많은 공기가 콘테이너 안으로 들어갈 때는, 공기의 밀도와 압력이 증가하여 더 강한 압박이 가해진다.

압축 공기는 완전한 탄성 물질로 간주되며, Hooke 법칙과 탄성의 특징을 갖는다. 이런 특성은 자동차 타이어, 공 및 풍선은 물론, 공기압에 크기와 형태가 유지되는 다른 물체에 적용된다.

유사하게, 힘이 폐쇄된 액체에 적용될 때도, 그 힘이 액체의 모든 지점과 콘테이너의 모든 지점에 동등하게 전달된다. 액체는 비압축성 물질로 간주될 수 있다. 그래서 액체의 압력은 체적이 변하지 않을 때 콘테이너의 모든 지점에 동등하게 전달될 것이다. 이런 압력은 비압축성 액체 내에서 순간적으로 전달될 것이다. 인체에서의 이런 예는 척추사이원반 안에 들어 있는 체액이다(그림 1-40). 이들 개념은 수압의 기본이다. 수압식 리프트(그림 1-41), 수압식 제동장치, 수압식 운동장비 등이 이런 원리와 관련이 있다. 반대로, 압축성 액체에서는 압력 전달이 느리게 일어난다. 압력은 액체 전반에 걸쳐 음파의 속도를 변화시킨다. 공기가 압축성 물질의 예이고, 기체 역학은 압축 공기의 특성을 연구하는 학문이다. 공기가

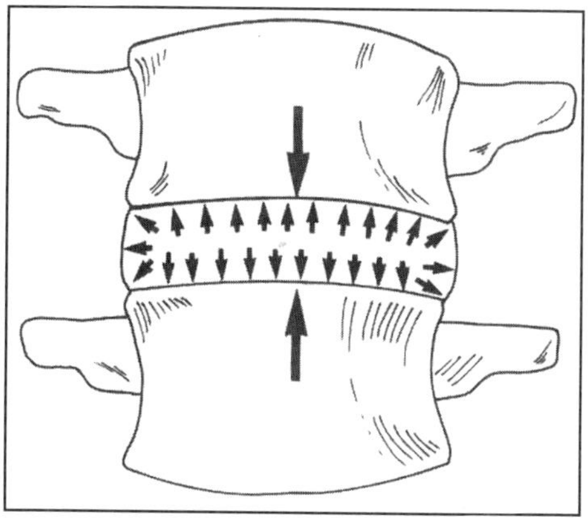

그림 1-40. 척추사이원반에 가해진 하중 때문에, 발생한 척추사이원반 내부의 압력.

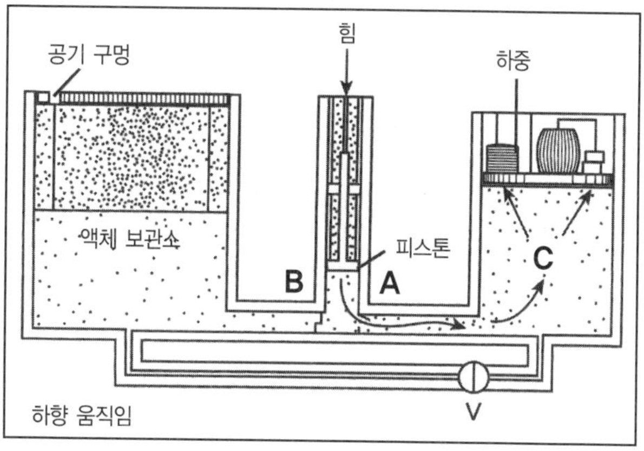

그림 1-41. 수압식 리프트. A와 B는 밸브이다. C는 수압이 하중을 들어올린다.

압축되었다면, 공기의 특성이 비압축성 액체의 특성과 비슷해질 것이다. 그러나 공기는 여전히 어느 정도 압축성을 가진다. 공기압식 장비는 공기를 실린더 안으로 유입시켜 피스톤을 압박함으로써 실린더 내부의 압력을 증가시킨다. 압력이 증가하면, 피스톤의 움직임이 느려지는데, 이는 압축 공기가 피스톤을 반대 방향으로 밀기 때문이다. 공기압식 운동 장비를 포함한 공기압식 장비들은 이런 원리를 이용하고 있다.

질량 (mass)

물질(matter)은 공간을 차지한다. 물질의 양은 질량(mass)이다. 물체의 질량은 물체의 체적과 밀도에 좌우된다. 물체는 지구나 달이나 또는 우주선 내부에서 항상 동일한 질량을 가진다. 물질은 선형 운동에 대한 저항으로서도 간주될 수 있다. 물체의 질량이 크면 클수록, 그 물체를 가속시키거나 감속시키는데 더 많은 힘이 요구된다. 질량은 kg이나 슬러그(slug)의 단위를 갖는다.

물체의 질량을 다룰 때, 질량중심의 개념이 중요하다. 질량중심은 물체의 정확한 중심을 의미하는 지점이다(그림 1-42). 종종 이 지점을 중력중심이라고 한다. 강체의 전체 질량에 작용하는 힘은 질량중심을 통과하는 단일 힘벡터로서 작용될 수 있다. 이런 단일 벡터는 물체 전반에 분산된 많은 평행 힘들의 합이다. 실린더나 사각 블록과 같은 대칭성 물체의 경우, 질량중심은 그 물체의 기하학적 중심이 된다(그림 1-42 참조). 그러나 물체가 사람의 다리와 같이 비대칭성 물체라면, 질량중심은 더 크고 무거운 쪽으로 이동될 수 있다(그림 1-43). 일반적으로 남성의 질량중심이 여성의 질량중심보다 더 높다. 아기들의 질량중심은 몸통에 위치한다. 질량중심은 사람이 움직이거나 신체분절의 위치가 바뀔 때마다 변한다. 웨이트, 캐스트 혹은 스플린트 등이 몸에 부착되거나 신체가 절단되면, 사람의 질량중심도 변하게 된다. 물체의 질량중심을 구하는 방법은 7장에서 설명될 것이다.

관성 모멘트 (moment of inertia)

회전운동에서의 관성 모멘트(I)는 선형 운동에서의 질량과 비슷하다. 관성 모멘트는 회전운동을 변화시키기 위해 저항을 제공한다. 관성 모멘트의 값은 물체의 질량과 질량이 분포되는 방법에 좌우된다.

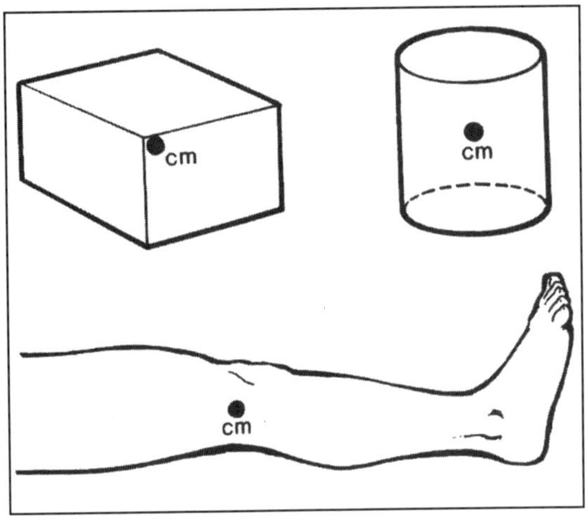

그림 1-42. 대칭성 물체와 비대칭성 물체의 질량중심.

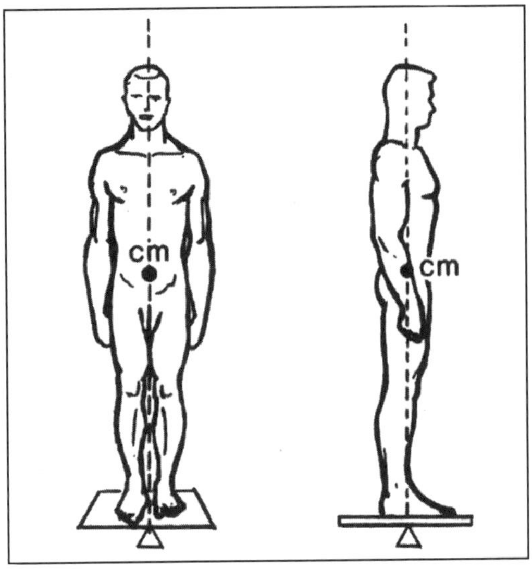

그림 1-43. 사람의 질량중심.

물체가 무수히 많은 작은 미립자들로 구성되어 있다고 생각해 보자. 이들 미립자들은 자신들의 질량을 가지고 있고, 또 질량중심으로부터 수직거리를 가질 것이다. 각 미립자(m)들은 회전중심으로부터 어떤 거리(r)만큼 떨어져 있어, mr^2 값만큼 회전운동에 저항을 한다. 전체 관성 모멘트는 이들 각 미립자들의 합(그림 1-44). 즉,

$$I = \Sigma mr^2$$

질량의 특정 질량의 관성 모멘트는 $I = mr^2$ 이다(그림 1-45).

물체가 다른 축을 중심으로 회전하면, 물체의 관성 모멘트가 변한다. 그 이유는 각 미립자의 반경이 변하기 때문이다(그림 1-46). 관성 모멘트가 의미를 갖기 위해서는 회전축이 제대로 설정되어야 한다. 회전운동에서의 회전 반경은 선형 운동하는 질량중심과 비슷하다. 관성 모멘트의 값이 변하지 않는다면, 모든 미립자의 질량 합은 위치(k)에 있다. 즉,

$$I_{cm} = mk^2$$

방정식 $I_{cm} = \Sigma mr^2$은 질량중심에 작용하는 관성 모멘트를 의미한다. 물체에 대한 관성의 효과를 계산할 때, 관성 모멘트를 관절의 회전축과 관련시켜야 한다. 이런 경우, 평행축 법칙(그림 1-47)을 이용한다. 질량중심의 축과 나란하게 통과하는 축 주위의 관성 모멘트는 다음과 같이 계산될 수 있다 :

$$I_o = \Sigma mr^2 + mr_d^2$$

일 (work)

일은 물체를 변위시키는 힘으로 정의된다(그림 1-48과 그림 1-49). 일(W)의 크기는 힘의 크기에다 물체의 이동거리(s)를 곱한 값으로 계산될 수 있다. 그래서 방정식은 다음과 같다 :

$$W = F \times s$$

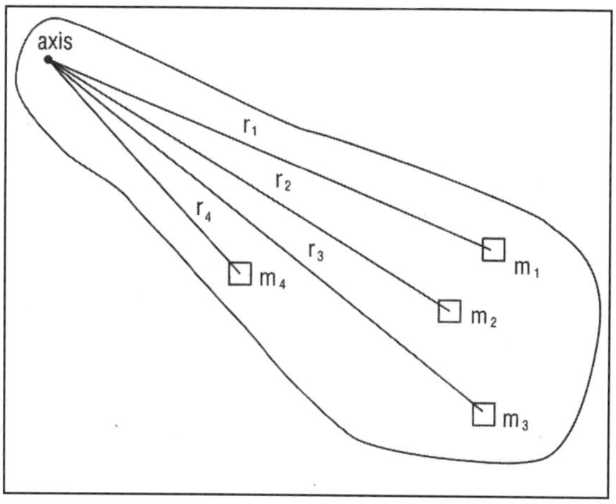

그림 1-44. 관성 모멘트. $I = \Sigma m_1 r_1^2 + m_2 r_2^2 + m_3 r_3^2 + \cdots$

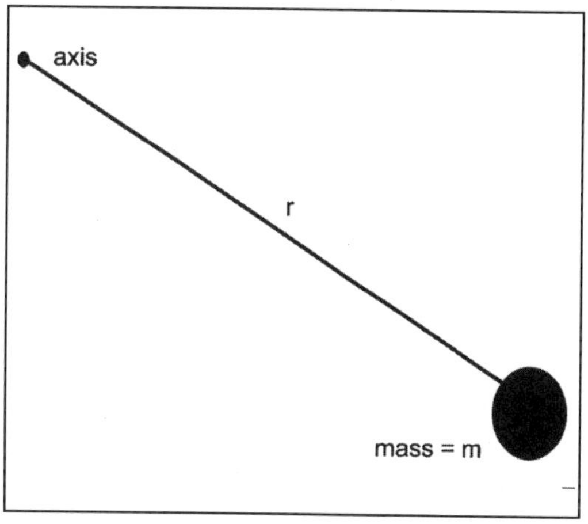

그림 1-45. 질량의 한 지점에 대한 관성 모멘트. $I = mr^2$

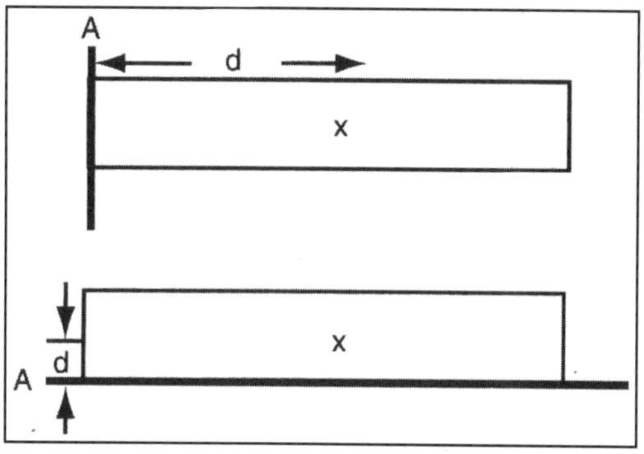

그림 1-46. 각 미립자의 행동반경은 회전물체의 축 변화와 함께 변한다.

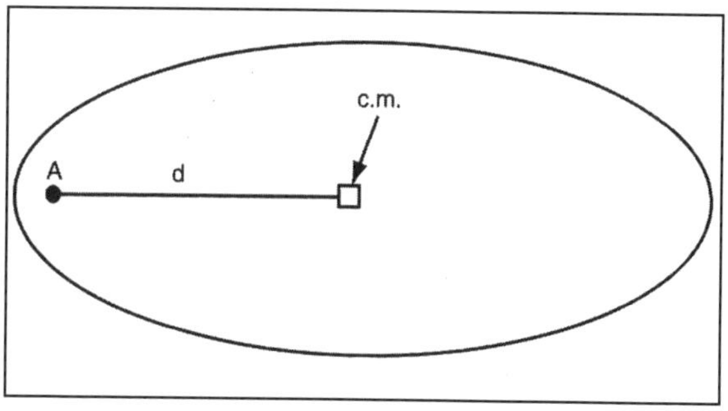

그림 1-47. 평행축 법칙. $I = \Sigma mr^2_{cm} + mr^2$

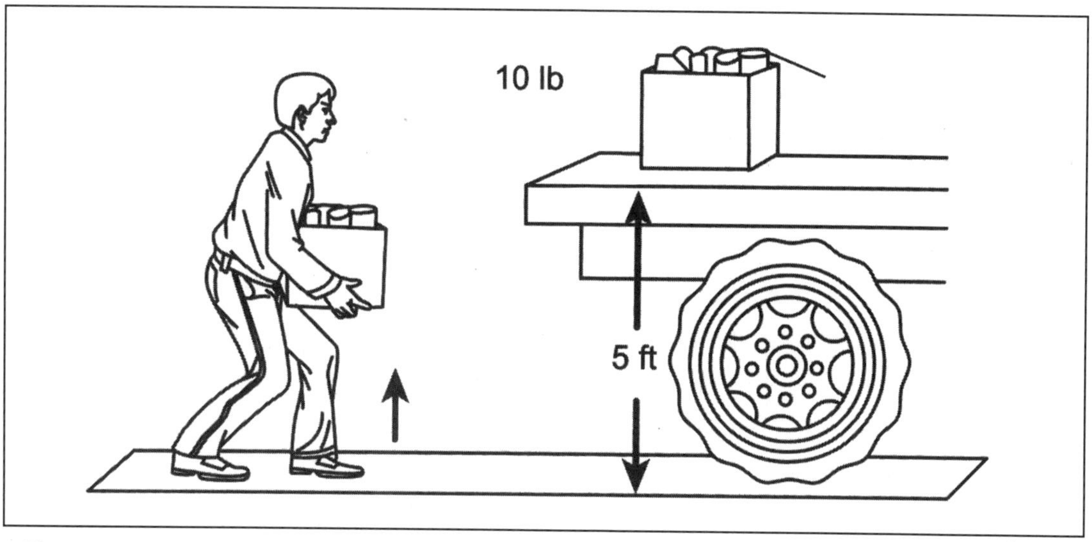

그림 1-48. 중력에 대항하는 일. $W = Fs$

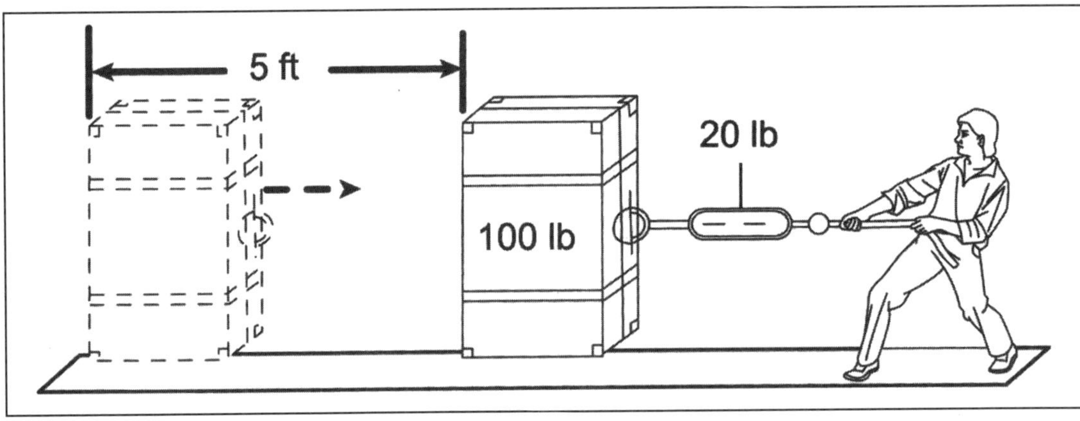

그림 1-49. 마찰에 대항하는 일. W = μNs.

힘이 움직임 방향과 특정 각도로 작용하고 있다면(그림 1–50), 변위 방향에 작용하는 힘성분을 이용한다. 방정식은 다음과 같다 :

$$W = F(\cos \Theta) \times s.$$

F = ma이기 때문에,

W = mas 혹은 W = ma(cos Θ) × s

물체가 축을 중심으로 움직일 때 일이 수행된다(그림 1–51). 회전의 일과 같은 일의 크기는 지렛대를 움직이는 적용된 토크(T)에다 지렛대의 각변위의 크기(Θ)를 곱한 값이다.

$$W = T \times \Theta$$

$T = I\alpha$ 와 $I = mr^2$이기 때문에, $W = mr^2\alpha\,\Theta$

일은 한 물체에서 다른 물체로 에너지 이동을 일으킨다. 일과 에너지의 단위는 (ft • lb), (N • m), 혹은 Joule(J)이다.

효율성 (efficiency)

사람을 포함한 기계의 효율성은 수행된 일과 관련된다. 효율성은 대개 일의 출력에다 일의 입력을 나눈 후, 100를 곱한 백분율로 표현된다.

$$\% \text{ 효율성} = \left(\frac{\text{일의 출력}}{\text{일의 입력}}\right) \times 100$$

에너지 (energy)

에너지는 일을 하는 능력 혹은 물체를 일정거리만큼 움직이고 힘을 적용하는 능력이다. 기계적 에너지(역학에너지)에는 2가지 종류가 있다 : 위치에너지와 운동에너지. 물체의 위치 때문에 일을 하는 능력을 위치에너지(PE)라고 부른다. 물체는 자신의 높이나 변형을 통해 에너지를 저장한다. 물체의 높이 때문에 위치에너지를 계산하는 공식은 PE = mgh이다.

변형과 관련된 위치에너지는 다음과 같은 공식으로 계산된다 :

$$PE = \frac{1}{2}ks$$

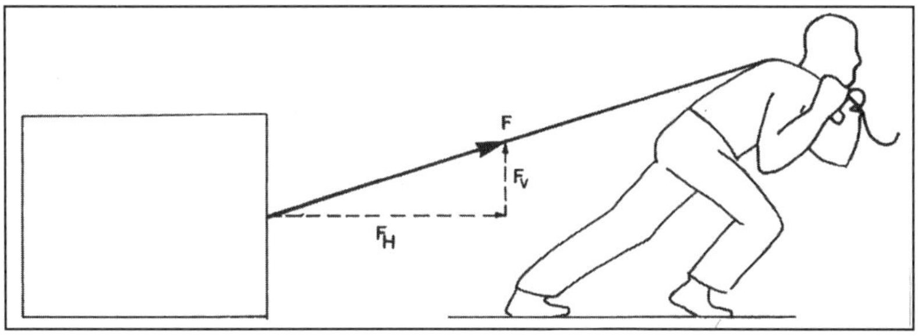

그림 1-50. 어느 각도에서 작용하는 마찰력. $W = F_f(\cos\theta)s$.

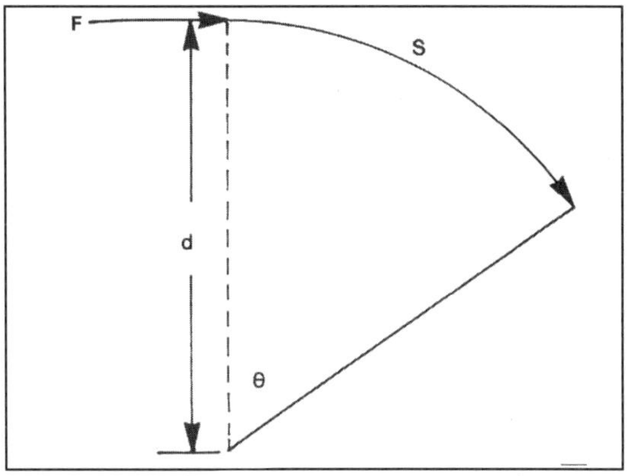

그림 1-51. 각운동 동안의 일. $W = (F \times d \times \theta)$, 혹은 $W = T\theta$

물체에 작용하는 힘은 물체를 들어올리거나 변형시키거나, 물속에서 물체를 내리거나 전자기장에서 위치를 변경시켜 일을 수행할 수 있다. 이런 상황에서, 그 물체는 높이, 변형, 위치 변경 때문에 위치에너지를 저장한다. 그러다가 작용하던 힘이 제거되면, 저장된 에너지를 방출하게 된다.

이런 상황에서 물체에 작용하는 힘들을 보존력이라 부른다. 몇몇 상황에서는 일이 수행될 때 위치에너지가 물체에 전달되지 않는다. 일에 의한 에너지는 기계적 에너지에서 복구되지 않고, 열에너지와 소리에너지로 전이되는데, 이런 에너지를 비보존력이라고 부른다. 비보존력의 예들로는 마찰, 점탄성 물질, 물 저항, 공기 저항, 그리고 전자기력의 맴돌이전류 등이다.

물체를 중지시키려고 할 때 힘이 적용되어야 하기 때문에, 움직이는 물체는 에너지를 갖는다. 움직이는 물체의 에너지 크기는 질량과 속도에 좌우된다. 움직이는 물체의 기계적 에너지를 운동에너지(KE)라고 부르고, 질량에다 속도의 제곱을 곱한 값의 절반이다.

$$KE = \frac{1}{2} mv^2$$

위치에너지와 운동에너지는 에너지 보존의 법칙을 따른다. 이 법칙에 따르면, 에너지는 생성도 되지 않고 소멸도 되지 않지만, 하나의 에너지 형태에서 다른 에너지 형태로 전이된다는 것이다. 작은 양의 열에너지와 소리에너지를 무시하면, 위치에너지와 운동에너지의 합은 총 에너지(TE)와 동등하다.

$$TE = PE + KE$$

총 에너지는 항상 일정하게 유지되기 때문에, 위치에너지가 감소될 때는 운동에너지가 증가하게 될 것이고, 반대로 운동에너지가 감소될 때는 위치에너지가 증가하게 될 것이다(그림 1-52와 그림 1-53). 그러나 어떤 순간에는 물체의 총 에너지는 위치에너지, 운동에너지, 열에너지 및 소리에너지의 합이 된다.

$$TE = PE + KE + \text{열} + \text{소리}$$

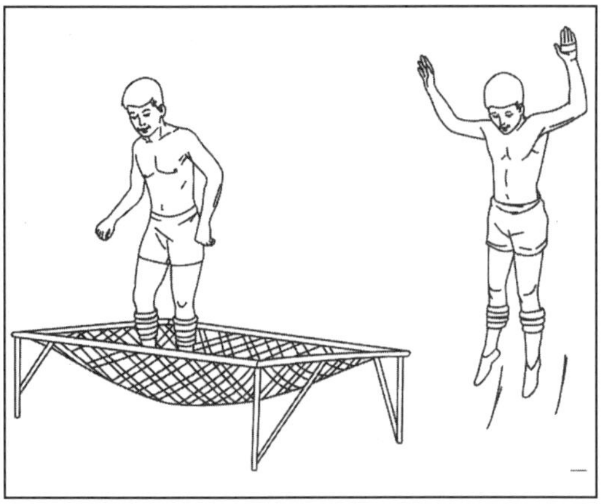

그림 1-52. 트램폴린 위에서의 점핑은 위치에너지와 운동에너지의 변화를 보여준다. 높이 올라간 점핑에서의 위치에너지와 트램폴린이 완전하게 신장될 때의 위치에너지.

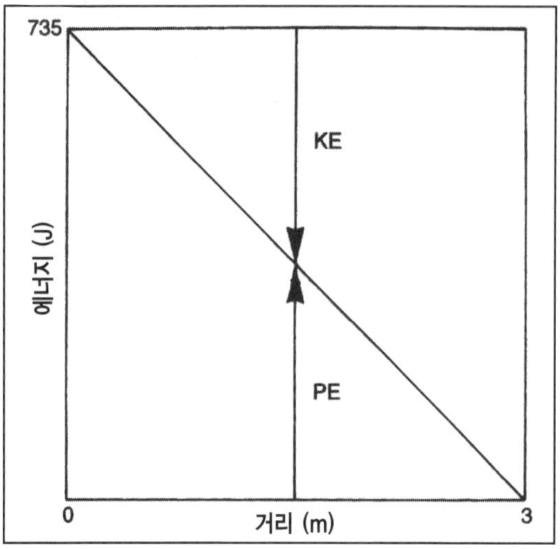

그림 1-53. 총 에너지와 관련된 위치에너지와 운동에너지의 상대 값에 대한 그래프.

일률 (power)

일률은 일을 수행하는 비율 혹은 에너지 변화의 비율이다. 평균 일률은 특정 시간 동안 수행된 일의 양이다. 일률은 다음 방정식으로 계산될 수 있다 :

$$\text{선형 일률} \quad P = \frac{W}{t} \quad \text{혹은} \quad P = \frac{(F \times s)}{t}$$

$$\text{회전 일률} \quad P = \frac{W}{t} \quad \text{혹은} \quad P = \frac{(T \times \Theta)}{t}$$

일률의 단위는 (ft • lb/sec), 마력(hp), Joule/s(J/sec), 혹은 W(와트)이다. 이들 단위의 관계는 1 hp = 550 ft • lb/sec = 746 W. 에너지, 일 및 일률은 6장에서 자세히 다루어질 것이다.

뉴톤의 운동법칙 (Newton's Laws of Motion)

뉴톤의 운동법칙(표 1-2)은 본 장의 앞쪽에서 설명되었고, 이제 그들의 관계를 설명할 것이다.

1법칙은 관성의 법칙이며, 3가지 부분을 가지고 있다.

1. 움직이지 않는 물체는 외부의 힘이 적용되지 않는 한, 안정 상태를 그대로 유지하려 한다.
2. 움직이는 물체는 외부의 힘이 적용되지 않는 한, 움직이는 상태를 그대로 유지하려 한다.
3. 움직이는 물체는 외부의 힘이 적용되지 않는 한, 일직선으로 움직이려 한다.

관성의 법칙은 어느 장소에서든 존재한다. 테이블 위에 놓인 상자는 힘이 적용되지 않는 한 움직이지 않는다. 버킷을 회전시킬 때, 그 버킷 안에 들어 있는 액체는 버킷이 수직으로 되더라도, 쏟아지지 않고, 그 안에 그대로 남아 있는다(그림 1-55). 레이스 트랙이나 썰매 코스는 움직이는 물체가 트랙 안에 유지되도록 하기 위해, 그들 코스는 경사지게 설계되어야 한다(그림 1-56).

뉴톤의 2법칙은 가속도의 법칙이다. 이 법칙은 1법칙의 연장선이다. 물체의 가속도(방향이나 속도의 변화가 있는)는 물체에 작용하는 외부의 힘에 비례하고, 물체의 질량에 반비례한다. 활차시스템에 달린 웨이트가 2법칙의 예다(그림 1-57). 풋볼의 태클맨이 덩치가 크면, 큰 질량 때문에 움직임(가속)이

표 1-2

뉴톤의 운동법칙

- 관성 법칙
- 가속도 법칙 ($a = \frac{F}{m}$)
- 작용 – 반작용법칙(작용 = 반작용)

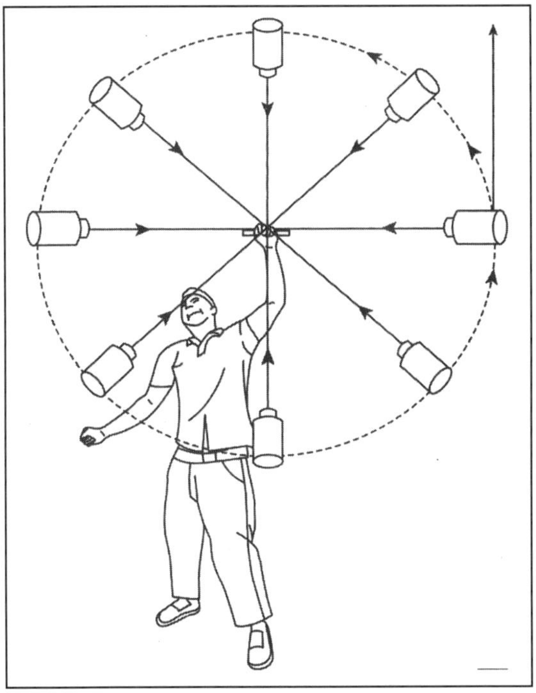

그림 1-54. 버킷을 원으로 돌릴 때, 관성은 버킷 안에 들어 있는 액체를 그대로 유지시킨다.

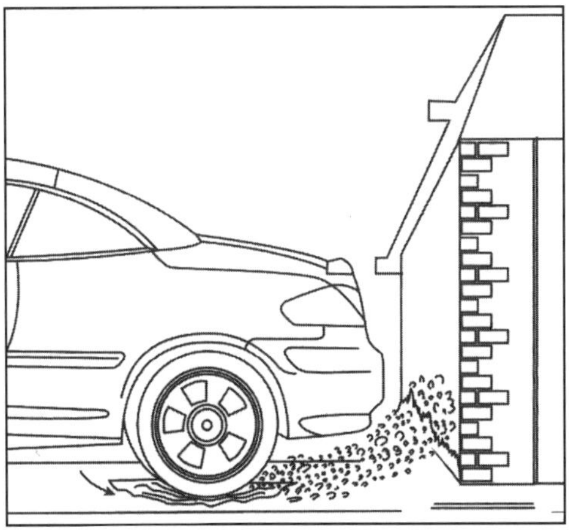

그림 1-55. 빠르게 바퀴가 회전할 때 진흙이 벽면으로 날아간다.

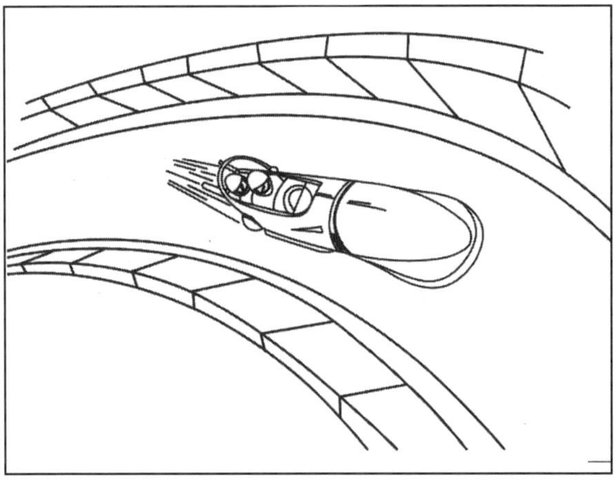

그림 1-56. 썰매가 트랙안에 유지되기 위해서는 트랙이 경사지게 설계되어야 한다.

어렵다. 런닝맨의 덩치가 크면 큰 질량과 속력때문에 멈춤(감속)하기가 어렵다. 소프트볼 보다 볼링공을 가속시키는데 더 많은 힘이 필요하다.

3법칙은 반작용의 법칙이다. 물체에 어떤 작용이나 힘이 적용되면, 물체는 같은 크기와 방향이 반대인 반작용을 일으킨다. 어떤 물체를 밀면, 당신의 미는 힘과 같은 크기의 반대 방향 힘이 당신을 밀게 된다(그림 1-58). 그러나 그 물체가 움직이기 시작하면, 2법칙이 관여하게 된다(그림 1-59).

이들 뉴톤의 운동 법칙은 교재의 전반에 걸쳐 설명되고 있다. 독자들은 이들 법칙이 적용되는 많은 예들을 생각할 수 있다. 앞의 두 법칙들은 정상 보행에서 잘 나타난다. 질량이 앞쪽으로 이동할 때 발이 몸통 앞쪽에 놓일 수 있도록 다리는 엉덩관절 굽힘근의 작용에 의해 강력하게 스윙을 해야 한다. 일단 다리 움직임이 시작되면, 더 이상의 근육 작용 없이도 다리가 움직일 수 있도록 다리의 움직임은 탄도적이거나 빠른 움직임이어야 한다. 그런 다음, 스윙하는 다리는 발꿈치가 적절한 시간과 적절한 위치에 놓이도록 엉덩관절 폄근의 조절 활동에 의해 감속되거나 멈추어져야 한다. 중력은 다리 스윙을 시작할 때는 다리를 가속시키는 힘이고, 다리 스윙을 멈출 때는 다리를 감속시키는 힘이다. 보행 시 다리의 이런 스윙활동은 강력하게 가속하는 진자의 움직임과 비슷하고, 강력한 힘에 의해 감속되어야 한다. 근육의 힘이 없다면, 다리는 계속 멈춰져 있거나, 계속 움직이게 되어 자연스런 보행을 할 수 없을 것이다. 빠른 보행이나 달리기할 때 근육에 의한 팔 스윙의 조절은 신체분절의 관성을 이겨내는 근육의 다른 활동의 예다.

고정되어 있거나 일정한 속도로 움직이는 물체는 평형 상태를 유지한다. 힘은 이런 평행 상태를 변화시키기위해 적용되어야 한다. 움직이는 물체의 경우, 물체의 속도를 느리게 하거나 멈추는데 필요한 힘은 다음과 같다 : 1) 물체와 표면 사이의 마찰력과 2) 공기저항이다. 휠체어에 앉아 있는 환자는 휠체어가 문턱에 걸려 갑자기 멈추게 되면 몸이 앞쪽으로 쏠리게 되고, 누군가가 예기치 않게 갑자기 휠체어를 뒤에서 밀면, 환자의 몸통은 휠체어 등받이에 닿게 된다. 우리는 자동차를 탈 때, 즉, 갑자기 브레이크를 밟거나 액셀러레이터를 밟았을 때 이런 경험을 모두 해봤을 것이다. 움직이지 않는 물체의 관성은 움직이려는 노력에 저항을 제공하고, 움직이는 물체의 관성은 속도를 늦추거나 멈추려는 노력에 저항을 제공한다. 물체의 관성은 무게에 비례한다. 보조요원이 매우 무거운 환자를 밀 때, 환자를 처음 움직이기가 어렵고, 또 움직임을 멈추기가 어렵다. 아동의 경우는 시작할 때와 멈출 때 적은 저항이 걸린다. 이와 같이, 절단 부분은 비환측을 조절하는 것보다 절단되지 않은 나머지 부분을 조절할 때가 더 적은 관성이 요구될 것이다. 한편, 다리에 석고고정이나 스플린트를 했으면 조절하는데 더 많은 에너지가 소모될 것이다. 관성의 감소와 증가는 질량의 변화에 직접적으로 영향을 받는다. 이것은 에너지 소모와 피로에 있어 중요한 요소이다. 여러분이 자유롭게 팔을 흔들 때의 보행과 핸드백이나 가방을 들고 걸을 때의 팔 스윙을 비교해 보자.

임상에서 볼 수 있는 관성의 결과는 목뼈를 손상시키는 채찍질 손상(whiplash injury) 혹은 급성 외상성 목뼈 증후군이다(그림 1-25 참조). 자동차의 후미가 충돌을 당할 때, 운전자의 머리는 먼저 뒤로 젖혀지는데, 이것은 몸통이 앞으로 전진하는 동안, 머리가 제자리에 있으려는 경향 때문이다. 그런 다음 몸통이 제자리에 멈추기 때문에 머리가 앞쪽으로 숙여진다. 이런 현상 때문에 목의 약한 앞뒤 구조물이 모두 손상을 받게 된다. 풋볼이나 다른 접촉 스포츠의 뇌손상도 자동차 사고와 비슷한 형태로 일어나는데, 그것은 뇌의 관성 때문에 일어난다.

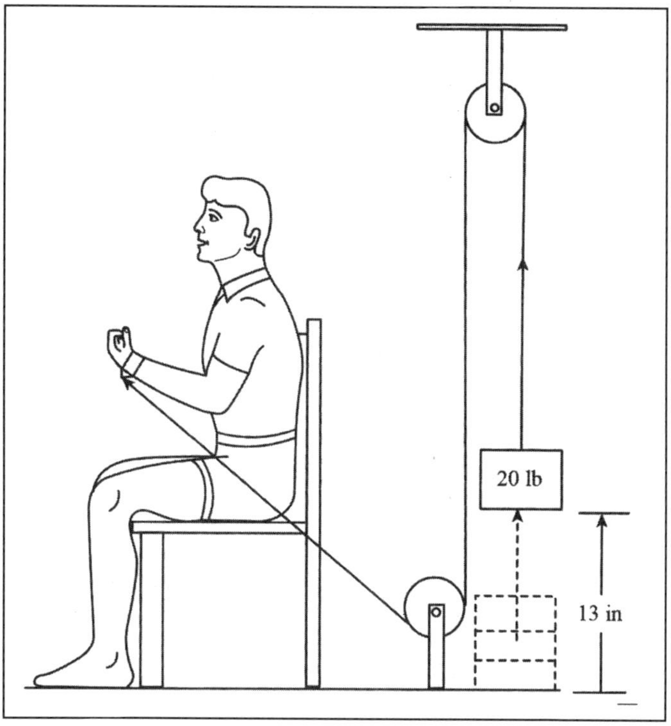

그림 1-57. 활차 시스템에서 웨이트를 가속시키려면, 웨이트를 유지하는 힘보다 더 큰 힘이 필요하다.

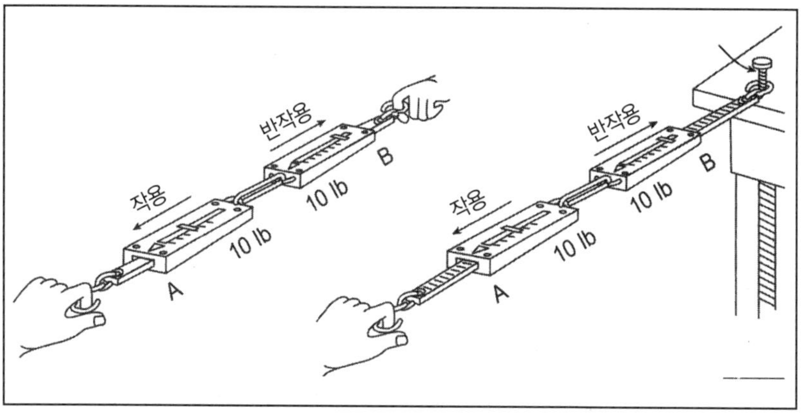

그림 1-58. 작용-반작용.

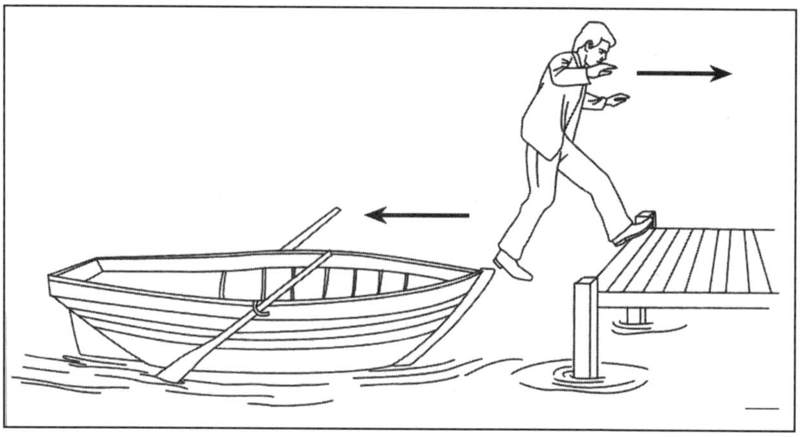

그림 1-59. 반작용력 때문에 사람이 앞으로 점프하기 위해서는 보트를 뒤쪽으로 밀어야 한다.

동등하고 반대방향의 힘과 관련된 뉴톤의 3법칙은 서거나 걸을 때의 지면반발력에 의해 설명된다. 지지면은 발이 아래로 누르는 힘과 동등하고 반대방향인 위쪽 방향의 힘을 제공한다(그림 1-10 참조). 부드러운 모래나 자갈 같은 지면을 걸을 때 그 지면들은 발에 반대힘을 제대로 제공하지 못하거나 전진을 어렵게 만들고, 이로 인해 그 사람은 쉽게 피로해질 것이다. 얇은 얼음 위에 있는 어린 아동은 동등하고 반대방향의 반작용을 제공할 수 있지만, 덩치가 크고 나이가 많은 아동이 그 얇은 얼음 위에 위치하면 얼음이 아동의 체중을 이겨내지 못해 깨어질 것이다. 목발이나 지팡이를 수직으로 놓으면, 지면이 수직 위쪽 방향으로 목발이나 지팡이를 밀기 때문에 더욱 안정적이다. 그러나 목발이나 지팡이를 경사지게 지면에 놓으면, 반작용의 힘 방향도 각을 형성하여 발생하기 때문에 미끌어질 확률이 높아진다. 사람이 큰 걸음을 하면 짧은 걸음을 할 때보다 발꿈치닿기시 미끄러운 지면에서 앞으로 미끄러질 확률이 높은데, 그 이유는 수직 힘이 작기 때문이다. 보행시 발을 밀어 들어올리는 것(push off)과 같은 가로의 힘은 발을 안정되게 추진할 수 있도록 반대방향의 힘을 제공한다. 발과 지면 사이의 마찰은 정상적으로 반대힘을 제공한다. 미끄러운 지면처럼 마찰력의 부족은 정상 보행을 어렵게 하거나 거의 불가능하게 만든다. 일상생활에서 모든 자세와 움직임은 우리들을 지지하는 표면에 영향을 받지만, 우리들은 이것을 의식하지 않는데, 그 이유는 경험을 통해 우리들의 조절이 자동적으로 일어나기 때문이다. 연석(curb)에서 인도로 발을 내려놓는 것과 호수 위의 작은 카누에 발을 올려놓는 것을 대조해 보자. 침대 바퀴가 잠겨지지 않았거나, 휠체어의 바퀴를 잠그지 않았거나 벽에 휠체어를 고정하지 않은 경우에서, 하지마비 환자가 앉기를 시도할 때 좌절을 느끼거나 손상을 당할 수 있다. 고정된 침대나 의자에 의해 제공되는 적절한 반대 힘이 없다면, 그 환자는 움직임을 성공적으로 실행할 수 없을 것이다.

활동 (Activities)

1. 여러분이 임상에서 보아 왔고 일상에서 사용했던 생체역학의 예들을 제시한다.
2. 아래 항목의 각 예들을 정의하고 제시한다.

가속	신장성	운동단위
생체역학	힘	뉴톤의 1 법칙
부력	힘의 4가지 특성	뉴톤의 2 법칙
중력중심	마찰	뉴톤의 3 법칙
질량중심	Hooke 법칙	비보존력
구심성	수역학	평행축 법칙
에너지의 보존	관성	파스칼 법칙
보존력	등척성	기체역학
수축성	등장성	위치에너지
감속	관절반발력	일률
원심성	운동에너지	압력
맴돌이전류	하중	스칼라
탄성	질량	강도
에너지	물질	토크
흥분성	관성 모멘트	벡터

3. 힘의 4가지 특성을 포함하여 힘의 예를 그린다.
   a. 클라이언트가 발목에다 커프 웨이트를 달고 무릎을 30° 굽힘한 채 엎드려 있다.
   b. 클라이언트가 선 자세에서 덤벨이나 탄력밴드를 잡고 팔을 90° 벌림하고 있다.
   c. 클라이언트가 옆으로 누운 자세에서 발목에다 커프 웨이트를 달고 엉덩관절을 20° 벌림하고 있다.
   d. 클라이언트가 선 자세에서 엉덩관절을 굽힘하여 상자를 들어올리고 있다.
   e. 클라이언트가 앉은 자세에서 팔꿉관절을 90° 굽힘한 후, 손으로 덤벨, 탄력밴드, 활차 줄, 혹은 가변저항 손잡이를 잡는다.
   f. 클라이언트가 선 자세에서 양쪽 발끔치를 들어올리고 있다.
   g. 사람이 바닥에 놓인 큰 상자를 밀면서 팔꿉관절을 펌하고 있다.
   h. 사람이 보행중에 발끔치 닿기를 하고 있다.
   i. 사람이 발끔치 닿기 직전의 유각기 상태에 있다.
   j. 사람이 물속에서 양팔을 모으고 패들을 잡고 있다.
4. 8 종류 힘들의 예를 제시한다.
5. 등척성 수축, 구심성 수축 및 원심성 수축을 구분하여 설명한다.
6. strength의 2가지 정의를 비교해 본다.
7. 손상 예방, 치료기법 및 일상활동과 관련된 압박의 개념을 설명한다.
8. 수역학과 기체역학을 비교하고, 각각의 예들을 들어본다.
9. 질량과 관성 모멘트의 개념을 비교하고, 각각의 예들을 들어본다.
10. 에너지, 일 및 일률 등의 개념을 관계지어 본다.
11. 제시된 각종 힘의 종류에 대한 운동의 예들을 제시하고, 그것을 간단하게 설명한다.
12. 뉴톤의 3법칙을 설명하고 임상적인 예를 들어본다.
13. 제시된 각종 힘들이 공간에서 운동 저항을 제공할 수 있는지, 아니면 없는지를 설명한다.
14. 표 1-3의 각 방정식에 대한 관련성을 서술한다.

표 1-3

방정식

$F = ma$	$I = \Sigma mr^2 + mr_d^2$
$a = \frac{F}{m}$	$W = Fs$
$F_g = \frac{Gm_1m_2}{r^2}$	$W = T\Theta$
$F = -kl$	$PE = mgh$
$F_s = \mu N$	$PE = \frac{1}{2}ks$
$F = W - B$	$KE = \frac{1}{2}mv^2$
$F = F_d$	$KE = \frac{1}{2}I\omega^2$
$P = \frac{F}{A}$	$TE = PE + KE$
$I = \Sigma mr^2$	$P = \frac{W}{t}$

추 천 문 헌

Benzel EC. The essentials of spine biomechanics for the general neurosurgeon. *Clin Neurosurg.* 2003;50:86-177.

Bluestein D, Javaheri A. Pressure ulcers: prevention, evaluation, and management. *Am Fam Physician.* 2008;78(10):1186-1194.

Chan KM, Fong DT, Hong Y, Yung PS, Lui PP. Orthopaedic sport biomechanics—a new paradigm. *Clin Biomech (Bristol, Avon).* 2008;23(suppl 1):S21-S30.

Chao EY. Orthopaedic biomechanics. The past, present and future. *Int Orthop.* 1996;20(4):239-243.

Chleboun GS, Patel TJ, Lieber RL. Skeletal muscle architecture and fiber-type distribution with the multiple bellies of the mouse extensor digitorum longus muscle. *Acta Anat (Basel).* 1997;159(2-3):147-155.

Crenshaw RP, Vistnes LM. A decade of pressure sore research: 1977-1987. *J Rehabil Res Dev.* 1989;26(1):63-74.

Cress NM, Peters KS, Chandler JM. Eccentric and concentric force-velocity relationships of the quadriceps femoris muscle. *J Orthop Sports Phys Ther.* 1992;16(2):82-86.

Daniel RK, Priest DL, Wheatley DC. Etiologic factors in pressure sores: an experimental model. *Arch Phys Med Rehabil.* 1981;62(10):492-498.

Drillis R, Contini R, Bluestein M. Body segment parameters; a survey of measurement techniques. *Artif Limbs.* 1964;25:44-66.

Gordon AM, Huxley AF, Julian FJ. The variation in isometric tension with sarcomere length in vertebrate muscle fibers. *J Physiol.* 1966;184(1):170-192.

Hatze H. A mathematical model for the computational determination of parameter values of anthropomorphic segments. *J Biomech.* 1980;13(10):833-843.

Herbert RD, Gandevia SC. Changes in pennation with joint angle and muscle torque: in vivo measurements in human brachialis muscle. *J Physiol.* 1995;484(Pt 2):523-532.

Herzog W, Lee EJ, Rassier DE. Residual force enhancement in skeletal muscle. *J Physiol.* 2006;574 (Pt 3):635-642.

Kawakami Y, Abe T, Fukunaga T. Muscle-fiber pennation angles are greater in hypertrophied than in normal muscles. *J Appl Physiol.* 1993;74(6):2740-2744.

Kawakami Y, Fukunaga T. New insights into in vivo human skeletal muscle function. *Exerc Sport Sci Rev.* 2006;34(1):16-21.

Kellis E, Baltzopoulis V. Muscle activation differences between eccentric and concentric isokinetic exercise. *Med Sci Sports Exerc.* 1998;30(11):1616-1623.

Komi PV. Measurement of the force-velocity relationship in human muscle under concentric and eccentric contractions. In Cerquiglini S, Venerando S, Wartenweiler J, eds. *Biomechanics III.* Baltimore, MD: University Park Press; 1973:224-229.

Latash ML, Zatsiorsky VM. *Classics in Movement Science.* Champaign, IL: Human Kinetics; 2001.

Lieber RL. Skeletal muscle architecture: implications for muscle function and surgical tendon transfer. *J Hand Ther.* 1993;6(2):105-113.

Lieber RL, Bodine-Fowler SC. Skeletal muscle mechanics: implications for rehabilitation. *Phys Ther.* 1993;73(12):844-856.

Lieber RL, Fridén J. Clinical significance of skeletal muscle architecture. *Clin Orthop Relat Res.* 2001;(383):140-151.

Lieber RL, Fridén J. Functional and clinical significance of skeletal muscle architecture. *Muscle Nerve.* 2000;23(11):1647-1666.

Mademli L, Arampatzis A. Behaviour of the human gastrocnemius muscle architecture during submaximal isometric fatigue. *Eur J Appl Physiol.* 2005;94(5-6):611-617.

McInnes E, Bell-Syer SE, Dumville JC, Legood R, Cullum NA. Support surfaces for pressure ulcer prevention. *Cochrane Database Syst Rev.* 2008:CD001735.

Mohamed O, Perry J, Hislop H. Relationship between wire EMG activity, muscle length, and torque of the hamstrings. *Clin Biomech (Bristol, Avon)*. 2002;17(8):569-579.

Mow VC, Flatow EL, Ateshian GA. Biomechanics. In Buckwalter JA, Einhorn TA, Simon SR, eds. *Orthopaedic Basic Science: Biology and Biomechanics of the Musculoskeletal System*. 2nd ed. Rosemont, IL: American Academy of Orthopaedic Surgery; 2000:133-181.

Mow VC, Huiskes R. A brief history of science and orthopaedic biomechanics. In Mow VC, Huiskes R, eds. *Basic Orthopaedics Biomechanics and Mechano-Biology*. 3rd ed. Philadelphia, PA: Lippincott, Williams and Wilkins; 2005:1-27.

Mow VC, Huiskes R, eds. *Basic Orthopaedic Biomechanics and Mechano-Biology*. 3rd ed. Philadelphia, PA: Lippincott, Williams and Wilkins; 2005.

Neumann ES. Measurement of socket discomfort—Part I: Pressure sensation. *J Prosth Orthot*. 2001;13(4):99-110.

Reger SI, Ranganathan VK, Sahgal V. Support surface interface pressure, microenvironment, and the prevalence of pressure ulcers: an analysis of the literature. *Ostomy Wound Manage*. 2007;53(10):50-58.

Schachar R, Herzog W, Leonard TR. Force enhancement above the initial isometric force on the descending limb of the force-length relationship. *J Biomech*. 2002;35(10):1299-1306.

Singh M, Karpovich PV. Isotonic and isometric forces. *J Appl Physiol*. 1966;21(4):1435-1437.

Stotthart JP. Relationship between selected biomechanical parameters of static and dynamic performance. In Cerquiglini S, Venerando S, Wartenweiler J, eds. *Biomechanics III*. Baltimore, MD: University Park Press; 1973:210-217.

Swain ID, Bader DL. The measurement of interface pressure and its role in soft tissue breakdown. *J Tissue Viability*. 2002;12(4):132-134, 136-137, 140-146.

Then C, Menger J, Benderoth G, et al. Analysis of mechanical interaction between human gluteal soft tissue and body supports. *Technol Health Care*. 2008;16(1):61-76.

Ward SR, Eng CM, Smallwood LH, Lieber RL. Are current measurements of lower extremity muscle architecture accurate? *Clin Orthop Relat Res*. 2009;467(4):1074-1082.

Ward SR, Hentzen ER, Smallwood LH, et al. Rotator cuff muscle architecture: implications for glenohumeral stability. *Clin Orthop Relat Res*. 2006;448:157-163.

Ward SR, Kim CW, Eng CM, et al. Architectural analysis and intraoperative measurements demonstrate the unique design of the multifidus muscle for lumbar spine stability. *J Bone Joint Surg Am*. 2009;91(1):176-185.

Wickiewicz TL, Roy RR, Powell PL, Perrine JJ, Edgerton VR. Muscle architecture and force-velocity relationships in humans. *J Appl Physiol*. 1984;57(2):435-443.

Wilcox RK. An introduction to basic mechanics. *Current Orthopaedics*. 2006;20:1-8.

Woo SL, Thomas M, Chan Saw SS. Contribution of biomechanics, orthopaedics and rehabilitation: the past, present, and future. *Surgeon*. 2004;2(3):125-136.

Zajac FE. How musculotendon architecture and joint geometry affect the capacity of muscles to move and exert force on objects: a review with application to arm and forearm tendon transfer design. *J Hand Surg Am*. 1992;17(5):799-804.

Zatsiorsky V, Seluyanov V. The mass and inertial characteristics of the main segments of the human body. In Matsui HK, ed. *Biomechanics VIII-B*. Champaign, IL: Human Kinetics; 1983:1152-1159.

제 2 장

물질 강도 (Strength of Materials)

학습목표

1. 기본 용어를 정의한다.
2. 스트레스와 스트레인을 구분한다.
3. 3가지 주요 스트레스의 예들을 구분하고 제시한다.
4. 전형적인 스트레스-스트레인 곡선과 하중-스트레인 곡선을 그린다.
5. 물체가 하중을 받는 동안 스트레스의 효과를 설명하고 위치를 표시한다.
6. 성장에 영향을 미치는 힘의 효과를 분석하고 설명한다.
7. 임상에서 물질 강도의 예를 설명한다.
8. 탄성, 제동 및 인성을 구분한다.
9. 피로와 크립을 구분한다.
10. 의학, 재활, 스포츠의학 및 운동과학분야에서 사용되는 물질 강도의 예를 제시한다.

하중 (Loading)

생체조직과 생체물질의 행동 양상에 대한 지식은 인체를 다루는 전문가들에게 있어 매우 중요하다. 생체물질은 외부의 힘에 영향을 받기 때문에, 하중에 대한 뼈, 연골, 척추사이원반, 반달판, 힘줄 및 인대 등의 역학적 특성이 지속적으로 연구되고 있다. 하중이 적용될 때 발생하는 세포의 리모델링 반응을 알아내기 위해, 최근의 연구들은 세포수준에서 이들 구조물의 반응을 연구하고 있다.

하중이 생체물질에 어떤 영향을 주는지를 알면, 생체조직의 수복과 대체물에 대한 지식을 얻을 수 있다. 생체모방공학(biomimetrics)은 새롭게 개발된 생체물질의 연구 방법으로서, 이 방법은 무생물 물질로 생체조직을 모방하는 것이다. 생체물질의 사용은 비활성 물질에서부터 재생을 돕는 물질로 발전되어 왔다.

하중이 물질에 가해지면, 하중은 그 물질을 변형시키고(크기나 형태를 바뀐다), 연이어 그 물질은 그런 변형에 저항을 하게 된다. 변형의 크기는 하중의 크기와 변형에 저항하는 물질의 능력에 좌우된다. 변형에 저항하는 물질의 능력은 물질의 강도이다.

하중이 물질에 가해지고 그 물질이 변형에 저항을 하게 되면, 크기와 형태의 변화가 일어날 수 있다. 이런 변화는 물체의 길이 변화나 물체내의 각도 변화에 의해 측정될 수 있는데, 이것을 스트레인이라고 한다. 스트레인이 원래 길이로 변화된 길이를 나누기 때문에($S = \frac{\Delta l}{l}$), 스트레인은 차원(dimension)을

그림 2-1. 3가지 주요 스트레스 또는 스트레인.

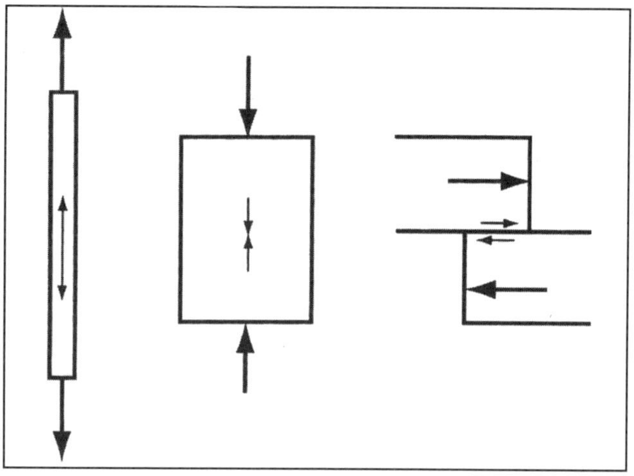

가지지 않는다. 힘에 의한 변형에 저항하는 물질의 성질은 역학적 스트레스이며. 스트레스의 단위는 단면적의 힘이다.

3가지 주요 스트레인과 스트레스 (three principal strains and stresses)

3가지의 스트레인과 스트레스가 존재한다(그림 2-1). 장력(tension)은 2개 이상의 외적 힘이 동일한 작용선을 따라 서로 반대방향으로 멀어지면서 물질에 작용할 때 일어난다. 그 물질은 당겨지는 경향을 가진다(그림 2-2). 압박(compression)은 2개 이상의 외적 힘이 동일한 작용선을 따라 서로를 향해 마주보면서 물질에 작용할 때 일어난다(그림 2-3). 이런 경우, 그 물질은 압박되는 경향을 가진다. 3번째 스트레인 혹은 스트레스는 전단(shearing)이다. 전단은 2개 이상의 외적 힘이 동일 작용선상인 아닌 평행하게 서로 반대방향으로 마주보면서 적용될 때 일어난다(그림 2-4). 그 물질의 인접한 표면들은 서로에 대해 미끄러지는 경향을 갖는다.

이들 3가지 스트레스는 굽힘 혹은 비틀림과 같이 일정거리를 둔 하중이나 축 하중에 의해 물체 내에서 일어난다. 축 하중, 굽힘 하중, 비틀림 하중은 단독으로 발생할 수도 있고, 혹은 복합되어 발생할 수도 있다. 모든 경우에 있어서 물질이 하중을 받으면, 어느 정도 장력, 압박 및 전단이 발생한다. 이런 합성 스트레인과 스트레스는 물질에 적용된 힘 성분과 관련된다.

축 하중 (axial loads)

축 하중은 물체의 축과 일직선의 방향으로 가해지는 하중이다. 척추사이원반과 같이 서로의 방향 쪽으로 하중이 동일선상으로 작용하는 물체(그림 2-5)는 압박 스트레스를 가질 것이다. 이때 원반의 높이는 감소되고, 넓이는 증가할 것이다. 원반 넓이의 증가는 장력 스트레스가 하중의 작용선과 수직으로 발달되었음을 보여준다. 그리고 전단 스트레스는 하중의 45°에서 발생한다. 인대, 힘줄, 근육 혹은 기타 연부조직들도 장력 하중을 받게 되면, 그들의 폭이 좁아질 것이다. 그리고 이들 조직의 폭이 좁아지는 것은 압박 스트레스가 관여함을 보여준다. 그리고 이들 상황에서 하중의 45° 각도에서는 전단 스트레스도 발달할 것이다.

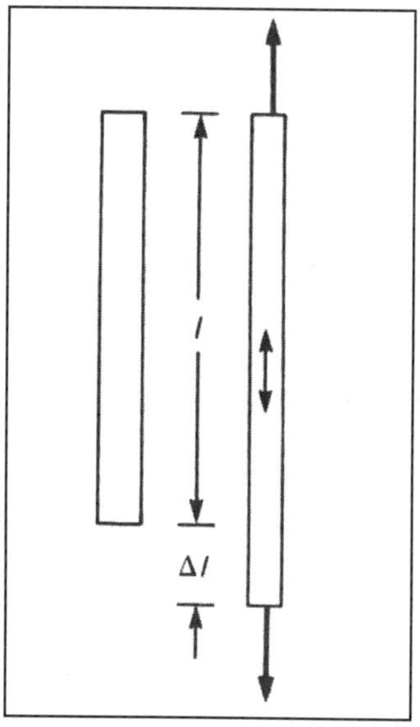

그림 2-2. 장력 스트레인.

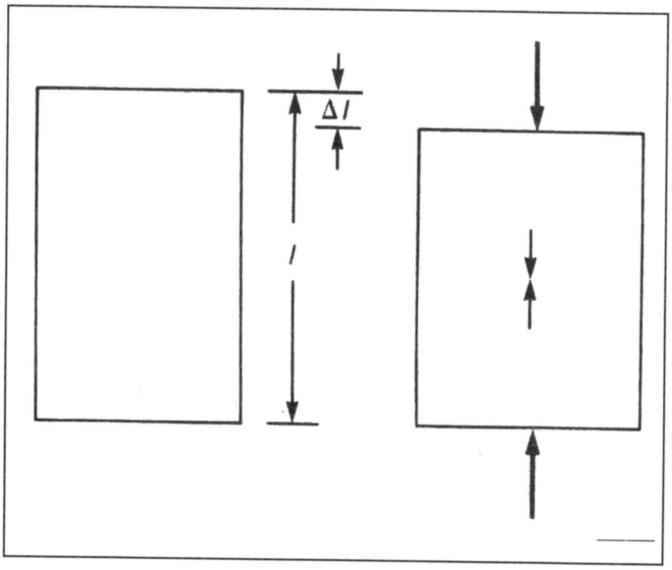

그림 2-3. 압박 스트레인.

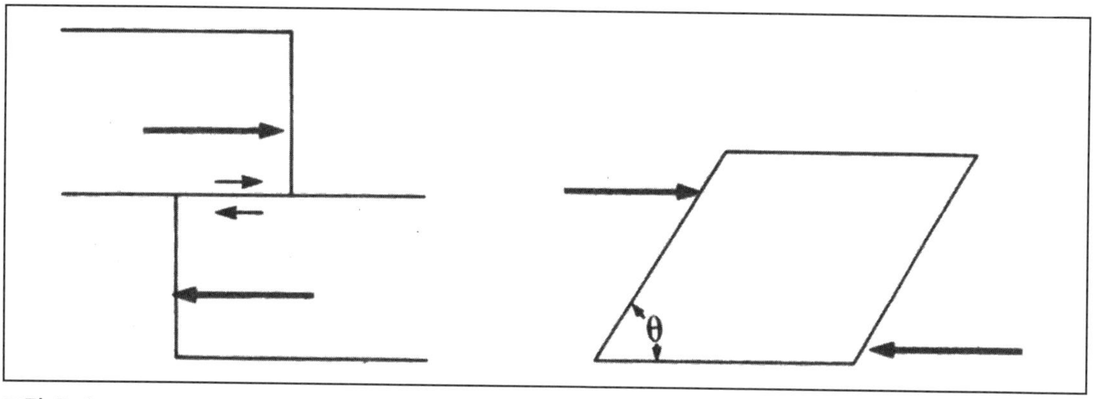

그림 2-4. 전단 스트레인.

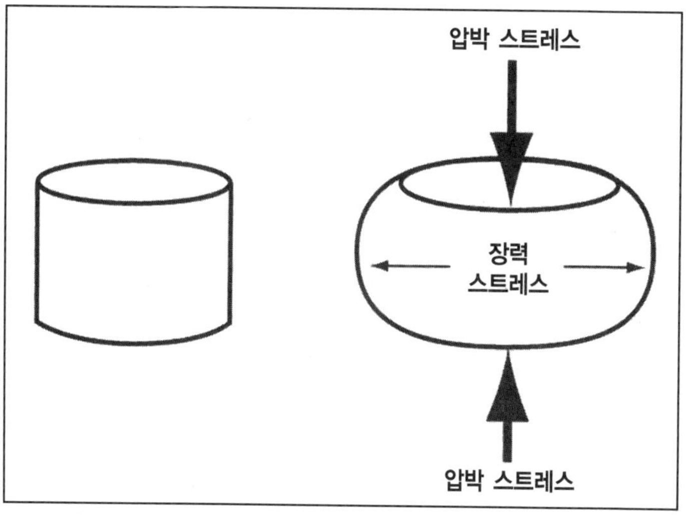

그림 2-5. 축 하중(물체에 대한 압박 스트레인과 수직 가장자리에 대한 장력 스트레인).

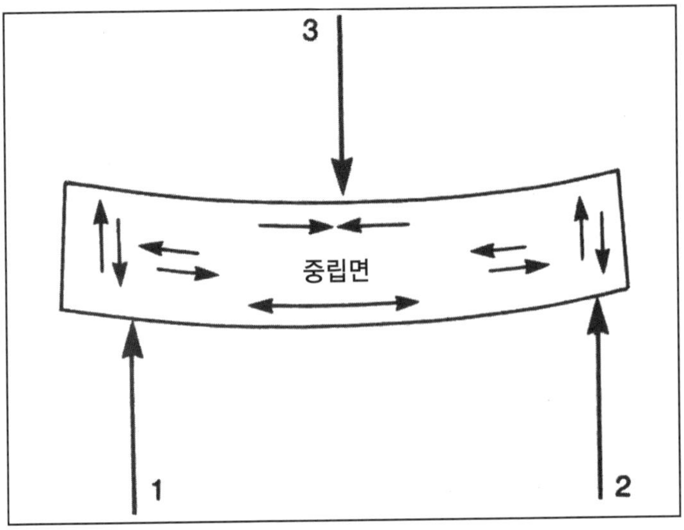

그림 2-6. 양쪽 끝이 지지된 빔에 하중이 중앙 부위에 가해지면(3점압 원리), 굽힘 스트레인이 발생한다. 압박은 오목한 영역에서 일어나고, 장력은 볼록한 영역에서 일어난다. 그리고 전단은 하중과 평행하고 수직되게 일어난다.

굽힘 하중 (bending loads)

물체의 굽힘은 힘이나 힘성분이 공면상에서 작용하지만, 동일선상에서 작용하지 않을 때 일어난다. 이들 힘은 동일 면상에 위치하지만, 동일한 작용선이나 작용점을 가지지 않는다.

양쪽 끝을 지지하는 빔의 중앙에 하중이 가해지면, 굽힘이 발생한다(그림 2-6). 지지 끝단에 중력에 의한 접촉력이 발생할 수 있기 때문에, 중력이 하중으로 작용할 수 있다. 중력이 크면 클수록, 지지하는 접촉력의 힘이 커진다. 이들 힘은 빔을 굽힘시킨다. 압박 스트레스는 빔의 오목한 부분(위쪽면)에서 발생하고, 장력 스트레스는 빔의 볼록한 부분에서 발생한다. 그리고 균등성 물질의 경우, 전단 스트레스는 적용되는 힘과 수평이나 수직으로 발생한다. 굽힘과 스트레스의 크기는 힘의 크기와 위치에 좌우된다. 힘이 증가하거나 지지하는 힘 사이의 거리가 증가하면, 굽힘 스트레스가 커진다. 이들 하중 시스템은 많은 브레이스, 캐스트 및 스플린트에 의해 이용되는 3점압 원리와 4점압 원리의 굽힘 시스템으로 간주된다(그림 2-7과 그림 2-8).

그림 2-9는 발에 체중이 가해지는 것처럼, 하중을 받은 빔의 예를 보여준다. 사람이 서 있을 때, 발꿈치와 발 언덕부위(ball of foot)가 지지면이 된다. 중력은 체중이다. 장력 스트레스는 발바닥면에 있는 인대와 발바닥근막에서 발생하고, 압박 스트레스는 발의 뼈들(예, 발목뼈)사이에서 발생한다. 전단은 발목뼈들과 평행하게 발생한다. 발이 균등성 물질이 아니기 때문에, 스트레스가 하중과 수평이나 수직으로 정확하게 발생하지 않는다. 인체나 혹은 인체와 관련된 영역에서 많은 예들을 볼 수 있다.

칸틸레버에서 원심으로 하중을 받는 힘이 발생된다. 가장 단순한 형태의 칸틸레버는 한쪽 끝이 고정되어 가로빔이 지지되는 경우로서, 이때 다른 쪽 끝은 하중을 받는다(그림 2-10A). 하중을 받은 빔은 굽힘을 일으키려고 하고, 스트레스와 스트레인이 빔에서 발생한다(그림 2-10B). 장력 스트레인과 스트레스가 빔의 위쪽 볼록한 영역에서 일어난다. 압박 스트레인과 스트레스는 빔의 아래쪽인 오목한 영역에서 일어난다. 전단 스트레인과 스트레스는 적용된 힘의 수직 방향과 수평 방향에서 일어날 것이다. 스트레스와 스트레인의 크기는 하중의 크기와 빔에 가해지는 하중의 작용점 위치에 좌우된다. 빔에서처럼, 가해지는 하중이 지지 끝지점으로부터 거리가 멀면 멀수록, 굽힘의 정도가 커질 것이다.

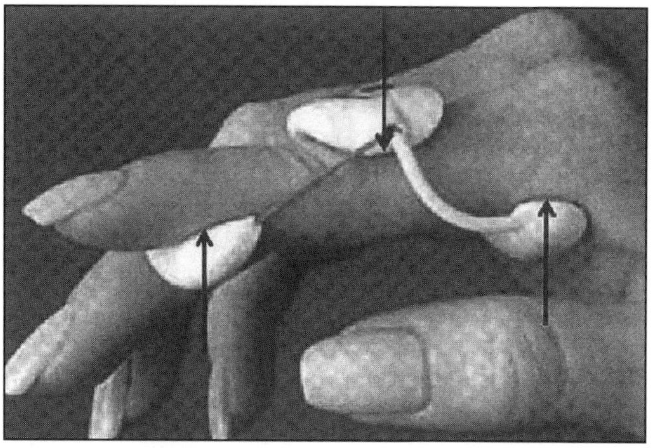

그림 2-7. LMB Spring Finger Extension Splint에 이용된 3점압 원리.
출처 : Patterson Medical/Sammons Preston, Bolingbrook, IL.

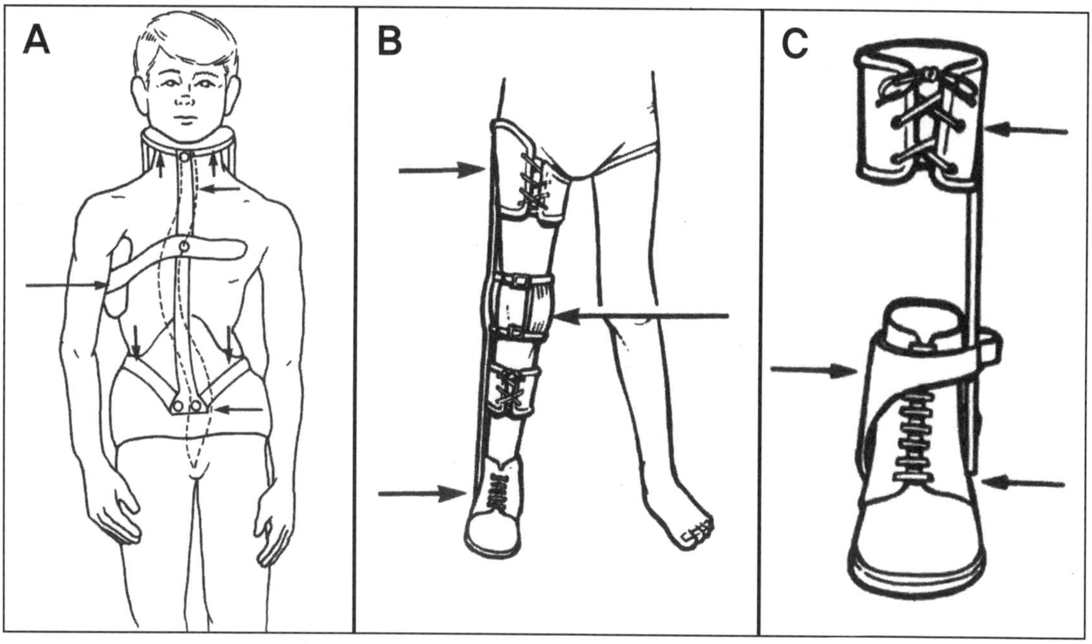

그림 2-8. 3점 원리를 이용한 브레이스.

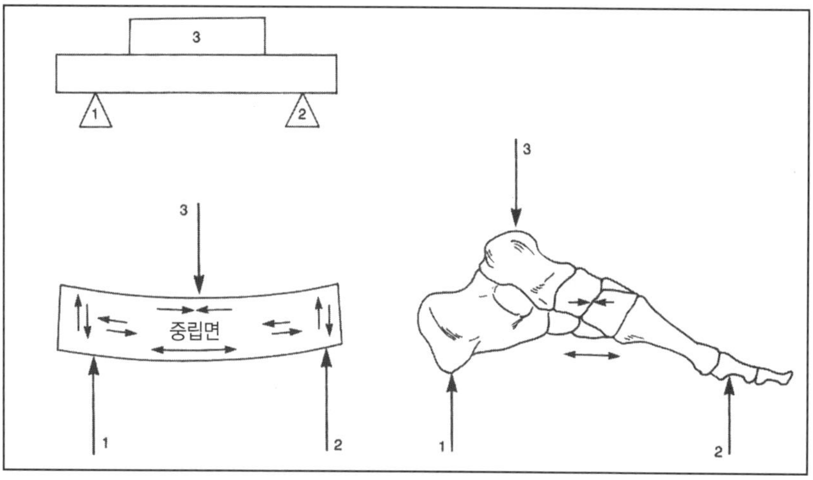

그림 2-9. 하중을 받은 빔과 같은, 발이 3점압 원리를 보여주고 있다.

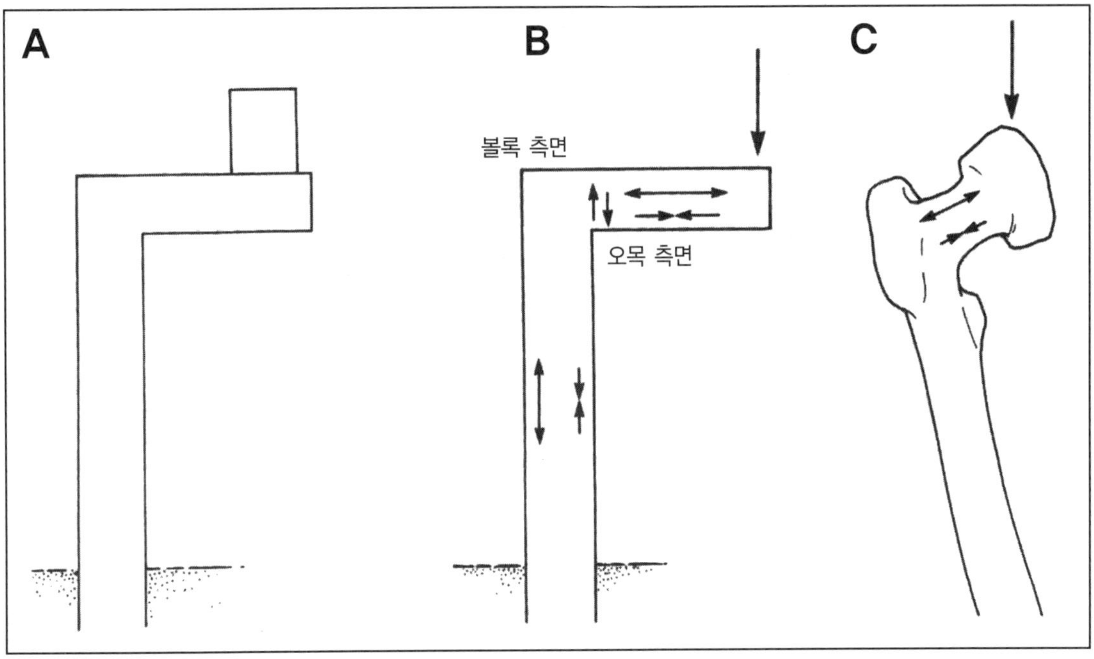

그림 2-10. 원심성으로 하중을 받는 빔.

인체의 경우, 넙다리뼈의 몸쪽 끝단이 원심성 칸틸레버의 형태를 보여준다(그림 2-10C). 체중이 넙다리뼈머리에 하중을 가하여, 넙다리뼈목에 굽힘을 일으킨다. 장력은 넙다리뼈목의 위쪽면에서 발달할 것이고, 압박은 넙다리뼈목의 아래쪽면에서 발달할 것이다. 그리고 전단은 뼈끝판(epiphyseal plate)을 따라 발생할 것이다. 넙다리뼈목의 골절과 뼈끝판 분리증이 이들 스트레스와 관련된다. 다이빙 보드, 야구방망이 그리고 몇가지 스플린트와 같은 다른 예들이 인체 또는 인체와 관련된 상황에서 일어난다.

비틀림 하중 (torsion loads)

막대가 긴 축을 따라 비틀림 하중을 받으면, 비틀림이 발생한다(그림 2-11). 막대의 한쪽 끝에 가해진 하중은 시계방향으로 막대를 비틀려고 하고, 반대쪽 끝에 가해진 하중은 반시계방향으로 막대를 비틀려고 한다. 비틀림이 일어날 때, 장력, 압박 및 전단의 스트레스와 스트레인이 발생된다. 장력과 압박은 막대의 길이를 따라 나선형으로 발생하고, 전단은 막대에 수직과 수평으로 발생한다. 스트레스의 크기는 적용된 막대 긴축과 작용점 사이의 거리와 하중의 크기에 좌우된다.

병뚜껑을 돌려 열려고 할 때 비틀림의 수직 전단 스트레스가 발생한다(그림 2-12). 정강뼈의 나선형 골절은 비틀림 하중에 의해 발생하는 골절의 예다(그림 2-11C 참조). 나선형 골절선은 뼈 파괴에 저항하는 장력 스트레스의 파손을 의미한다(그림 2-13). 돌림근띠의 근육 힘은 위팔뼈의 몸쪽끝을 그대로 유지하려 하는 반면에, 아래팔과 손의 관성은 위팔뼈의 먼쪽 끝에 작용한다. 종종 아동의 비틀림 성장 변형을 교정하기 위해, 스플린트가 아동의 다리에 적용되기도 한다.

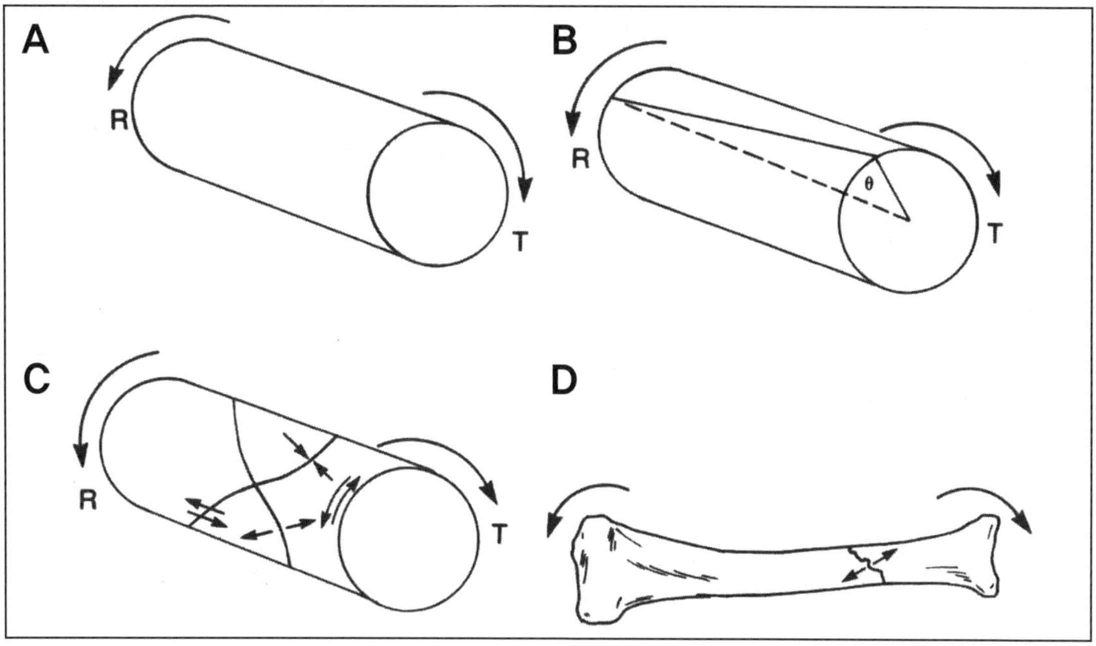

그림 2-11. 비틀림 하중(정강뼈의 나선형 골절).

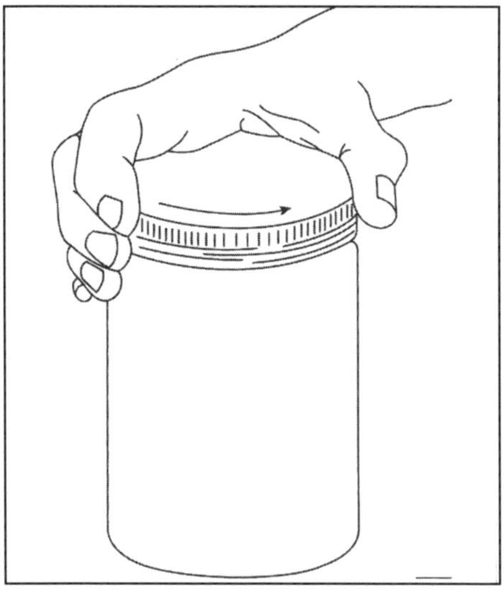

그림 2-12. 병 뚜껑을 열 때의 비틀림.

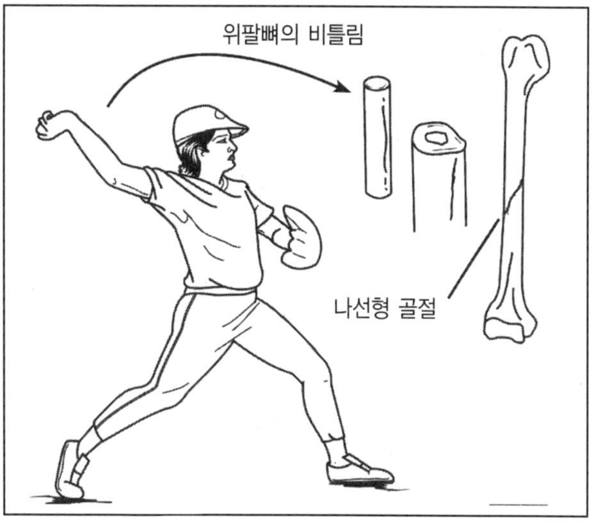

그림 2-13. 비틀림 하중은 나선형 골절을 초래할 수 있다.

유동학적 특성 (Rheological Properties)

탄성 (elasticity)

1장에서 설명되었듯이, 몇몇 물질은 탄성을 가지고 있다. 탄성은 변형이 일어난 후, 원래 크기나 형태로 즉시 되돌아오는 성질이다. Hooke 법칙에서 알려진 것처럼, 순수한 탄성 물질은 하중과 변형 관계에서

직선을 나타낸다. 탄성 물질은 물질에 적용된 에너지를 모두 회복한다. 스프링, 고무공, 탄성저항밴드 등이 탄성 물질의 좋은 예다.

점성 (viscosity)

점성 물질은 하중이 적용되더라도 즉각적으로 변형이 일어나지 않고, 또 하중이 제거되어도 즉시 원래의 크기와 형태로 되돌아오지 않는다. 점성 물질에서도 스트레스가 발생하지만, 스트레인은 느리게 일어난다. 점성 물질의 스트레스는 하중의 속도에 좌우된다. 하중의 속도가 크면 클수록(하중이 빠르게 적용되면), 스트레스가 크게 발생한다. 일정한 하중 속도는 일정한 스트레스를 일으킨다. 점탄성 물질은 비선형적인 방법으로 느리게 변형될 것이다. 하중이 제거될 때, 그 물질은 느리고 비선형적으로 원래의 크기와 형태로 되돌아올 것이다. 점성 반응 때문에 어느 정도의 에너지가 열에너지로 소실된다. 점탄성은 스프링의 탄성과 스크린 토어의 댐퍼(damper)와 비슷한 대시포트나 주사기가 결합된 것이다. 대시포트는 조직의 빠른 길이 변화에 저항하는 제동 효과를 제공한다. 이런 제동 효과는 주사기에서 액체가 힘을 받을 때 일어나는 것과 비슷하다(그림 2-14). 주사기 한쪽 끝의 작은 구멍은 플런저의 빠른 움직임 속도를 지연시킨다. 스크린 도어 크로저(closer)와 몇몇 운동기구도 이런 원리로 작동한다. 탄성 성질은 적용된 힘에 비례하여 변형을 보이고, 또 힘이 제거되면, 즉각적으로 원래의 크기와 형태로 되돌아온다. 조직의 점성과 탄성의 복합 반응은 물질의 느린 움직임과 원래의 크기와 형태로 느리게 되돌아오는 특징을 보인다. 점탄성 물질의 작용은 스프링과 대시포트(dashpot)가 직렬로 배열된 모형으로 설명될 수 있다. 대부분의 생체물질은 점탄성 양상을 보인다.

근육(결합조직 포함)이 신장될 때, 근육은 점탄성을 가지는 다른 물질과 비슷한 양상으로 반응을 보인다. 몇몇 인체 조직은 신장되었을 때 점탄성 반응을 보이는 엘라스틴과 콜라겐을 가지고 있다. 힘이 제거되었을 때, 그 조직들은 원래 형태로 되돌아온다. 근육의 점탄성은 인체 움직임을 원활하게 하는데 도움을 주고, 손상으로부터 근육을 보호해 준다.

가소성 (plasticity)

탄성 물질과는 달리, 가소성을 가지는 물질은 완전하게 원래의 크기와 형태로 되돌아오지 못한다. 가소성을 가진 물질은 변형 하중이 제거되었을 때 크기와 형태의 변화를 보인다. 탄성 물질도 탄성 한계를 넘어서서 까지 변형되면 가소성을 보일 수 있다. 물질의 이런 양상들을 보여주는 그림을 스트레스-스트레인 그래프라고 한다(그림 2-15).

스트레스-스트레인 관계 (Stress-Strain Relationship)

탄성 물질에서 스트레스와 스트레인의 관계는 직선을 그리는데(그림 2-15), 이런 관계를 Hooke 법칙이라고 한다. 이 법칙의 기본은 하중이 물질에 적용될 때, 스트레인 혹은 변형이 스트레스에 직접적으로 비례한다는 것이다. 물질에 하중이 적용되면, 그 물질은 변형을 하게 된다. 변형은 하중의 크기와 하중에 저항하는 능력에 좌우된다. 강성 물질은 변형없이 큰 하중을 잘 견뎌낼 수 있는 물질이고, 강성이 적은 물질은 적은 하중으로도 큰 변형이 일어나는 물질이다(그림 2-16). 강성 물질은 그래프 상에서 큰

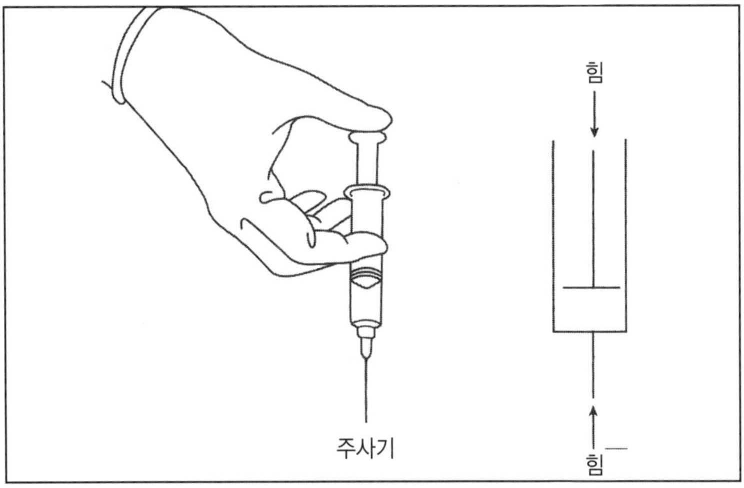

그림 2-14. 제동(damping)작용이 주사기에서 일어난다.

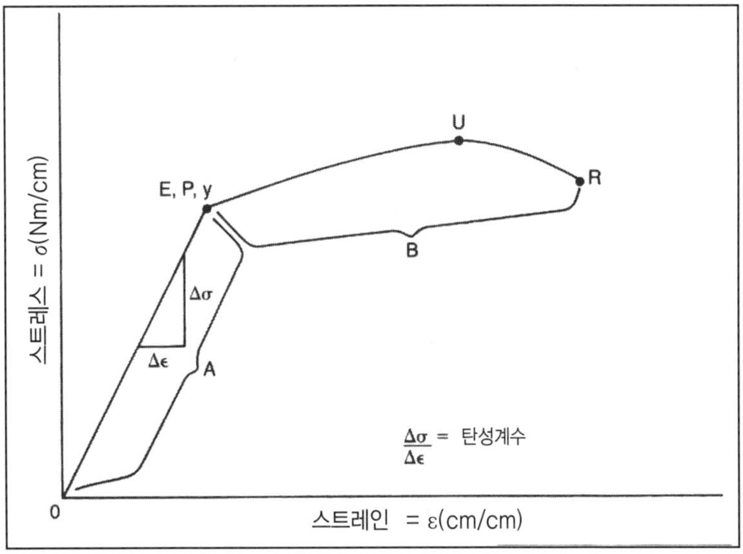

그림 2-15. 스트레스-스트레인 곡선: E는 탄성한계; P는 비율한계; Y는 항복한계; U는 최종한계; R은 파손지점; A는 탄성범위; B는 가소성 범위; $\frac{\Delta\sigma}{\Delta\varepsilon}$ 는 탄성계수.

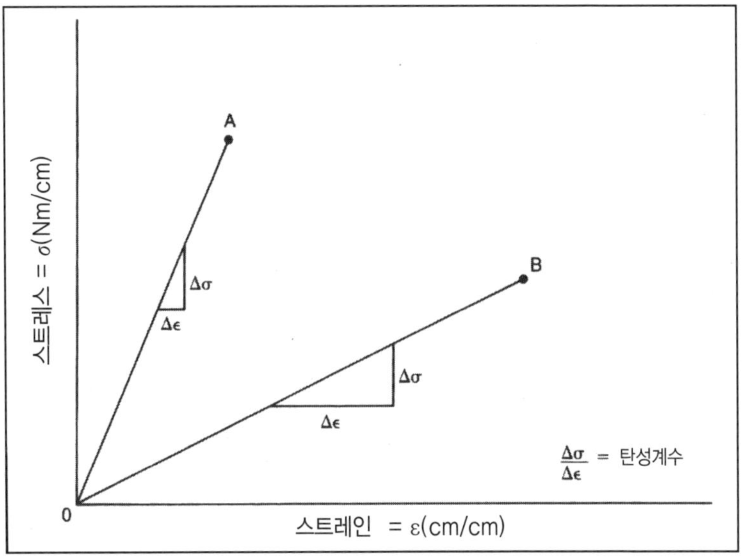

그림 2-16. 강성도. A는 B보다 큰 탄성계수를 가져, 강성도가 크다.

그림 2-17. 취성물질(A)과 연성물질(B). 취성물질은 가소성 변형이 없거나 제한적으로 일어난다.

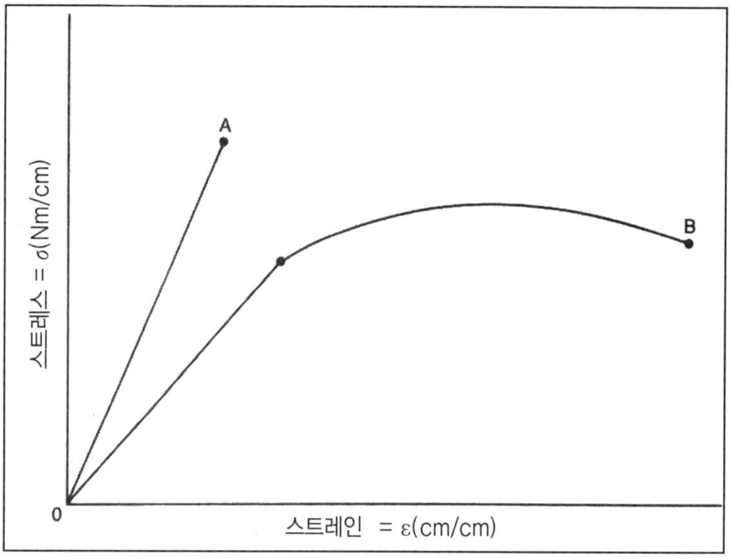

기울기를 가지는 물질이고, 강성이 약한 물질은 기울기가 완만하다. 곡선의 기울기는 스트레스(σ)를 스트레인(ε)으로 나눈 비율로 결정되는데, 이런 비율을 탄성 계수(E), 혹은 Young 계수($E = \frac{\sigma}{\varepsilon}$)라고 한다. 탄성 계수가 높으면 높을수록, 물질의 강성(stiffness)이 커진다. 강철과 수분이 제거된 뼈는 강성이 큰 물질이다. 고무밴드는 강성이 매우 적은 물질이다. 비례한계는 더 이상 스트레인이 스트레스에 비례하지 않는 그래프의 지점이다. 탄성 한계는 비례 한계와 동일한 지점이거나 약간 초과된 지점이다. 탄성 한계는 영구적인 물질 변형 없이 최대로 스트레스를 받는 지점이다. 원점에서 탄성 한계까지의 그래프 범위를 탄성 범위라고 한다. 탄성 범위에서 하중이 제거되면, 그 물질은 원래의 크기와 형태로 되돌아올 것이다. 그러나 탄성 한계를 벗어나면, 그 물질은 더 이상 탄성을 가지지 못한다.

몇몇 물질에서는 탄성 한계 이후의 한 지점(그림 2-15 참조)을 항복지점이라고 부른다. 항복지점에서, 스트레인은 상응하는 스트레스보다 더 크게 발생할 것이다. 항복이 일어난 이후에도, 그 물질은 탄성 능력을 어느 정도 회복할 수 있지만, 스트레스에 의해 더 많은 스트레인이 발생한다. 그래프에서 가장 높은 지점은 물질의 최종 강도이다. 최종 강도 이후 부터 파괴가 일어날 때까지 스트레스가 감소되어도 스트레인이 계속 일어날 수 있다. 탄성 한계에서 파괴지점 사이의 범위를 가소성 범위라고 한다.

취성 물질은 가소성 변형이 거의 일어나지 않거나 없는 물질이다. 취성 물질의 파괴지점은 탄성 한계 지점에 매우 가깝다. 반대로 연성 물질은 큰 가소성 범위를 가진 물질이다. 연성은 파괴되기 직전까지 변형을 크게 유지할 수 있는 물질의 능력을 의미한다. 알루미늄과 구리는 연성 물질의 좋은 예다. 취성 물질과 연성 물질에 대한 스트레스-스트레인 곡선은 그림 2-17에 잘 나타나 있다.

물질에 대한 하중의 일은 스트레스-스트레인 곡선의 면적으로 결정된다. 물질이 하중을 받을 때, 물질에 대한 일은 물질 내에서 에너지를 증가시킨다. 스트레스-스트레인 곡선의 탄성 범위 면적은 물질의 저장된 스트레인 에너지를 의미한다(그림 2-18).

일반적으로 하중이 제거되면, 그 물질의 에너지는 회복된다. 스트레인이 탄성 한계를 넘어서면, 그 에너지의 일부는 열에너지로 전환될 수 있어, 완전한 에너지 회복이 일어나지 못한다. 물질의 탄성(resilient)은 에너지를 흡수하고 방출하는 능력이다(그림 2-19). 탄성은 원래의 크기와 형태로 되돌아

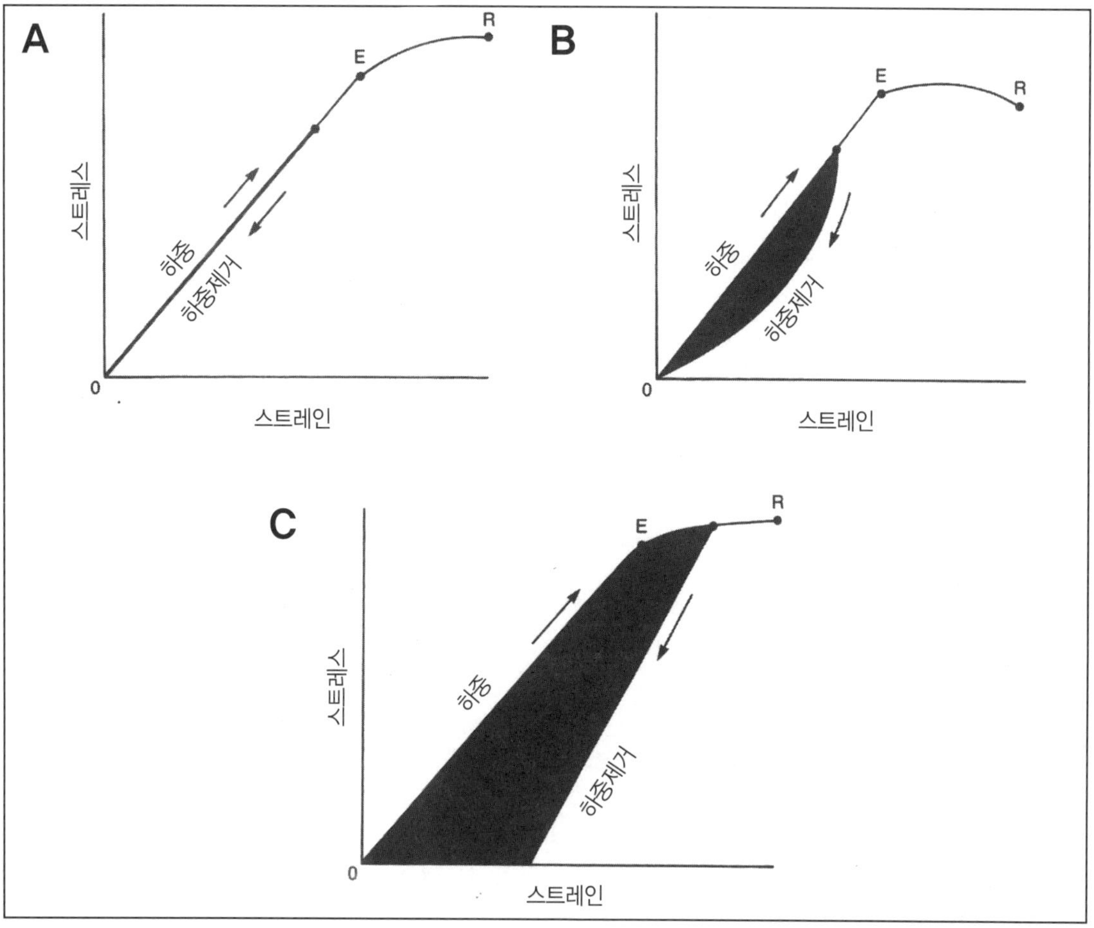

그림 2-18. 스트레스-스트레인 곡선의 면적은 저장된 스트레인 에너지를 의미한다. 하중과 하중제거 동안의 탄성과 제동; 음영처리된 면적은 에너지 소실을 의미한다. (A) 탄성(resilient) 물질. (B) 에너지 소실은 탄성이 적은 물질에서 일어난다. (C) 하중이 가소성 범위까지 물질에 가해질 때 에너지 소실이 일어난다.

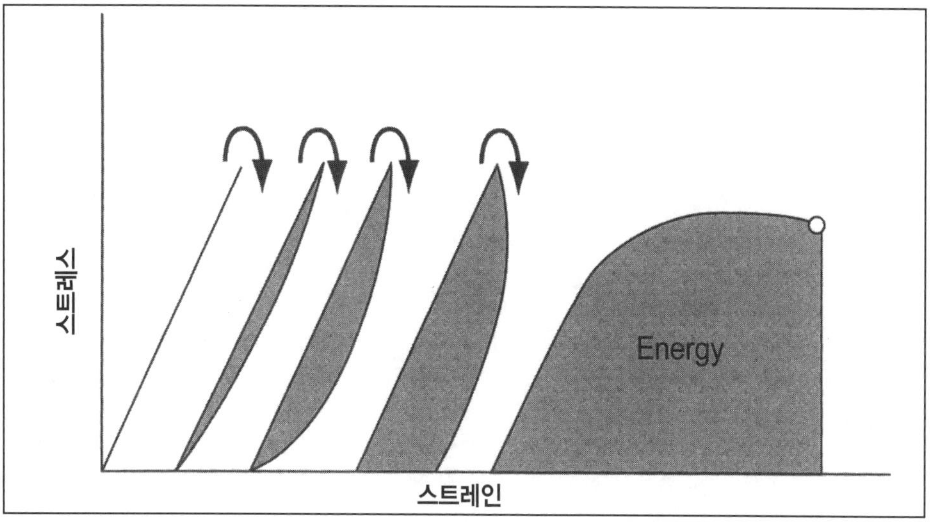

그림 2-19. 탄성-인성. 탄성과 인성 물질의 비교. 인성 물질은 파괴되기 전에 큰 양의 에너지를 흡수한다.

오는 능력이다. 좋은 탄성 물질은 즉각적으로 원래의 크기와 형태로 되돌아오고, 하중과 하중 제거 동안 열로 변화하는 에너지 소실이 거의 없다. 제동(damping)은 원래의 크기와 형태로 돌아오는 물질의 회복을 지연시키는 성질이다. 제동 성질을 보이는 물질은 하중과 하중 제거 동안에 에너지 소실을 가진다. 물질이 반복적인 하중과 하중제거를 받을 때, 에너지가 열에너지로 전환된다. 이런 에너지 분해(소실)를 이력현상(hysteresis)이라 부른다. 물질을 영구적으로 변형시키는데 이용되는 에너지는 하중과 하중제거 사이의 면적에 의해 결정된다. 하중이 스트레인을 가소성 범위로 가져가면, 상당한 에너지가 열에너지로 전환될 것이다. 물질의 인성(toughness)은 물질을 파괴하는데 요구되는 일의 양이다. 그림 2-19에서 알 수 있듯이, 인성 물질은 파괴되기 전에 많은 양의 에너지를 흡수한다.

물질은 역학적 피로 때문에 파괴될 수 있는데, 역학적 피로는 반복적인 하중에 의해 발생하는 물질의 파괴를 의미한다(그림 2-20). 하중의 크기가 크면 클수록, 파괴가 일어나는데 필요한 하중의 반복횟수는 적어진다. 낮은 하중으로 물질을 파괴하려고 할 때는 많은 반복횟수가 필요하다. 물질의 지구력 한계는 파괴를 일으키지 않는 최대한의 반복횟수에 작용하는 하중이다. 스트레스 골절은 역학적 피로에 의해 발생하는 뼈 파괴의 좋은 예다.

파괴될 물질에서 일어날 수 있는 또다른 현상은 크립이다. 크립은 물질이 장시간 동안 지속적으로 하중을 받을 때 발생한다(그림 2-21).

생체조직의 하중 효과 (Effects of Loading Biological Tissue)

생체조직은 살아있는 물질이고 하중의 적용 유무에 따라 다르게 반응한다. 생체역학적 요소들은 조직의 성장, 발달, 유지, 퇴행 및 수복 등의 과정에 중요한 역할을 한다. 하중에 반응하는 조직 내의 스트레스의 강화나 결핍은 조직의 구조물과 역학적 특성에 영향을 준다. 예를 들어, 근육이 작용을 하지 않으면, 그 근육은 더 작아지고 약해지는 반면, 근육이 작용을 많이 하면, 그 근육은 커지고 더 강해진다. 이와 비슷한 반응이 다른 생체조직에서도 일어난다.

하중은 뼈, 연골, 인대 및 힘줄의 크기, 형태 및 강도를 크게 변화시킬 수 있다. 크기, 형태 및 내적 구조물의 변화에 적응하는 뼈의 능력은 하중에 의해 강화된 역학적 스트레스에 좌우하는데, 이것을 Wolff 법칙이라고 한다. 생명의 초기인, 조직의 분화와 성장은 배아와 태아의 근수축과 엄마의 근육 활동을 따르는 것 같다. 태아의 움직임과 발차기 동작에 의한 뼈 하중은 태아의 정상적인 뼈 형성에 중요한 역할을 한다. 역학적 스트레스는 태아기 뼈대계 발달에 중요한 역할을 하는 것 같다. 영아와 아동의 근육뼈대계 변형의 진전과 그들의 임상적 관리는 역학적 힘과 관련된다. 그래서 뇌성마비아동의 뼈 밀도는 크게 감소되고, 약한 외상으로도 골절이 발생할 수 있다.

하중의 형태는 조직의 종류와 조직 성장의 양과 방향에 영향을 준다. 일반적으로 큰 하중(한계점 이내)은 조직의 크기와 강도를 증가시킨다. 하중이 없거나 낮은 하중은 조직의 크기와 강도를 감소시킨다. 체중부하활동(즉, 걷기/달리기)과 근력강화운동은 신체에 하중을 가하기 때문에 뼈 질량과 뼈 성장을 향상시키고, 또 조직의 위축을 지연시킨다. 비체중부하활동들은 뼈 질량을 감소시키고 인대를 약화시킨다.

성장에 대한 하중의 효과에 대한 예들은 매우 많다. 테니스 선수(남자와 여자 모두)는 공을 치는 쪽의 팔이 반대쪽 팔보다 피질뼈의 두께가 더 잘 발달되어 있다. 설수 있는 장애아동은 서지 못하는 장애아동

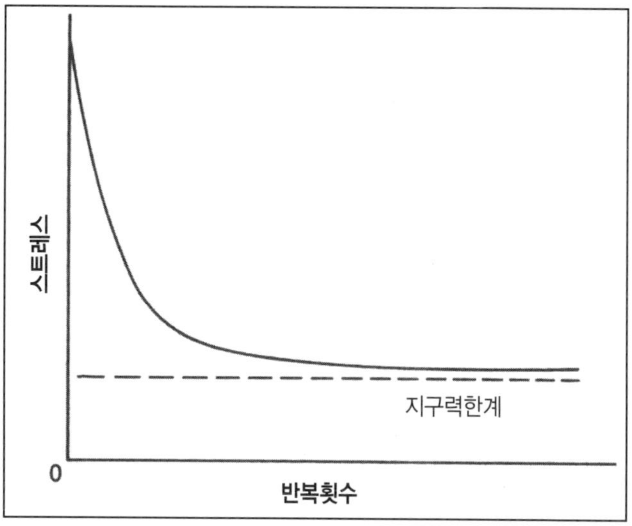

그림 2-20. 역학적 피로 : 파괴 스트레스와 하중의 반복횟수 사이의 관계. 지구력 한계는 파괴를 일으키지 않을 만큼 하중의 반복 횟수를 적용할 수 있는 스트레스 레벨이다.

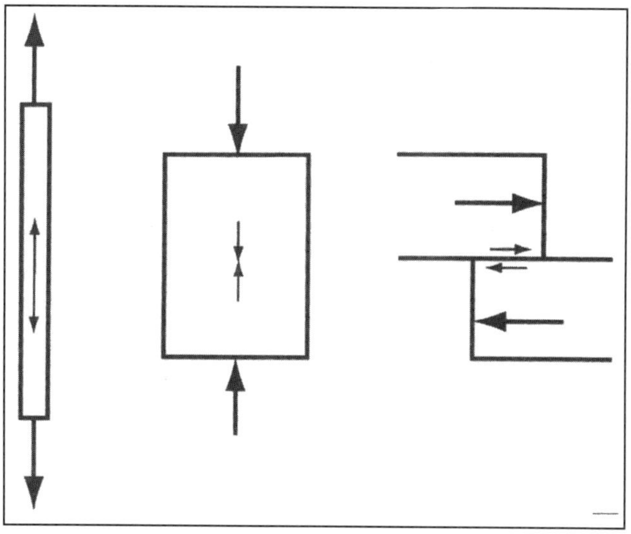

그림 2-21. 크립 현상 : 장기간의 하중 때문에 스트레인의 증가가 일어난다.

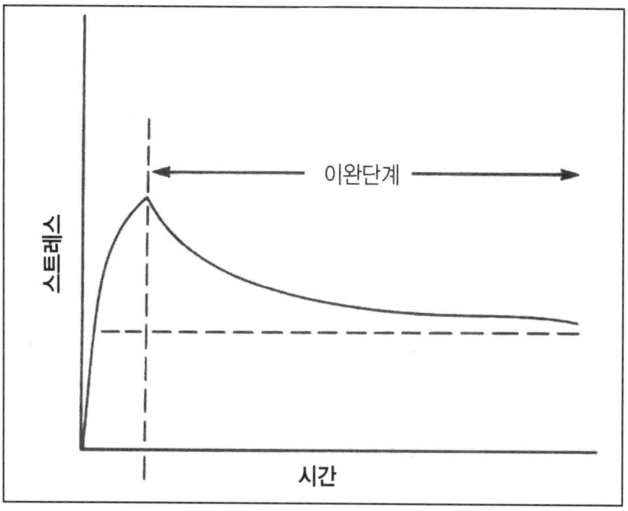

그림 2-22. 스트레스 이완: 일정한 스트레인 아래에서 물체의 스트레스는 하중을 받는 물체의 길이를 감소시킨다.

보다 더 잘 발달된 엉덩관절과 넙다리뼈를 가진다. 체중부하운동을 하는 사람은 그렇지않은 사람보다 높은 뼈밀도를 가지고 있다. 운동은 인대와 힘줄의 강도를 증가시키는 것으로 밝혀졌다. 체중부하활동과 근력강화운동은 뼈와 연부조직의 강도 소실을 지연시키는데 도움을 줄 수 있다. 손상 후 조직의 빠른 수동 운동은 손상된 섬유조직의 강도를 증가시키고 조직 치유의 속도를 빠르게 만든다. 그러나 힘이 조직에 악영향을 미친다는 경고들에 대한 연구들도 이루어지고 있다. 조직 질량과 강도의 감소는 신체의 고정 동안에 일어날 수 있다. 고정은 장기간의 침상생활이나 석고고정에 의해 발생할 수 있다. 대부분의 사람은 발생할 수 있는 근위축에 주의를 하고 있지만, 비슷한 결과가 초래되는 다른 조직에 대해서는 신경을 쓰지 않는다. 즉, 뼈, 연골, 인대 및 힘줄도 위축이 될 수 있고 강도를 소실할 수 있다. 고정의 효과가 마비환자나 골절환자에게서 나타나기 때문에, 그들의 뼈무기질이 감소된다. 무중력 때문에 뼈무기질이 감소되기 때문에 우주 여행이 제한될 수 있다. 관절연골과 인대도 고정에 의해 약화된다. 조직의 위축을 지연시키거나 제거하기 위해 충분한 하중이 요구된다. 장기간의 고정 이후, 운동으로 조직 강도을 향상시키는데는 오랜 시간이 소요된다.

손상 직후에 힘이 너무 빨리 적용되거나 너무 많은 힘이 적용되면, 손상을 증가시킬 수 있다. 그리고 장기간의 하중도 조직에 역효과를 제공할 수 있다. 지속적인 하중은 크립이나 혈액과 영양분의 공급 차단으로 물질을 파괴시킬 수 있다. 너무 빠른 장기간의 하중은 곤봉발(club foot)과 엉덩관절 형성장애와 같은, 뼈와 연골의 변형을 일으킬 수 있다. 그리고 이런 변형은 어린 아동 시기에 교정되어야 한다. 조직의 크기, 형태 및 강도는 조직에 적용된 하중의 특성에 의해 결정된다. 임상가는 이들 힘이 어떤 특성을 가질 것인지에 영향을 줄 수 있다. 임상가는 환자의 재활에 가장 효과를 줄 수 있는 힘의 크기를 인지해야 한다.

생체물질은 몸 안에 삽입되는 임플란트에 이용되는데, 물질의 선택은 역학적, 물리적, 화학적 특성에 따른 그들의 특정 사용에 좌우된다. 임플란트 물질로 선택되려면, 대체되는 조직의 특성과 매우 비슷해야 한다. 생체물질은 관절 대체물, 뼈내고정 물질, 뼈이식 대체물, 수술봉합물질, 합성 이식물, 치아 물질, 그리고 인공의 힘줄, 인대, 피부 등으로 이용되고 있다. 사용되는 물질로는 금속, 세라믹과 유리, 폴리머, 자연 물질 및 합성 물질 등이 있다. 많은 교재와 논문들이 임플란트 물질에 대해 자세히 다루고 있다.

외적 의수족과 보조기 물질은 지속적으로 발달하고 있다. 에너지 흡수 보조기 발, 발목-발 의족, 컴퓨터화된 무릎관절, 보조기 소켓 및 여러 종류의 스플린트 등이 발달하고 있는 좋은 예들이다.

활동 (Activities)

1. 다음을 비교해 본다.
   a. 하중, 스트레스 및 스트레인
   b. 장력, 압박 및 전단
   c. 축 하중, 원심성 하중, 굽힘 하중, 비틀림 하중
   d. 탄성, 점성 및 점탄성
   e. 취성과 연성

f. 탄성, 이력현상 및 인성
g. 피로, 크립 및 스트레스 이완

2. 취성 물질과 연성 물질의 스트레스-스트레인 곡선을 그려본다.
3. 물질에 작용하는 하중의 속도에 대한 효과를 토론한다.
4. 임상과 일상활동에서 볼 수 있는 물질 강도에 대한 예를 들어보고 그들의 개념을 토론해 본다.
5. 다음 용어를 정의한다.

축 하중	원심성 하중	파괴지점
굽힘	탄성 한계	비율한계
취성의	탄성 범위	탄성
칸틸레버	탄성	전단
동일선의	지구력 한계	강직성
압박	Hooke 법칙	스트레인
공면상의	이력현상	스트레인 에너지
크립	하중	스트레스
제동	역학적 피로	스트레스 이완
완충	탄성계수	장력
변형	가소성 범위	2점압 원리
연성의	가소성	비틀림 하중

추 천 문 헌

Adams MA. Biomechanics of back pain. *Acupunct Med.* 2004;22:178-188.

Adams MA, Green TP, Dolan P. The strength in anterior bending of lumbar intervertebral discs. *Spine (Phila Pa 1976).* 1994;19:2197-2203.

Adams MA, Hutton WC. The mechanical function of the lumbar apophyseal joints. *Spine (Phila Pa 1976).* 1983;8:327-330.

Arampatzis A, Stafilidis S, DeMonte G, Karamanidis K, Morey-Klapsing G, Bruggemann GP. Strain and elongation of the human gastrocnemius tendon and aponeurosis during maximal plantarflexion effort. *J Biomech.* 2005;38:833-841.

Beaupre GS, Stevens SS, Carter DR. Mechanobiology in the development, maintenance, and degeneration of articular cartilage. *J Rehabil Res Dev.* 2000;37:145-151.

Benhardt H, Cosgriff-Hernandez E. The role of mechanical loading in ligament tissue engineering. *Tissue Eng Part B Rev.* 2009.

Benjamin M, Ralphs JR. Tendons and ligaments—an overview. *Histol Histopathol.* 1997;12:1135-1144.

Benjamin M, Toumi H, Ralphs JR, Bydder G, Best TM, Milz S. Where tendons and ligaments meet bone: attachment sites ('entheses') in relation to exercise and/or mechanical load. *J Anat.* 2006;208:471-490.

Butler DL, Goldstein SA, Guldberg RE, et al. The impact of biomechanics in tissue engineering and regenerative medicine. *Tissue Eng Part B Rev.* 2009;15(4):477-484.

Carter DR, Beaupre GS. *Skeletal Function and Form: Mechanobiology of Skeletal Development, Aging, and Regeneration.* New York, NY: Cambridge University Press; 2001.

Carter DR, Beaupre GS, Wong M, Smith RL, Andriacchi TP, Schurman DJ. The mechanobiology of articular cartilage development and degeneration. *Clin Orthop Relat Res.* 2004:S69-S77.

Chaffin DB, Andersson GBJ, Martin BJ. *Occupational Biomechanics.* 4th ed. Hoboken, NJ: John Wiley & Sons, Inc; 2006.

Daly RM. The effect of exercise on bone mass and structural geometry during growth. *Med Sport Sci.* 2007;51:33-49.

Dibb AT, Nightingale RW, Luck JF, Chancey VC, Fronheiser LE, Myers BS. Tension and combined tension-extension structural response and tolerance properties of the human male ligamentous cervical spine. *J Biomech Eng.* 2009;131(8):081008.

Duggal N, Pickett GE, Mitsis DK, Keller JL. Early clinical and biomechanical results following cervical arthroplasty. *Neurosurg Focus.* 2004;17:E9.

Ebara S, Iatridis JC, Setton LA, Foster RJ, Mow VC, Weidenbaum M. Tensile properties of nondegenerate human lumbar anulus fibrosus. *Spine (Phila Pa 1976).* 1996;21:452-461.

Enderle J, Blanchard S, Bronzino J. *Introduction to Biomedical Engineering.* 2nd ed. Burlington, MA: Elsevier Academic Press Series; 2005.

Frelinghuysen P, Huang RC, Girardi FP, Cammisa FP Jr. Lumbar total disc replacement part I: rationale, biomechanics, and implant types. *Orthop Clin North Am.* 2005;36:293-299.

Frost HM. Bone's mechanostat: a 2003 update. *Anat Rec A Discov Mol Cell Evol Biol.* 2003;275:1081-1101.

Frost HM. Muscle, bone, and the Utah paradigm: a 1999 overview. *Med Sci Sports Exerc.* 2000;32:911-917.

Frost HM. On the strength-safety factor (SSF) for load-bearing skeletal organs. *J Musculoskelet Neuronal Interact.* 2003;3:136-140.

Frost HM. The Utah paradigm of skeletal physiology: an overview of its insights for bone, cartilage and collagenous tissue organs. *J Bone Miner Metab.* 2000;18:305-316.

Fung YC. *Biomechanics: Mechanical Properties of Living Tissues.* 2nd ed. New York, NY: Georg Thieme Verlag; 1997.

Galbusera F, Bellini CM, Zweig T, et al. Design concepts in lumbar total disc arthroplasty. *Eur Spine J.* 2008;17:1635-1650.

Gupte CM, Smith A, Jamieson N, Bull AM, Thomas RD, Amis AA. Meniscofemoral ligaments—structural and material properties. *J Biomech.* 2002;35:1623-1629.

Hadjipavlou AG, Tzermiadianos MN, Bogduk N, Zindrick MR. The pathophysiology of disc degeneration: a critical review. *J Bone Joint Surg Br.* 2008;90:1261-1270.

Halder A, Zobitz ME, Schultz E, An KN. Structural properties of the subscapularis tendon. *J Orthop Res.* 2000;18:829-834.

Henderson JH, Carter DR. Mechanical induction in limb morphogenesis: the role of growth-generated strains and pressures. *Bone.* 2002;31:645-653.

Henderson JH, de la Fuente L, Romero D, et al. Rapid growth of cartilage rudiments may generate perichondrial structures by mechanical induction. *Biomech Model Mechanobiol.* 2007;6:127-137.

Heuer F, Schmidt H, Wilke HJ. The relation between intervertebral disc bulging and annular fiber associated strains for simple and complex loading. *J Biomech.* 2008;41:1086-1094.

Hill PA. Bone remodelling. *Br J Orthod.* 1998;25:101-107.

Huang RC, Wright TM, Panjabi MM, Lipman JD. Biomechanics of nonfusion implants. *Orthop Clin North Am.* 2005;36:271-280.

Hukins DW, Kirby MC, Sikoryn TA, Aspden RM, Cox AJ. Comparison of structure, mechanical properties, and functions of lumbar spinal ligaments. *Spine (Phila Pa 1976).* 1990;15:787-795.

Iatridis JC, Kumar S, Foster RJ, Weidenbaum M, Mow VC. Shear mechanical properties of human lumbar annulus fibrosus. *J Orthop Res.* 1999;17:732-737.

Iatridis JC, Setton LA, Weidenbaum M, Mow VC. The viscoelastic behavior of the non-degenerate human lumbar nucleus pulposus in shear. *J Biomech.* 1997;30:1005-1013.

Itoi E, Berglund LJ, Grabowski JJ, et al. Tensile properties of the supraspinatus tendon. *J Orthop Res.* 1995;13:578-584.

James R, Kesturu G, Balian G, Chhabra AB. Tendon: biology, biomechanics, repair, growth factors, and evolving treatment options. *J Hand Surg Am.* 2008;33:102-112.

Janz KF, Gilmore JM, Levy SM, Letuchy EM, Burns TL, Beck TJ. Physical activity and femoral neck bone strength during childhood: the Iowa Bone Development Study. *Bone.* 2007;41:216-222.

Jonkers I, Sauwen N, Lenaerts G, Mulier M, Van der Perre G, Jaecques S. Relation between subject-specific hip joint loading, stress distribution in the proximal femur and bone mineral density changes after total hip replacement. *J Biomech.* 2008;41:3405-3413.

Jung HJ, Fisher MB, Woo SL. Role of biomechanics in the understanding of normal, injured, and healing ligaments and tendons. *Sports Med Arthrosc Rehabil Ther Technol.* 2009;1:9.

Karinkanta S, Heinonen A, Sievanen H, Uusi-Rasi K, Fogelholm M, Kannus P. Maintenance of exercise-induced benefits in physical functioning and bone among elderly women. *Osteoporos Int.* 2009;20:665-674.

Kjaer M. Role of extracellular matrix in adaptation of tendon and skeletal muscle to mechanical loading. *Physiol Rev.* 2004;84:649-698.

Kjaer M, Magnusson P, Krogsgaard M, et al. Extracellular matrix adaptation of tendon and skeletal muscle to exercise. *J Anat.* 2006;208:445-450.

Kontulainen SA, Hughes JM, Macdonald HM, Johnston JD. The biomechanical basis of bone strength development during growth. *Med Sport Sci.* 2007;51:13-32.

Koob TJ. Biomimetic approaches to tendon repair. *Comp Biochem Physiol A Mol Integr Physiol.* 2002;133:1171-1192.

Kristiansen LP. Reconstructive surgery of the human tibia by use of external ring fixator and the Ilizarov method. *Acta Orthop Suppl.* 2009;80:1-43.

Lieber RL, Murray WM, Clark DL, Hentz VR, Friden J. Biomechanical properties of the brachioradialis muscle: Implications for surgical tendon transfer. *J Hand Surg Am.* 2005;30:273-282.

Maganaris CN. Tensile properties of in vivo human tendinous tissue. *J Biomech.* 2002;35:1019-1027.

Maganaris CN, Narici MV, Maffulli N. Biomechanics of the Achilles tendon. *Disabil Rehabil.* 2008;30:1542-1547.

Maganaris CN, Paul JP. Hysteresis measurements in intact human tendon. *J Biomech.* 2000;33:1723-1727.

Maganaris CN, Reeves ND, Rittweger J, et al. Adaptive response of human tendon to paralysis. *Muscle Nerve.* 2006;33:85-92.

Martin RB, Burr DB, Sharkey NA. *Skeletal Tissue Mechanics.* New York, NY: Springer-Verlag; 1998.

McGough RL, Debski RE, Taskiran E, Fu FH, Woo SL. Mechanical properties of the long head of the biceps tendon. *Knee Surg Sports Traumatol Arthrosc.* 1996;3:226-229.

Miller ME. The bone disease of preterm birth: a biomechanical perspective. *Pediatr Res.* 2003;53:10-15.

Miller ME. Hypothesis: fetal movement influences fetal and infant bone strength. *Med Hypotheses.* 2005;65:880-886.

Muramatsu T, Muraoka T, Takeshita D, Kawakami Y, Hirano Y, Fukunaga T. Mechanical properties of tendon and aponeurosis of human gastrocnemius muscle in vivo. *J Appl Physiol.* 2001;90:1671-1678.

Musahl V, Lehner A, Watanabe Y, Fu FH. Biology and biomechanics. *Curr Opin Rheumatol.* 2002;14:127-133.

Myklebust JB, Pintar F, Yoganandan N, et al. Tensile strength of spinal ligaments. *Spine (Phila Pa 1976).* 1988;13:526-531.

Narici MV, Maffulli N, Maganaris CN. Ageing of human muscles and tendons. *Disabil Rehabil.* 2008;30:1548-1554.

Narici MV, Maganaris CN. Adaptability of elderly human muscles and tendons to increased loading. *J Anat.* 2006;208:433-443.

Oostenbroek HJ, Brand R, van Roermund PM. Lower limb deformity due to failed trauma treatment corrected with the Ilizarov technique. *Acta Orthop.* 2009:80(4):435-439.

Ouyang J, Zhu Q, Zhao W, Xu Y, Chen W, Zhong S. Biomechanical assessment of the pediatric cervical spine under bending and tensile loading. *Spine (Phila Pa 1976).* 2005;30:E716-E723.

Palomares KT, Gleason RE, Mason ZD, et al. Mechanical stimulation alters tissue differentiation and molecular expression during bone healing. *J Orthop Res.* 2009;27:1123-1132.

Pearson OM, Lieberman DE. The aging of Wolff's "law": ontogeny and responses to mechanical loading in cortical bone. *Am J Phys Anthropol.* 2004;Suppl 39:63-99.

Reeves ND. Adaptation of the tendon to mechanical usage. *J Musculoskelet Neuronal Interact.* 2006;6:174-180.

Reich A, Sharir A, Zelzer E, Hacker L, Monsonego-Ornan E, Shahar R. The effect of weight loading and subsequent release from loading on the postnatal skeleton. *Bone.* 2008;43:766-774.

Rittweger J. Ten years muscle-bone hypothesis: what have we learned so far?—almost a festschrift—. *J Musculoskelet Neuronal Interact.* 2008;8:174-178.

Robling AG, Castillo AB, Turner CH. Biomechanical and molecular regulation of bone remodeling. *Annu Rev Biomed Eng.* 2006;8:455-498.

Sasso RC, Best NM. Cervical kinematics after fusion and bryan disc arthroplasty. *J Spinal Disord Tech.* 2008;21:19-22.

Seeman E. The structural and biomechanical basis of the gain and loss of bone strength in women and men. *Endocrinol Metab Clin North Am.* 2003;32:25-38.

Seeman E. Structural basis of growth-related gain and age-related loss of bone strength. *Rheumatology (Oxford).* 2008;47 Suppl 4:iv2-8.

Setton LA, Chen J. Cell mechanics and mechanobiology in the intervertebral disc. *Spine (Phila Pa 1976).* 2004;29:2710-2723.

Setton LA, Chen J. Mechanobiology of the intervertebral disc and relevance to disc degeneration. *J Bone Joint Surg Am.* 2006;88 Suppl 2:52-57.

Shefelbine SJ, Carter DR. Mechanobiological predictions of femoral anteversion in cerebral palsy. *Ann Biomed Eng.* 2004;32:297-305.

Shefelbine SJ, Carter DR. Mechanobiological predictions of growth front morphology in developmental hip dysplasia. *J Orthop Res.* 2004;22:346-352.

Smith EL, Gilligan C. Dose-response relationship between physical loading and mechanical competence of bone. *Bone.* 1996;18:455-505.

Solomonow M. Ligaments: a source of musculoskeletal disorders. *J Bodyw Mov Ther.* 2009;13:136-154.

Solomonow M. Ligaments: a source of work-related musculoskeletal disorders. *J Electromyogr Kinesiol.* 2004;14:49-60.

Stokes IA. Mechanical effects on skeletal growth. *J Musculoskelet Neuronal Interact.* 2002;2:277-280.

Stokes IA, Clark KC, Farnum CE, Aronsson DD. Alterations in the growth plate associated with growth modulation by sustained compression or distraction. *Bone.* 2007;41:197-205.

Taylor RE, Zheng C, Jackson RP, et al. The phenomenon of twisted growth: humeral torsion in dominant arms of high performance tennis players. *Comput Methods Biomech Biomed Engin.* 2009;12:83-93.

Thomopoulos S, Williams GR, Gimbel JA, Favata M, Soslowsky LJ. Variation of biomechanical, structural, and compositional properties along the tendon to bone insertion site. *J Orthop Res.* 2003;21:413-419.

Turner CH. Bone strength: current concepts. *Ann N Y Acad Sci.* 2006;1068:429-446.

Turner CH. Three rules for bone adaptation to mechanical stimuli. *Bone.* 1998;23:399-407.

Turner CH, Robling AG. Mechanisms by which exercise improves bone strength. *J Bone Miner Metab.* 2005;23 Suppl:16-22.

Turner CH, Warden SJ, Bellido T, et al. Mechanobiology of the skeleton. *Sci Signal.* 2009;2:pt3.

Villemure I, Stokes IA. Growth plate mechanics and mechanobiology. A survey of present understanding. *J Biomech.* 2009;42:1793-1803.

Voudouris JC, Kuftinec MM. Improved clinical use of Twin-block and Herbst as a result of radiating viscoelastic tissue forces on the condyle and fossa in treatment and long-term retention: growth relativity. *Am J Orthod Dentofacial Orthop.* 2000;117:247-266.

Wang JH. Mechanobiology of tendon. *J Biomech.* 2006;39:1563-1582.

Ward KA, Caulton JM, Adams JE, Mughal MZ. Perspective: cerebral palsy as a model of bone development in the absence of postnatal mechanical factors. *J Musculoskelet Neuronal Interact.* 2006;6:154-159.

Ward SR, Tomiya A, Regev GJ, et al. Passive mechanical properties of the lumbar multifidus muscle support its role as a stabilizer. *J Biomech.* 2009;42:1384-1389.

Wendlova J. Bone quality. Elasticity and strength. *Bratisl Lek Listy.* 2008;109:383-386.

Wnek GE, Bowlin GL. *Encyclopedia of Biomaterials and Biomedical Engineering.* New York, NY: Marcel Dekker, Inc.; 2004.

Westh E, Kongsgaard M, Bojsen-Moller J, et al. Effect of habitual exercise on the structural and mechanical properties of human tendon, in vivo, in men and women. *Scand J Med Sci Sports.* 2008;18:23-30.

Wilke HJ, Rohlmann A, Neller S, et al. Is it possible to simulate physiologic loading conditions by applying pure moments? A comparison of in vivo and in vitro load components in an internal fixator. *Spine (Phila Pa 1976).* 2001;26:636-642.

Woo SL, Abramowitch SD, Kilger R, Liang R. Biomechanics of knee ligaments: injury, healing, and repair. *J Biomech.* 2006;39:1-20.

Woo SL, Fisher MB, Feola AJ. Contribution of biomechanics to management of ligament and tendon injuries. *Mol Cell Biomech.* 2008;5:49-68.

Wren TA, Beaupre GS, Carter DR. Tendon and ligament adaptation to exercise, immobilization, and remobilization. *J Rehabil Res Dev.* 2000;37:217-224.

Wren TA, Lindsey DP, Beaupre GS, Carter DR. Effects of creep and cyclic loading on the mechanical properties and failure of human Achilles tendons. *Ann Biomed Eng.* 2003;31:710-717.

Yamamoto S, Hagiwara A, Mizobe T, Yokoyama O, Yasui T. Development of an ankle-foot orthosis with an oil damper. *Prosthet Orthot Int.* 2005;29:209-219.

Yokoyama O, Sashika H, Hagiwara A, Yamamoto S, Yasui T. Kinematic effects on gait of a newly designed ankle-foot orthosis with oil damper resistance: a case series of 2 patients with hemiplegia. *Arch Phys Med Rehabil.* 2005;86:162-166.

Zhang P, Hamamura K, Yokota H. A brief review of bone adaptation to unloading. *Genomics Proteomics Bioinformatics.* 2008;6:4-7.

제 3 장

힘의 합성과 분해
(Composition and Resolution of Forces)

학습목표

1. 힘의 합성과 분해를 정의하고 비교해 본다.
2. 공선(collinear), 공점(concurrent), 동심(concentric) 및 공면(coplanar)을 정의한다.
3. 선택된 힘의 합성힘과 힘성분을 그린다.
4. 2개 이상의 힘을 합성해 본다.
5. 주어진 힘의 성분을 계산한다.
6. 인체, 임상 상황 그리고 일상생활에서의 힘의 합성과 분해의 예를 제시하고 토론해 본다.

소개 (Introduction)

물체에 대한 힘의 효과를 이해하기 위해, 우리는 그 물체에 작용하는 모든 힘들을 고려해야 한다. 힘 분석은 단일 힘 시스템이나 복합 힘 시스템으로 구성될 수 있다. 관련된 힘의 종류와 특성을 알고 있다면, 우리는 이들 힘이 인체에 어떤 영향을 줄 것인지 그리고 인체가 어떤 반응을 할 것인지를 결정할 수 있다.

무수히 많은 힘의 합성과 분해가 일상생활에 존재한다. 각 근육들이 수축할 때 발생하는 힘들은 팔다리에 수직과 수평으로 작용하는 힘성분으로 분리될 수 있다. 넙다리네갈래근이 무릎뼈를 당길 때, 무릎뼈는 가쪽과 뒤쪽으로 움직일 수 있다. 2개 이상의 근육들이 관절을 가로질러 작용한다면, 그들의 결합된 효과가 결정될 수 있다. 관절에서의 장력, 전단 및 압박 효과들은 그 관절의 힘을 2개의 힘성분으로 분리시킬 때 발생한다. 발의 초기접지기, 입각기 및 발들기 때의 힘은 지지면에 수직과 수평되는 힘성분으로 분해될 수 있다. 힘성분의 방향과 크기에 대한 지식이나 결합된 힘 결과에 대한 지식은 손상의 원인과 정도를 결정하는데 유용한 정보를 제공한다. 손의 손상과 변형에 대한 치료, 안면 성장 수정에 대한 치료, 가동술을 위한 도수의 힘, 견인치료 및 운동치료의 힘성분들은 모두 힘의 합성 및 분해와 관련된 정보를 이용한다.

그래서 힘들은 단일의 합성 힘을 제공하기 위해 결합될 수 있거나, 하나의 힘은 서로 직각을 이루는 수직의 힘성분으로 분리될 수 있다. 힘의 결합 과정을 힘의 합성이라 하고, 또 하나의 힘이 2개의 힘성분으로 분리시키는 것을 힘의 분해라고 한다.

힘의 합성 (Composition)

종종 여러 힘들이 하나의 세트로서 물체에 동시에 작용한다. 다른 방향으로부터 도달된 이들 힘은 단일 힘으로 대체될 수 있고, 이 단일 힘은 여러 힘들과 같은 효과를 가질 것이다. 이런 단일 힘을 합성 힘이라고 부른다. 힘의 합성 과정은 그래픽 방법이나 수학적 방법으로 이루어질 수 있다.

그래픽 방법(삼각형 방법) (graphic method, triangular)

힘들이 벡터량이기 때문에, 그래픽 방법은 합성 힘을 구하기 위해 정확한 크기의 측정과 힘들의 방향을 이용한다(그림 3-1). 힘들은 화살표로 그려지고, 화살표의 길이는 힘의 크기를, 화살표 몸체는 작용선을, 화살표 머리는 힘의 방향을 나타낸다. 화살표들은 각 화살표의 끝과 끝들이 연결되어 그려진다. 첫 번째 화살표는 작용점을 나타내는 지점에서 시작하고, 다음 화살표의 꼬리는 첫 번째 화살표의 머리에 연결된다. 모든 화살표를 그린 후, 첫 번째 화살표의 꼬리와 마지막 화살표의 머리를 연결함으로써 합성 힘을 결정한다. 개별 화살표를 정확하게 그렸다면, 합성 힘의 크기, 작용선 및 방향을 정확하게 표기할 수 있을 것이다.

그래픽 방법(평행사변형 방법)축 부하 (graphic method, parallelogram)

평행사변형 방법(그림 3-2)은 한꺼번에 2개의 힘(A와 B)을 취한다. 2개의 힘 벡터는 같은 지점에 그들의 꼬리가 배치될 것이다. 힘 A의 머리 부분에 힘 B를 나타내는 점선을 연결한다. 벡터량들의 크기와 방향이 정확하게 그려진다면, 합성 힘의 그림은 평행사변형이 된다. 원점에서 점선의 머리로 연결되는 대각선은 2개 힘의 합성 힘을 의미한다. 대각선의 길이는 합성 힘의 크기이고, 제공된 1개 힘과 대각선 사이의 각도는 합성 힘의 작용선이고, 2개 점선이 만나는 대각선의 화살표머리는 합성 힘의 방향이다.

수학적 방법 (mathematical method)

합성 힘은 대수학과 삼각법에 의해서도 결정될 수 있지만, 힘의 그림이 문제의 해결을 이해하는데 도움이 된다. 2개 힘만이 물체에 작용한다면, 합성 힘의 크기를 계산하기 위해 코사인 법칙이 이용될 수 있다(그림 3-3). 몇몇 힘들의 합성 힘을 얻기 위해, 2개 힘을 동시에 취하는 방정식이 이용될 수 있다.

$$R = \sqrt{A^2 + B^2 - 2AB\cos\Phi}$$

각도 Φ는 화살표꼬리와 화살표머리가 배치되는 두 힘 사이의 각도이지, 두 힘이 원점에서 이루는 각도가 아니다.

일단 3개 변과 1개의 각도를 알 수 있다면, 나머지 2개의 각도를 코사인 법칙을 통해 결정할 수 있다. 즉, 두 변과 끼인 각을 이용한다. 또한 사인 법칙을 이용할 수도 있다(그림 3-4).

$$\frac{A}{\sin\alpha} = \frac{B}{\sin\beta} = \frac{R}{\sin\Phi}$$

두 힘 사이의 각도가 90°이면, 피타고라스 정리 혹은 다음과 같은 공식을 이용할 수 있다.

$$R = \sqrt{A^2 + B^2}$$

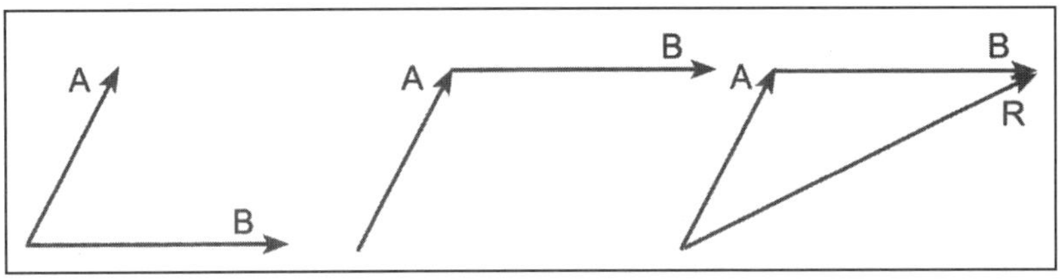

그림 3-1. 합성 힘을 얻기 위한 그래픽 방법(삼각형 방법).

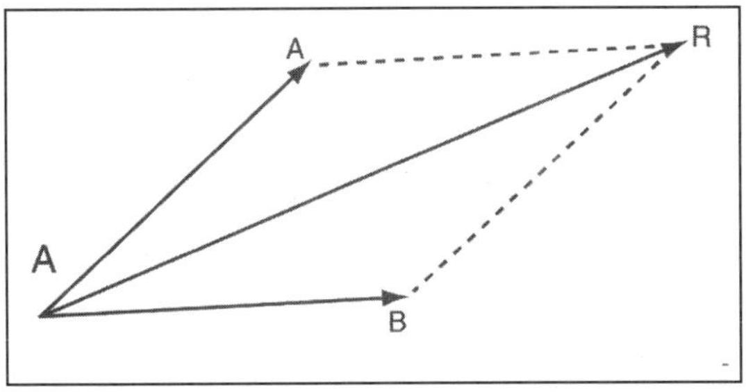

그림 3-2. 합성 힘을 얻기 위한 그래픽 방법(평행사변형 방법).

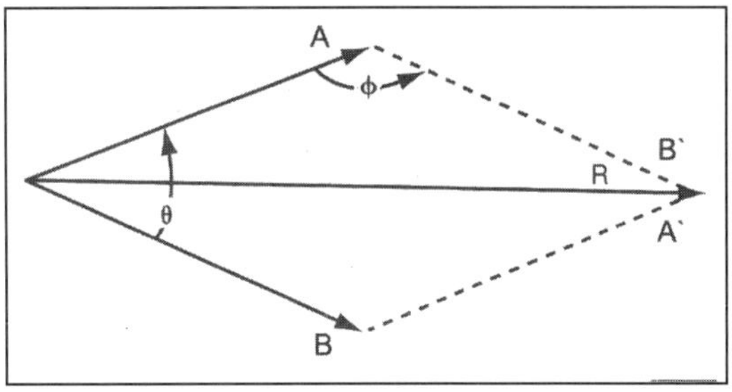

그림 3-3. 합성 힘의 크기를 계산하기 위한 코사인 법칙.

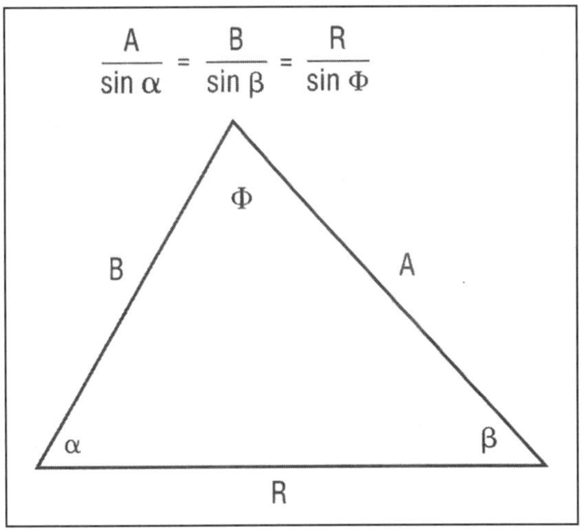

그림 3-4. 사인 법칙 : $\frac{A}{\sin\alpha} = \frac{B}{\sin\beta} = \frac{R}{\sin\Phi}$

이런 상황에서, 합성 힘의 작용선에 대한 각도는 다음과 같은 역 탄젠트(inverse tangent)를 이용해 계산할 수 있다.

$$\Phi = \tan^{-1}(\frac{B}{A})$$

선형 힘 시스템 (linear force system)

모든 힘이 동일선(공선)상과 같은 면(공면)상에 위치할 때의 힘 시스템을 선형 힘 시스템이라고 한다.

수직 무게선반(그림 3-5)은 2개의 덤벨을 가지고 있는데, 하나는 10 lb이고 나머지 하나는 5 lb이다. 그들의 합성 무게는 얼마인가? 우리는 두 무게가 같은 수직선에 위치하고 각 무게의 작용점이 선반에 있음을 알고 있다. 그리고 무게의 방향이 아랫방향이고, 크기가 얼마인지를 알고 있다. 이 문제를 그래픽 방법으로 풀기 위해, 우리는 1 lb을 0.25 in로 간주하여 5 lb에 대한 벡터를 그리고, 그 다음 10 lb의 벡터량을 그릴 수 있다. 2개 힘의 합성 힘은 3.75 in 혹은 15 lb가 될 것이다.

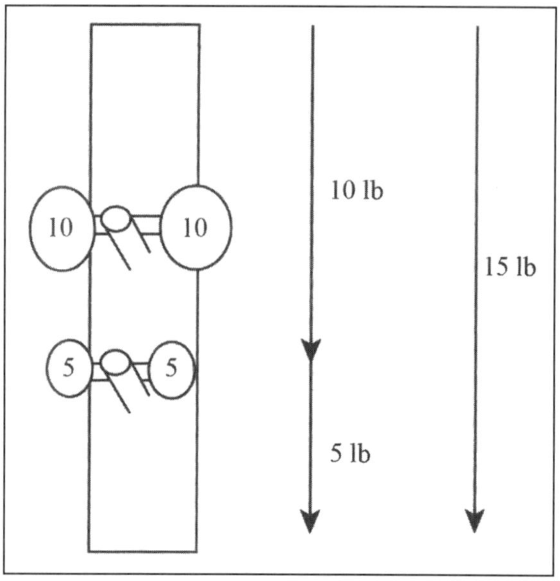

그림 3-5. 무게를 유지하고 있는 수직 무게 선반은 선형 힘 시스템을 보여준다.

이 문제는 수학적으로 10 lb에 5 lb을 더함으로서 매우 간단하게 풀이될 수 있다. 우리는 다음과 같이 합성 힘을 결정하기 위해 코사인 법칙을 이용할 것이다. 그림상에서 2개 힘 사이의 각도는 180°이다. 그러므로 cos 180° -1이다.

$$R^2 = A^2 + B^2 - 2AB\cos\Phi$$
$$R^2 = (10\ \text{lb})^2 + (5\ \text{lb})^2 - (2)(10\ \text{lb})(5\ \text{lb})(\cos 180^\circ)$$
$$R^2 = 100\ \text{lb} + 25\ \text{lb} + 100\ \text{lb}$$
$$R^2 = 225\ \text{lb}$$
$$R = 15\ \text{lb}$$

공점 힘 시스템 (concurrent force system)

모든 힘이 동시에 발생하거나 동일 지점에서 만나고 같은 면상에 있지만, 동일선상에 있지 않을 때의 힘 시스템을 공점 힘 시스템(공점력계)이라고 한다.

우리는 다리를 잡아당기는 견인 시스템의 합성 힘을 결정해 본다(그림 3-6). 20 lb 무게가 줄을 통해 20 lb의 장력을 전달하기 때문에, 다리에 작용하는 견인 시스템의 두 힘은 각각 20 lb가 된다. 이 시스템은 두 힘 사이의 각도를 60°로 설정하였다.

그림 3-6E는 그래픽 방법을 보여주고 있다. 그래픽은 삼각형으로 그리거나 평행사변형을 그릴 수 있다. 정확하게 각도와 선의 길이를 그려야 약 34.6 lb의 합성 힘을 얻을 수 있다. 수학적 방법의 결과는 그래픽 방법의 답을 확증해야 한다. 우리는 다음과 같이 코사인 법칙을 하여 합성 힘을 구할 수 있다. 그림 3-7에서, 코사인 법칙을 이용할 때의 2개 힘 사이의 각도는 60°가 아니라, 120°이다. cos 120°는 − 0.5이다.

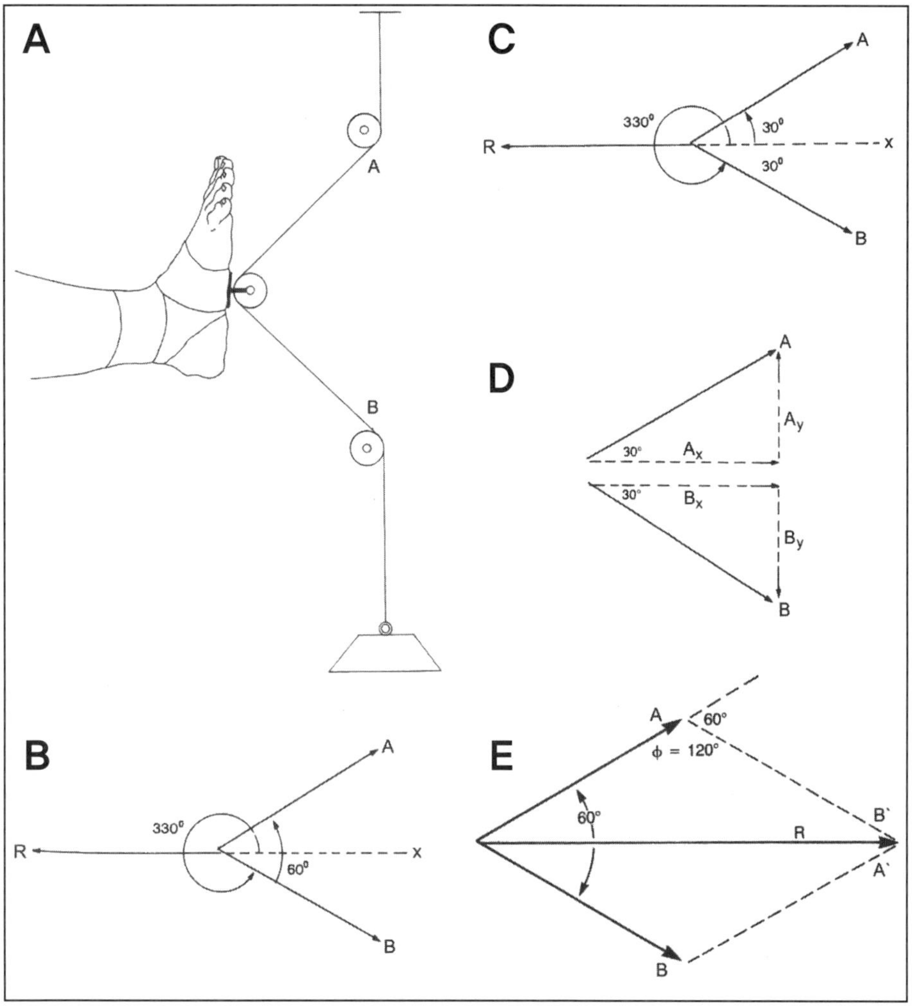

그림 3-6. 견인 시스템은 공점 힘 시스템의 한 예다.

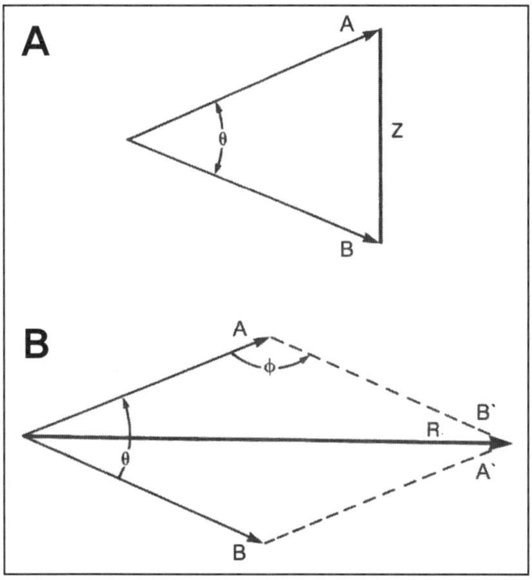

그림 3-7. A와 B의 합성 힘의 결정을 위한 코사인 법칙 사용. **(A)** A와 B 사이의 각도로써 θ를 이용하는 것은 적절한 합성 값을 제공하지 못한다. **(B)**는 적절한 합성 힘 벡터를 보여주고 있다.

$$R^2 = A^2 + B^2 - 2AB\cos\Phi$$
$$R^2 = (20\ lb)^2 + (20\ lb)^2 - (2)(20\ lb)(20\ lb)(\cos 120°)$$
$$R^2 = 400\ lb + 400\ lb + 400\ lb$$
$$R^2 = 1200\ lb$$
$$R = 34.46\ lb$$

작용하는 두 힘이 같기 때문에, 합성 힘이 두 힘을 이등분할 것이다. 그러므로 합성 힘은 각 힘에 대해 30°를 이룬다. 사인 법칙은 아래와 같이 각도의 값을 확증해 준다 :

$$\frac{A}{\sin\alpha} = \frac{B}{\sin\beta} = \frac{R}{\sin\Phi}$$
$$\frac{20\ lb}{\sin\alpha} = \frac{34.64\ lb}{\sin 120°}$$
$$\frac{(20\ lb \times \sin 120°)}{34.64\ lb} = \sin\alpha$$
$$\frac{(20\ lb \times 0.866)}{34.64\ lb} = \sin\alpha$$
$$0.5 = \sin\alpha$$
$$\alpha = 30°$$

방정식은 α의 각도가 30° 임을 보여준다.

2개의 힘이 서로에 대해 수직으로 작용하는 상황일 때는, 피타고라스 정리를 이용할 수 있다. 예를 들어, 수직으로 50 lb가 작용하고, 수평으로 100 lb가 작용한다고 가정해 본다. 우리는 아래와 같은 방법으로 합성 힘을 구할 수 있을 것이다 :

$$R = \sqrt{A^2 + B^2}$$
$$R = \sqrt{(50\ lb)^2 + (100)^2}$$
$$R = \sqrt{2500 + 10,000}$$
$$R = \sqrt{12,500}$$
$$R = 111.8\ lb$$

작용선에 대한 각도는 다음과 같다.

합성 힘이 수평면과 26.56°를 이룰 때, 합성 힘의 크기는 111.8 lb이다.

$$\tan\Theta = \frac{50\ lb}{100\ lb}$$
$$\tan\Theta = 0.5$$
$$\Theta = 26.56°$$

선형 힘 시스템과 공점 힘 시스템은 같은 방법으로 해결된다. 사실, 선형 시스템은 같은 선상에서 작용하는 공점 힘 시스템의 특별한 경우로 간주될 수 있다. 한 지점에 2개 이상의 힘이 함께 작용할 때, 합성 힘의 크기는 0에서 힘의 합 사이의 범위에 존재한다. 예를 들어, 2개의 동등한 힘이 같은 방향으로 함께 작용한다면, 합성 힘의 크기는 두 힘의 크기를 합한 값이 될 것이다. 그러나 동등한 2개의 힘이 서로 반대방향으로 작용한다면, 합성 힘의 크기는 '0' 일 것이다. 두 힘 사이의 각도가 180°에서 0°로 감소할 때, 합성 힘의 크기는 증가할 것이다. 이 각도가 코사인 법칙에서 사용되는 각도는 아니지만, 공점에서 시작하는 힘들의 작용선 사이에서 이루어지는 각도이다(그림 3-9).

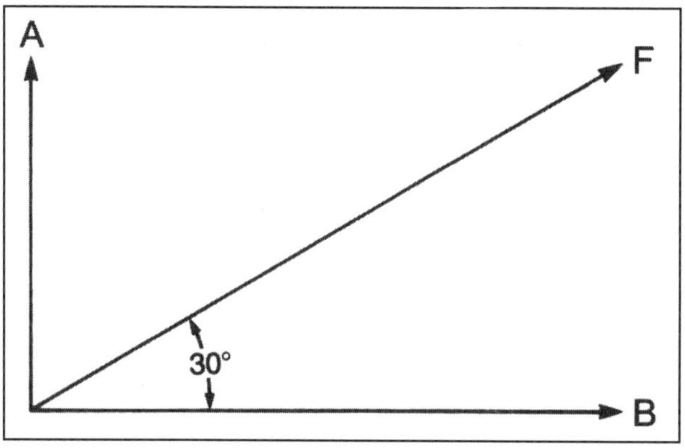

그림 3-8. 2개 힘이 서로 수직을 이룰 때의 힘의 합성.

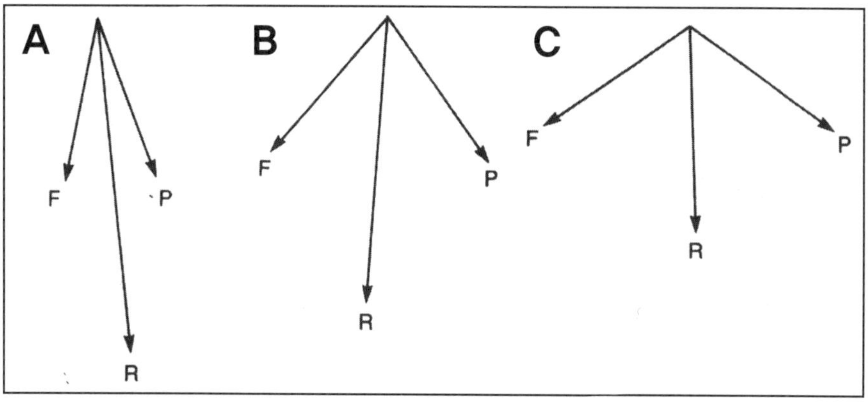

그림 3-9. 합성 힘의 크기는 힘 벡터 사이의 각도가 클수록 작아진다. 0°에서 합성 힘의 크기가 가장 크고, 180°에서 합성 힘의 크기가 가장 작다.

인체에서도 힘 합성의 몇몇 예가 존재한다. 2개 이상의 근육이 협력근으로 작용할 때, 힘의 합성을 고려해야 한다. 무릎관절에서, 4개의 넙다리네갈래근이 작용하여 하나의 합성 힘을 생성한다(그림 3-10). 이마면상의 경우, 넙다리네갈래근의 합성 힘은 무릎뼈에 반대로 작용하는 무릎힘줄과 다시 합성되어, 그 무릎뼈를 가쪽으로 부분탈구시키는 경향을 가진다(그림 3-11). 시상면상의 경우, 넙다리네갈래근의 합성 힘은 무릎뼈에 반대로 작용하는 무릎힘줄과 다시 합성되어, 넙다리뼈 관절융기에 무릎뼈를 압박시키는 경향을 띤다(그림 3-12). 엉덩관절에서, 중간볼기근, 작은볼기근 및 넙다리근막긴장근 등의 3갈래는 하나의 합성 힘을 생성하기 위해 함께 작용한다(그림 3-13). 유사하게, 장딴지근의 2갈래도 하나의 합성 힘을 일으킨다(그림 3-14). 쌍깃근의 섬유들은 합성 힘을 생성하기 위해 함께 작용한다(그림 3-15).

힘의 분해 (Resolution)

힘의 분해 과정은 2개의 직각 힘성분으로 힘을 나누는 것이다(그림 3-16). 힘의 분해도 그래픽 방법과 수학적 방법으로 해결될 수 있다. 힘성분에 대한 작용선의 선택은 작용 힘의 효과를 결정하는데 있어 매우 중요하다. 중요한 예는 인체에 작용하는 근육 힘의 분해이다(그림 3-17). 힘성분의 작용선은 근육에 작용하는 뼈에 수직과 수평으로 그려져야 한다. 힘의 수직 성분(R 혹은 y)은 이웃한 관절을 중심으로 뼈를 회전시키는 힘이다. 힘의 수평 성분 혹은 탄젠트 성분(NR 혹은 x)은 비회전 성분이고, 이웃한 관절 쪽으로 향하거나, 멀어지는 힘의 크기를 결정한다.

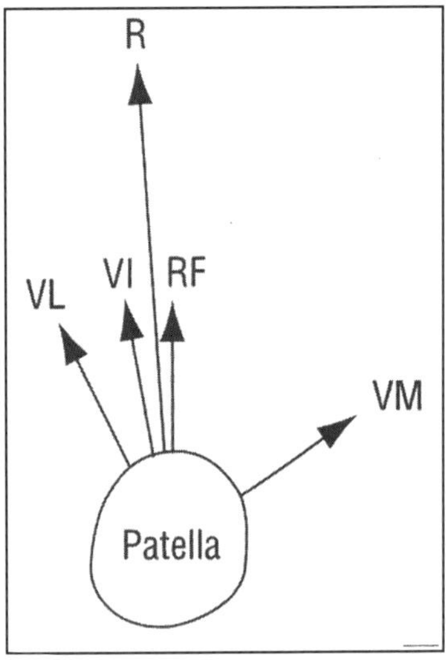

그림 3-10. 넙다리네갈래근의 합성 힘.

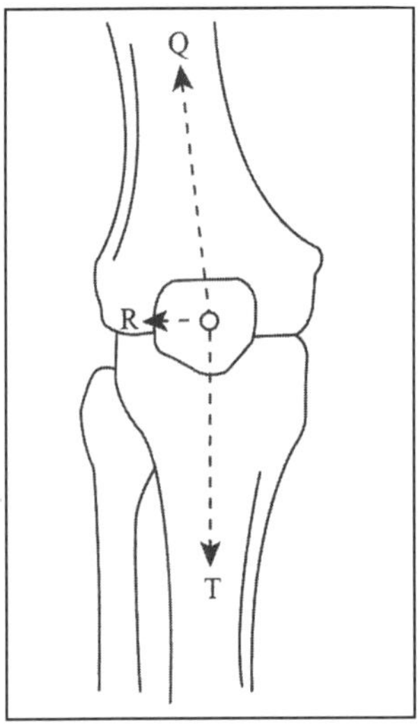

그림 3-11. 이마면에서 무릎뼈에 작용하는 힘들.

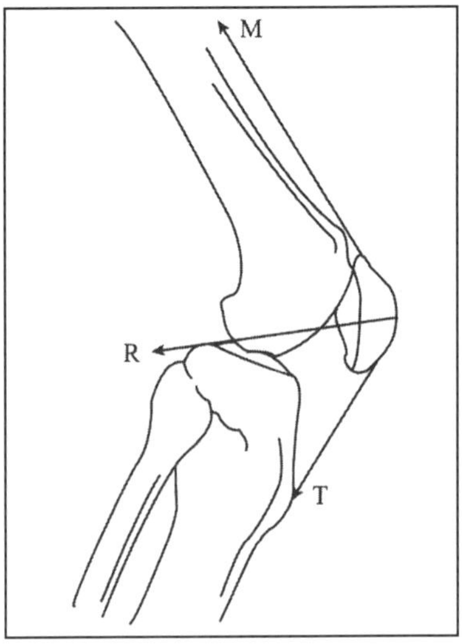

그림 3-12. 시상면에서 무릎뼈에 작용하는 힘들.

그림 3-13. (A) 엉덩관절 벌림근. (출처 : Gottschalk F, Kourosh S, LeVeau B. The Functional anatomy of tensor fasciae latae and gluteus medius and minimus. J. *Anat.* 1989;166:179-189.) (B) 엉덩관절 벌림근의 힘벡터와 합성 힘. (출처 : Inman VT. Functional aspects of the abductor muscles of the hip. *J. Bone Joint Surg.* 1947;29:607-619.)

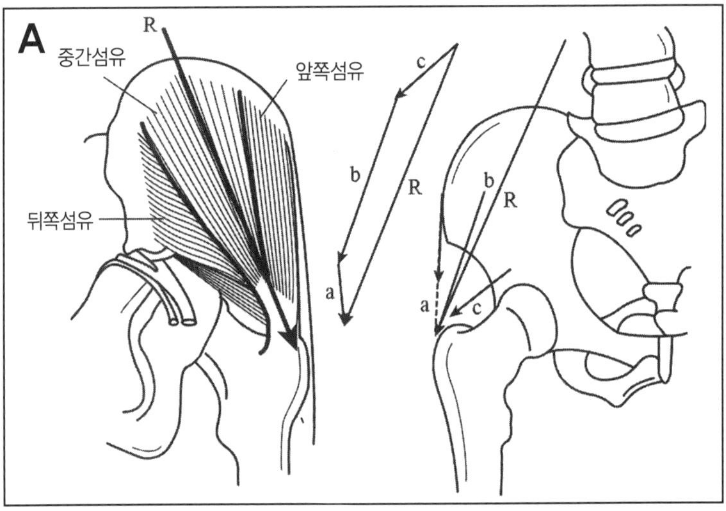

그림 3-14. 장딴지근의 안쪽갈래(M)와 가쪽갈래(L)는 함께 아킬레스힘줄을 위쪽으로 당긴다.

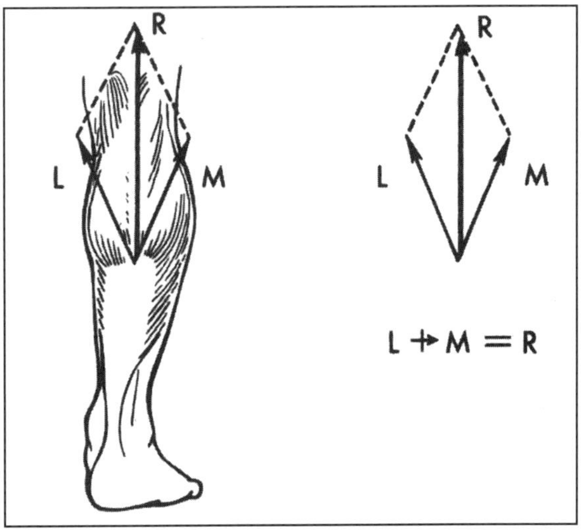

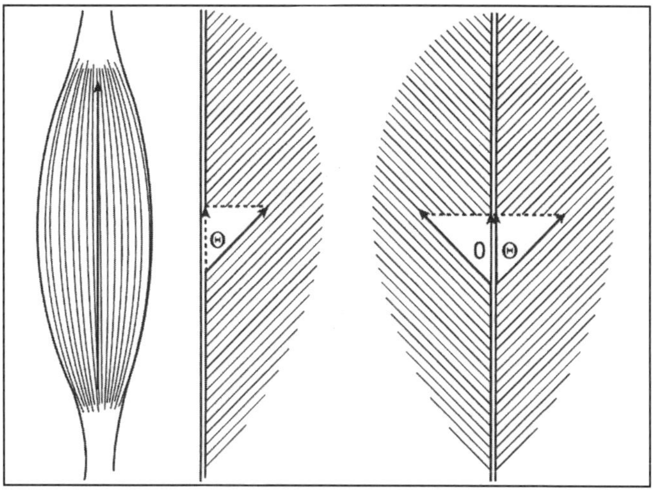

그림 3-15. 근섬유의 힘벡터에 의한 근육의 합성 힘.

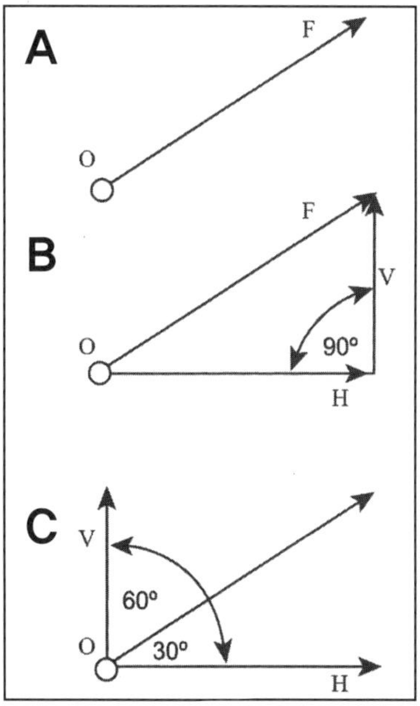

그림 3-16. 30°에서 작용하는 힘의 직각 힘성분의 결정. **(A)** 힘 F는 O 지점에서 작용한다. **(B)** 직각 힘성분 H와 V는 O에서 시작하여 F의 끝지점까지 이어지면서 그린다. **(C)** 힘성분 V는 작용점으로 이동된다.

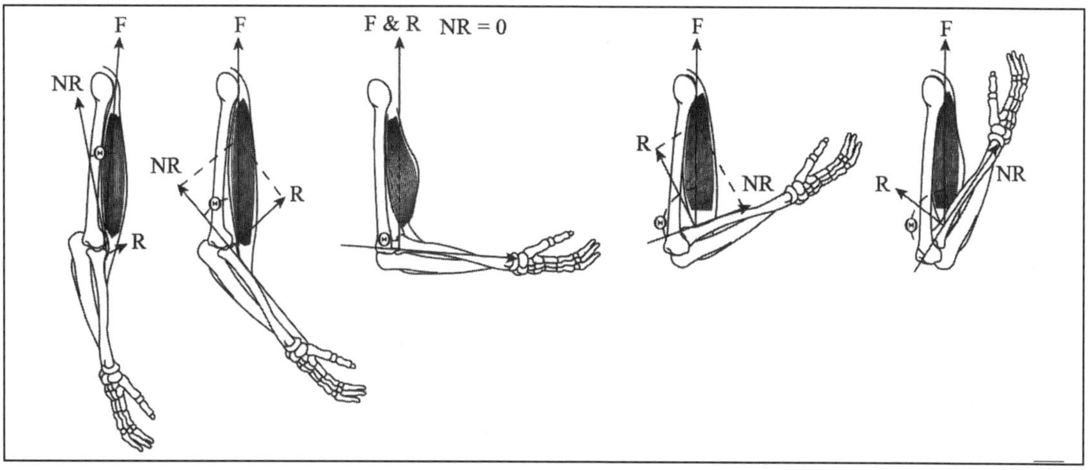

그림 3-17. 위팔두갈래근의 회전 힘성분과 비회전 힘성분.

그래픽 방법 (graphic method)

그래픽 방법에서, 힘성분들은 삼각이나 직각을 얻기 위해 작용점으로부터 적절한 작용선을 따라 서로의 힘에 대해 직각으로 그려져야 한다(그림 3-16 참조). 일단 그림이 그려지면, 힘성분의 하나는 직각삼각형을 만들기 위해 원래 힘의 화살표머리에 자신의 화살표머리가 붙어야 하고, 자신의 화살표꼬리는 다른 힘성분의 화살표머리에 붙어야 한다. 빗변의 화살표는 원래 힘의 크기이고, 작용선이면서 방향을 나타낸다.

수학적 방법 (mathematical method)

힘성분의 수학적 방법은 직각삼각형을 이용한다. 힘벡터의 관계는 sine, cosine 및 tangent의 삼각함수를 이용하여 결정한다 :

- sine은 높이/빗변
- cosine은 밑변/빗변
- tangent는 높이/밑변

예제 : 30° 로 100 lb 힘이 작용할 때의 수직 힘성분과 수평 힘성분을 찾아본다(그림 3-16A). 그래픽 방법은 주어진 힘을 이용하여 직각삼각형을 그리고, 모든 선의 길이를 측정한다(그림 3-16B와 그림 3-16C). 수학적 방법은 아래와 같이 삼각함수를 이용해야 한다 :

$$\frac{F_x}{F} = \cos\Theta$$

$$F_x = F\cos 30^\circ$$

$$F_x = 100\text{ lb} \times 0.866$$

$$F_x = 86.6\text{ lb}$$

$$\frac{F_y}{F} = \sin\alpha$$

$$F_y = F\sin 30^\circ$$

$$F_y = 100\text{ lb} \times 0.5$$

$$F_y = 50\text{ lb}$$

수평 힘성분은 86.6 lb이고, 수직 힘성분은 50 lb이다. 이런 경우, 수평 힘성분은 작용 힘의 86%이고, 수직 힘성분은 작용 힘의 50%이다. 전체 크기의 백분율은 100% 보다 더 큰데, 그 이유는 힘은 스칼라량이 아닌 벡터량이기 때문이다.

모든 힘은 직각 힘성분으로 분해될 수 있다. 뼈에 작용하는 근육(그림 3-18)은 회전을 일으키는 힘성분(회전 힘성분은 뼈와 수직으로 이루고)과 관절에 압박을 가하는 힘성분(뼈에 나란하게 적용되는)으로 나누어진다. 발 접촉(그림 3-19), 경사 테이블(그림 3-20), 운동기구(그림 3-21), 견인(그림 3-22) 그리고 신체에 작용하는 중력(그림 3-23과 그림 3-24)과 같은 모든 힘들은 직각 힘성분으로 분해될 수 있다.

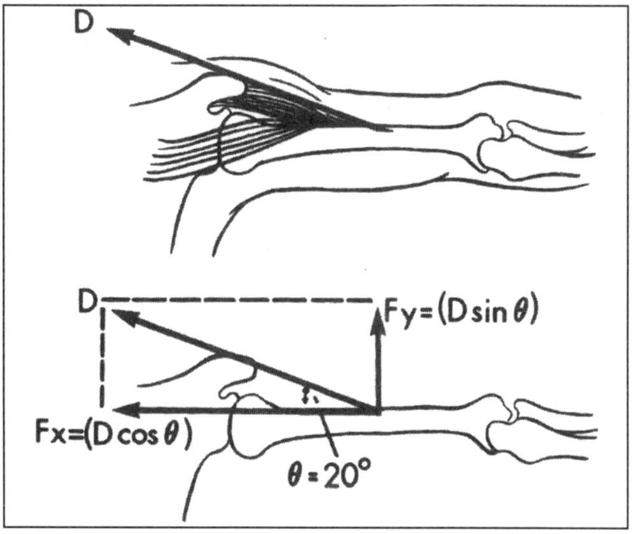

그림 3-18. 어깨세모근을 회전 힘성분 (F_y)과 비회전 힘성분 (F_x)으로의 분해.

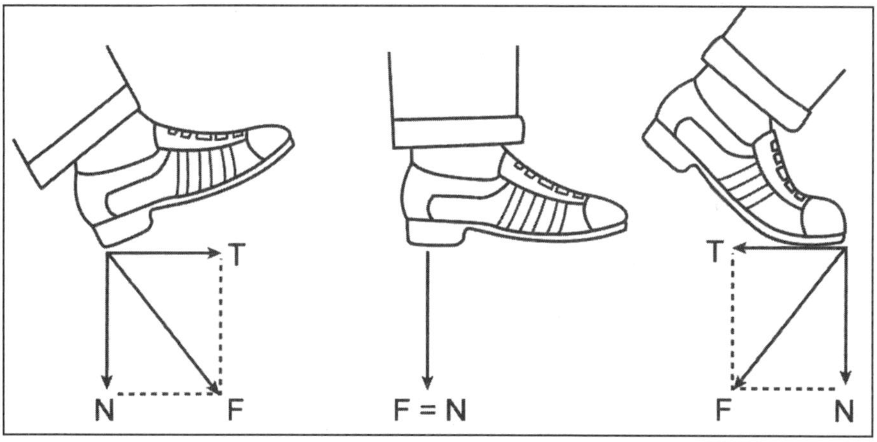

그림 3-19. 발 접촉 시의 직각 힘성분.

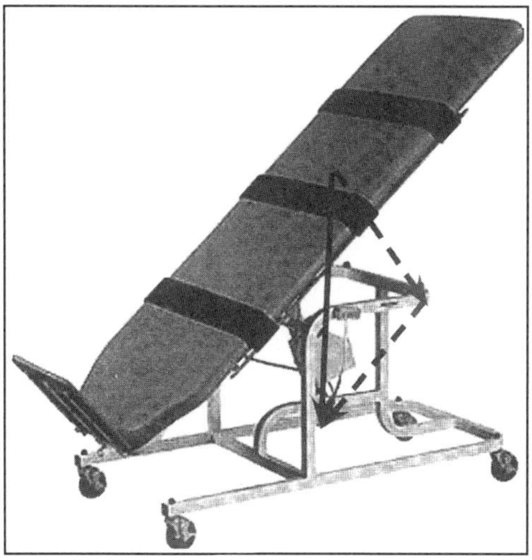

그림 3-20. 경사 테이블의 직각 힘성분들. (출처: Patterson Medical/Sammons Preston, Bolingbrook, IL.)

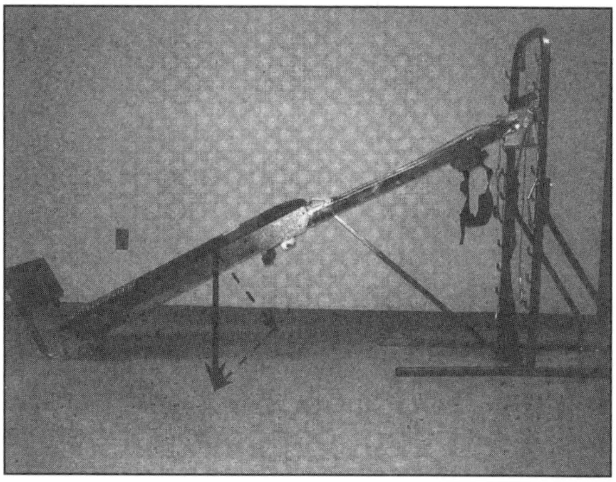

그림 3-21. Total Gym의 직각 힘성분들.

그림 3-22. 목뼈 견인시 직각 힘성분들.

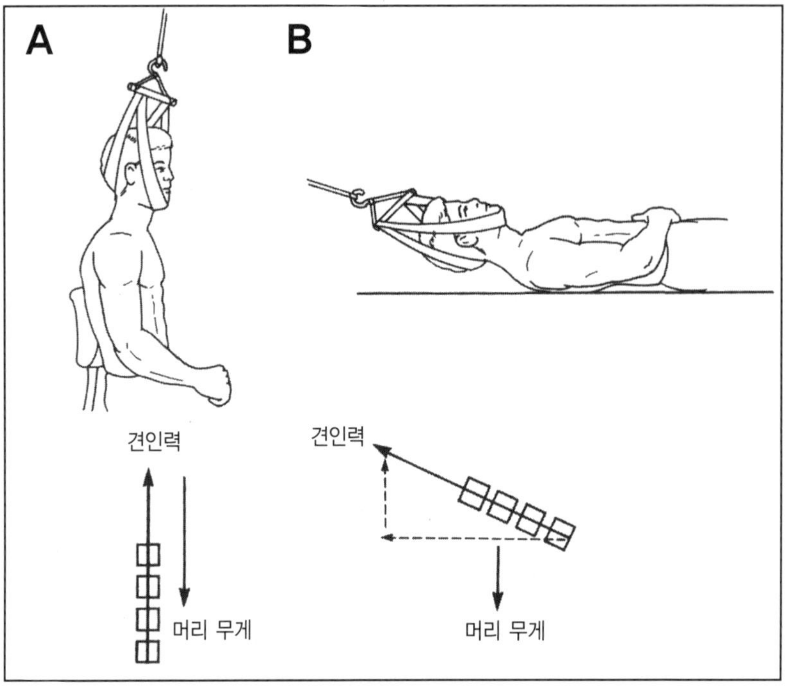

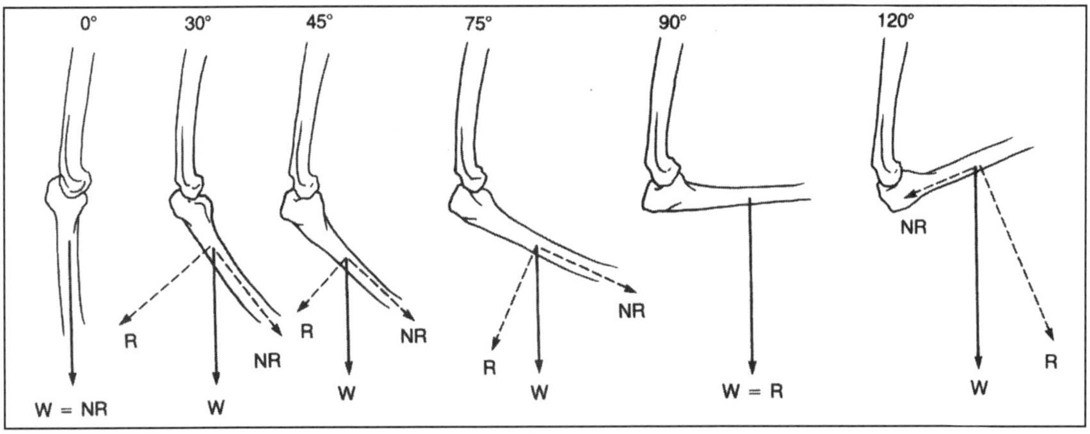

그림 3-23. 아래팔에 작용하는 중력의 직각 힘성분들.

그림 3-24. 엉치뼈각의 변화에 따른 압박 힘성분과 전단 힘성분의 변화.

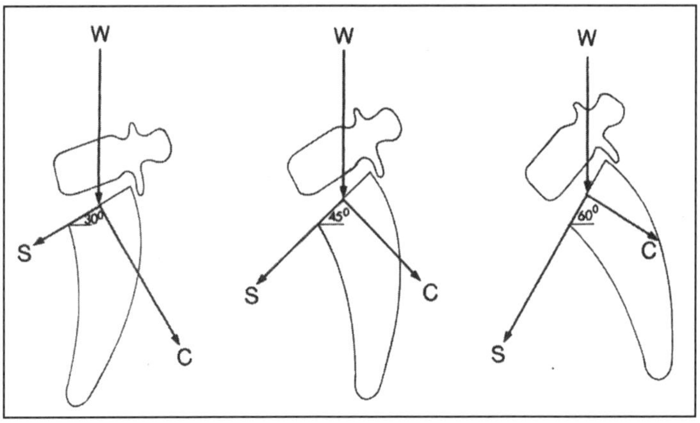

활동 (Activities)

1. 다음 용어를 정의한다.

공선	공면	합성 힘
합성	선형 힘 시스템	사인
동심	평행 힘성분	사인 법칙
공점 힘 시스템	직각 힘성분	탄젠트
코사인	분해	탄젠트 힘성분
코사인 법칙		

2. 인체, 임상상황, 그리고 일상생활에서 나타날 수 있는 힘의 합성과 분해의 예들을 제시하고 토론한다.
3. 다음과 같은 상황의 힘성분을 그려본다 :
   a. 보행시 발을 들어올릴 때 발에서 작용하는 수직 힘성분과 수평 힘성분. 보행 속도에 따라 나타날 수 있는 차이점을 설명한다.
   b. 경사 테이블 위에 놓인 사람의 질량중심에 대한 수직 힘성분(경사 테이블의 각도가 0°, 30°, 45°, 60° 일때).
   c. 무릎 폄에 이용되는 탄력밴드의 회전 힘성분과 비회전 힘성분(무릎의 각도가 90°, 60°, 45°, 30°, 0° 일때)
4. 150 lb의 사람을 지지하는데 있어 어느 것이 더 튼튼하게 작용할 것인가가? swing인가 아니면, hammock인가?
5. 40 lb의 테니스 네트를 지지하는 줄이 네트기둥과 85° 로 매달려 있을 때, 테니스 네트에 걸리는 힘은 얼마인가? 왜 이것을 위해 케이블을 이용하는가?
6. 운동 테이블에 150 lb의 사람이 무릎을 90° 로 굽힘하고 앉아 있다. 이때 그 사람의 발목에 30 lb 무게의 커프를 착용시켰다. 그의 다리와 발의 무게가 9 lb라면, 무릎관절의 연부조직에 얼마의 하중이 걸리겠는가? 무릎관절의 곁인대에 장력, 압박 혹은 전단 중에서 어떤 하중이 발생하겠는가?
7. 수평면으로부터 30° 로 작용하는 10 lb의 힘에서 수직 힘성분과 수평 힘성분을 구해 본다.
8. 근육이 30°, 45°, 60° 의 각도로 뼈에 부착되어 있다면, 근육의 몇 %가 효율적으로 회전운동을 일으킬 것인가? 그리고 각 각도에서 몇 %의 근육 힘이 비회전 성분일까?
9. 2개 힘 사이의 각도가 감소하면, 합성 힘은 어떻게 변할까?
10. 소녀는 카누를 이용해 시속 8마일의 속도로 강을 건너가기를 원한다. 그녀가 시속 5마일로 강을 직선으로 건너가기 시작한다면, 강의 제방에 대해 몇 도의 각도로 운행하는 것인가? 강의 폭이 400 ft라면, 반대편 제방까지 그녀가 운행해야 할 거리는 얼마인가?
11. 선 자세에서 쭈그려 앉기 자세로 움직일 때 무릎넙다리관절에 걸리는 힘을 묘사해 본다. 이것을 계단 오르내리기와 연결시켜본다.
12. 엉치뼈 각도가 변화할 때, 엉치뼈에 걸리는 체중의 힘성분이 어떻게 변화하는지를 설명해 본다.

13. 어깨관절이 0°, 30°, 45°, 60° 및 90°로 벌림될 때, 10 lb의 팔에 걸리는 중력의 힘성분을 그리고 계산해 본다.
14. 팔꿉관절을 0°, 30°, 45°, 60°, 90° 및 120°로 굽힌한 자세에서, 위팔근이 50 lb의 힘을 발휘했을 때, 위팔근의 힘성분을 그리고 계산해 본다.
15. 무릎관절을 0°, 30°, 45°, 60° 및 90°로 굽힘하고 뒤넙다리근이 100 lb의 힘을 발휘했을 때, 뒤넙다리근의 힘성분을 그리고 계산해 본다.
16. 넙다리네갈래근이 동시에 무릎뼈를 당기고 있다. 그들은 다음과 같이 힘을 적용하고 있다 (이마면상에서 측정된 각도) :
   가쪽넓은근 : 수직선에서 왼쪽으로 30°에서 170 lb
   넙다리곧은근 : 수직선에서 왼쪽으로 16°에서 55 lb
   중간넓은근 : 수직선에서 왼쪽으로 15°에서 155 lb
   안쪽넓은근 : 수직선에서 오른쪽으로 35°에서 120 lb
   a. 그들의 합성힘은 얼마인가?
   b. 무릎힘줄이 수직으로 부착되어 있다면, 무릎뼈에 작용하는 합성힘은 얼마인가?
   c. 무릎힘줄이 수직으로부터 12°의 각도를 형성하도록 수술을 통해 정강뼈 거친면을 안쪽으로 이동시켰다면, 어떤 일이 일어날 것인가?
   d. 수술 중재를 통하지 않고, 안쪽넓은근이 180 lb의 힘을 내도록 강화되거나 훈련되었다면, 어떤 일이 일어나겠는가?

해답 (Answers)

4. Hammock
5. 229 lb
6. 39 lb, tension
7. Horizontal = 8.66 lb; vertical = 5 lb
8. R; 50%, 70.7%, 86.7%, NR; 86.7%, 70.7%, 50%
9. It increases; 0 °; 180°
10. 32°, 640 ft
13.

Anger	**R**	**NR**
0°	0 lb	10 lb
30°	5 lb	8.66 lb
45°	7.07 lb	7.07 lb
60°	8.66 lb	5 lb
90°	10 lb	0 lb
120°	8.66 lb	5 lb

14.

Angle	**R**	**NR**
0°	0 lb	50 lb

30°	25 lb	43.4 lb
45°	35.3 lb	35.3 lb
0°	43.3 lb	25 lb
90°	50 lb	0 lb
120°	43.3 lb	25 lb

15.

Muscle	**Y**	**X**
VL	139.0 lb	97.5 lb
RF	53.1 lb	14 lb
VI	150 lb	40 lb
VM	98 lb	-68.8 lb
	440 lb	82.7 lb

a. 454.2 lb up and lateral, 9.4° with vertical

b. 74.4 lb laterally, 4.7° below horizontal

c. 20.6 lb medially

d. 24 lb laterally, 2.8° below the horizontal

추 천 문 헌

Abe M, Medina-Martinez RU, Itoh K, Kohno S. Temporomandibular joint loading generated during bilateral static bites at molars and premolars. *Med Biol Eng Comput.* 2006;44:1017-1030.

Ackland DC, Pandy MG. Lines of action and stabilizing potential of the shoulder musculature. *J Anat.* 2009;215:184-197.

Al-Hayani A. The functional anatomy of hip abductors. *Folia Morphol (Warsz).* 2009;68:98-103.

Amis AA, Senavongse W, Bull, AM. Patellofemoral kinematics during knee flexion-extension: an in vitro study. *J Orthop Res.* 2006;24:2201-2211.

An KN, Kaufman KR, Chao EY. Physiological considerations of muscle force through the elbow joint. *J Biomech.* 1989;22:1249-1256.

An KN, Kwak BM, Chao EY, Morrey BF. Determination of muscle and joint forces: a new technique to solve the indeterminate problem. *J Biomech Eng.* 1984;106:364-367.

Basciftci FA, Korkmaz HH, Usumez S, Eraslan O. Biomechanical evaluation of chincup treatment with various force vectors. *Am J Orthod Dentofacial Orthop.* 2008;134:773-781.

Elias JJ, Cech JA, Weinstein DM, Cosgrea AJ. Reducing the lateral force acting on the patella does not consistently decrease patellofemoral pressures. *Am J Sports Med.* 2004;32:1202-1208.

Elias JJ, Cosgarea AJ. Computational modeling: an alternative approach for investigating patellofemoral mechanics. *Sports Med Arthrosc.* 2007;15:89-94.

Elias JJ, Wilson DR, Adamson R, Cosgarea AJ. Evaluation of a computational model used to predict the patellofemoral contact pressure distribution. *J Biomech.* 2004;37:295-302.

Fagg AH, Shah A, Barto AG. A computational model of muscle recruitment for wrist movements. *J Neurophysiol.* 2002;88:3348-3358.

Flanders M, Soechting JF. Arm muscle activation for static forces in three-dimensional space. *J Neurophysiol.* 1990;64:1818-1837.

Gao F, Latash ML, Zatsiorsky VM. Control of finger force direction in the flexion-extension plane. *Exp Brain Res.* 2005;161:307-315.

Gottschalk F, Kourosh S, Leveau B. The functional anatomy of tensor fasciae latae and gluteus medius and minimus. *J Anat.* 1989;166:179-189.

Hansen ML, Otis JC, Johnson JS, Cordasco FA, Craig EV, Warren RF. Biomechanics of massive rotator cuff tears: implications for treatment. *J Bone Joint Surg Am.* 2008;90:316-325.

Harms MC, Bader DL. Variability of forces applied by experienced therapists during spinal mobilization. *Clin Biomech (Bristol, Avon).* 1997;12:393-399.

Herrington L, Nester C. Q-angle undervalued? The relationship between Q-angle and medio-lateral position of the patella. *Clin Biomech (Bristol, Avon).* 2004;19:1070-1073.

Hoffman DS, Strick PL. Step-tracking movements of the wrist. IV. Muscle activity associated with movements in different directions. *J Neurophysiol.* 1999;81:319-333.

Inman VT. Functional aspects of the abductor muscles of the hip. *J Bone Joint Surg.* 1947;29:607-619.

Kingma I, Staudenmann D, van Dieen JH. Trunk muscle activation and associated lumbar spine joint shear forces under different levels of external forward force applied to the trunk. *J Electromyogr Kinesiol.* 2007;17:14-24.

Kluemper GT, Spalding PM. Realities of craniofacial growth modification. *Atlas Oral Maxillofac Surg Clin North Am.* 2001;9:23-51.

Konrad GG, Jolly JT, Labriola JE, McMahon PJ, Debski RE. Thoracohumeral muscle activity alters glenohumeral joint biomechanics during active abduction. *J Orthop Res.* 2006;24:748-756.

Kursa K, Lattanza L, Diao E, Rempel D. In vivo flexor tendon forces increase with finger and wrist flexion during active finger flexion and extension. *J Orthop Res.* 2006;24:763-769.

Labriola JE, Lee TQ, Debski RE, McMahon PJ. Stability and instability of the glenohumeral joint: the role of shoulder muscles. *J Shoulder Elbow Surg.* 2005;14:32S-38S.

Majima M, Horii E, Matsuki H, Hirata H, Genda E. Load transmission through the wrist in the extended position. *J Hand Surg Am.* 2008;33:182-188.

Mizuno Y, Kumagai M, Mattessich SM, et al. Q-angle influences tibiofemoral and patellofemoral kinematics. *J Orthop Res.* 2001;19:834-840.

Nozaki D, Nakazawa K, Akai M. Muscle activity determined by cosine tuning with a nontrivial preferred direction during isometric force exertion by lower limb. *J Neurophysiol.* 2005;93:2614-2624.

Oizumi N, Tadano S, Narita Y, Suenaga N, Iwasaki N, Minami A. Numerical analysis of cooperative abduction muscle forces in a human shoulder joint. *J Shoulder Elbow Surg.* 2006;15:331-338.

Pataky TC, Latash ML, Zatsiorsky VM. Prehension synergies during nonvertical grasping, I: experimental observations. *Biol Cybern.* 2004;91:148-158.

Pataky TC, Latash ML, Zatsiorsky VM. Prehension synergies during nonvertical grasping, II: Modeling and optimization. *Biol Cybern.* 2004;91:231-242.

Pearlman JL, Roach SS, Valero-Cuevas FJ. The fundamental thumb-tip force vectors produced by the muscles of the thumb. *J Orthop Res.* 2004;22:306-312.

Sharkey NA, Marder RA. The rotator cuff opposes superior translation of the humeral head. *Am J Sports Med.* 1995;23:270-275.

Snodgrass SJ, Rivett DA, Robertson VJ. Manual forces applied during posterior-to-anterior spinal mobilization: a review of the evidence. *J Manipulative Physiol Ther.* 2006;29:316-329.

Snodgrass SJ, Rivett DA, Robertson VJ, Stojanovski E. Forces applied to the cervical spine during posteroanterior mobilization. *J Manipulative Physiol Ther.* 2009;32:72-83.

Staudenmann D, Potvin JR, Kingma I, Stegeman DF, van Dieen JH. Effects of EMG processing on biomechanical models of muscle joint systems: sensitivity of trunk muscle moments, spinal forces, and stability. *J Biomech.* 2007;40:900-909.

Ueki K, Nakagawa K, Takatsuka S, Yamamoto E, Laskin DM. Comparison of the stress direction on the TMJ in patients with class I, II, and III skeletal relationships. *Orthod Craniofac Res.* 2008;11:43-50.

Valero-Cuevas FJ, Johanson ME, Towles JD. Towards a realistic biomechanical model of the thumb: the choice of kinematic description may be more critical than the solution method or the variability/uncertainty of musculoskeletal parameters. *J Biomech.* 2003;36:1019-1030.

van Eijden TM, Kouwenhoven E, Verburg J, Weijs WA. A mathematical model of the patellofemoral joint. *J Biomech.* 1986;19:219-229.

Yanagawa T, Goodwin CJ, Shelburne KB, Giphart JE, Torry MR, Pandy MG. Contributions of the individual muscles of the shoulder to glenohumeral joint stability during abduction. *J Biomech Eng.* 2008;130:021024.

Zatsiorsky VM, Latash ML. Prehension synergies. *Exerc Sport Sci Rev.* 2004;32:75-80.

제 4 장

평형 (Equilibrium)

학습목표

1. 평형의 2가지 조건을 설명한다.
2. 고정 물체에 작용하는 여러 가지 힘들의 결합을 그려 본다.
3. 고정활차와 가동활차를 구분한다.
4. 3종류 지렛대를 구분한다.
5. 인체, 임상적 상황, 그리고 일상생활에서 나타날 수 있는 지렛대의 예들을 제시한다.
6. 2가지 평형 조건을 이용하여 문제를 풀어본다.

정적 평형 (Static Equilibrium)

뉴톤의 1 법칙에 따르면, 정지된 물체는 외적 힘이 적용되지 않는 한 계속 정지해 있으려는 성질을 가지고 있다고 한다. 뉴톤의 1 법칙이 정적 평형의 기본이다. 정역학(statics)은 정지된 물체를 다루는 학문이다. 움직임 상태를 변화시키기 위해 물체를 밀거나 당기는 것이 힘이라는 사실을 명심해야 한다. 물체가 평형 상태에 있기 위해서는, 물체에 작용하는 모든 힘의 합과 모멘트의 합이 "0"이 되어야 하는데, 이것들이 정적 평형의 2가지 조건이고 본 단원에서 다루어질 것이다.

평형의 첫 번째 조건 (First Condition of Equilibrium)

정적 평형의 첫 번째 조건은 물체에 작용하는 모든 힘의 합은 "0" 이다($\Sigma F = 0$). 이 방정식은 종종 물체에 작용하는 힘의 크기, 작용선 및 방향을 알아내기 위해 이용된다. 힘들이 공선에 있거나 공면에 있으면, 그래픽 방법과 수학적 방법은 힘의 합성과 분해 과정과 비슷하다. 2개 힘의 합성을 그래픽 방법으로 풀이할 때(그림 4-1A), 합성 힘은 원점에 화살표머리를 배치하고, 마지막 힘의 화살표머리에 자신의 화살표머리를 배치한다(그림 4-1B). 평형의 첫 번째 조건에 있어서, 합성 힘은 평형력(equilibrant)이라고 불리는 벡터로 대체된다. 평형력은 합성 힘과 동일한 크기와 동일한 작용선을 가지고 있지만, 방향은 반대이다. 평형력을 그래픽으로 그리기 위해서는, 평형력의 꼬리를 마지막 힘의 머리부분에 붙이고, 자신의 머리부분을 원점에 위치시켜야 한다(그림 4-1C). 화살표들이 힘의 꼬리부분에 머리를 붙이고 원점에서 끝난다면, 완전한 다각형이 형성되고, 그들 힘의 합은 "0"이 된다.

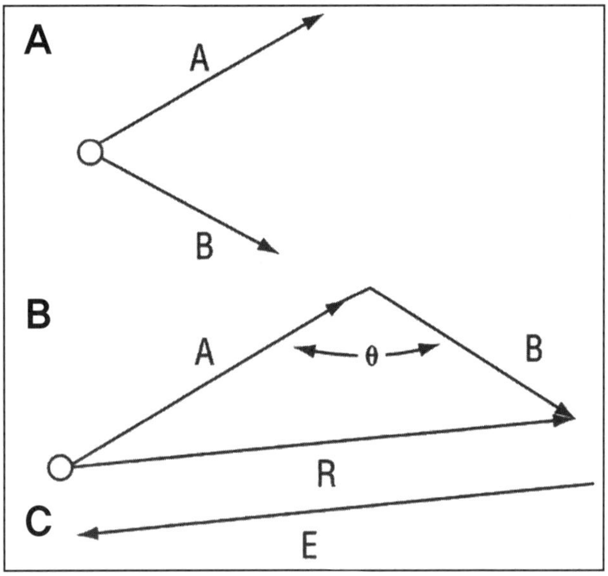

그림 4-1. 2개 힘의 그래픽은 합성 힘과 평형력을 보여주고 있다.

앞의 단원에서, 선형 힘 시스템이 소개되었다. 모든 힘들은 동일선상에 위치하고 같은 면상에 위치한다. 각각 10 lb와 5 lb인 2개의 덤벨을 유지하고 있는 수직 선반의 문제를 풀이했다. 그들의 합성 힘은 아래쪽 방향으로 15 lb를 당겼다. 이런 무게를 지탱하기 위해서는 무게선반이 얼마의 힘을 발휘해야 하는가? 평형에 대한 해답은 평형력 혹은 크기와 작용선은 같고 방향이 반대인 힘이다(그림 4-2). 평형력은 수직 위쪽방향으로 작용하는 15 lb이다. 공점 시스템에서의 평형력은 합성 힘과 비교해 볼 때, 크기와 작용선은 같지만, 방향은 반대이다.

수학적으로 평형 문제를 풀이하기 위해서는, 모든 힘과 거리를 정확하게 그려야 하는데, 이런 그림을 자유물체도(free body diagram)라고 한다. 평형의 첫 번째 조건을 수학적으로 풀이하기 위해서는, 위쪽으로 올라가거나 오른쪽으로 향하는 힘을 (+)라고 하고, 아래쪽으로 내려가거나 왼쪽으로 향하는 힘을 (–)라고 설정해야 한다. 부호에 대한 이런 규칙은 우리들이 수학적 풀이를 할 때, 크기, 작용선 및 방향을 결정하는데 도움을 준다.

예제 (examples)

탁자 위에 놓인 상자가 20 lb의 힘을 아래 방향으로 누르고 있다고 가정하자(그림 4-3). 뉴톤의 3법칙에 따르면, 동등한 힘이 상자에도 작용을 한다. 평형의 첫 번째 법칙은 다음과 같이 이 법칙을 증명할 수 있다 :

$$\Sigma F = 0$$

$$\Sigma F = (-20 \text{ lb}) + R = 0$$

$$-20 \text{ lb} + R = 0$$

$$R = 20 \text{ lb}$$

문제의 수학적 해법은 위쪽 방향으로 작용하는 반응력이 20 lb임을 보여주고 있다.

피크닉에서 이루어지는 줄다리기는 수평으로 작용한 비슷한 문제 풀이를 보여준다(그림 4-4).

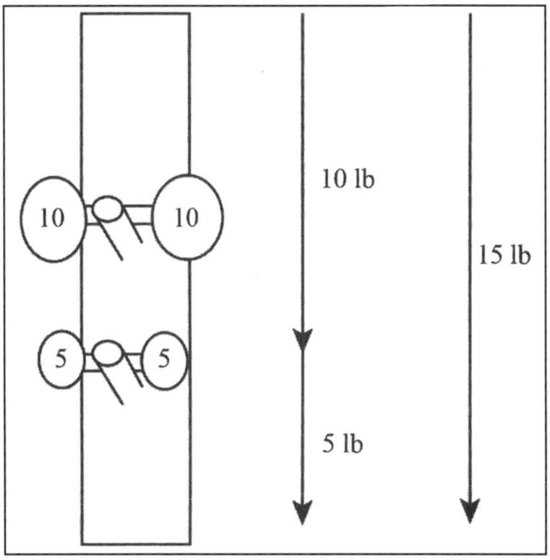

그림 4-2. 선반에 놓인 무게들의 선형 힘 시스템.

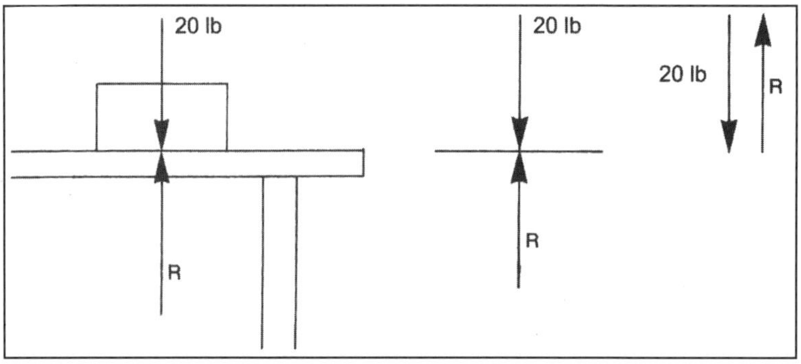

그림 4-3. 탁자 위에 놓인 상자의 선형 힘 시스템.

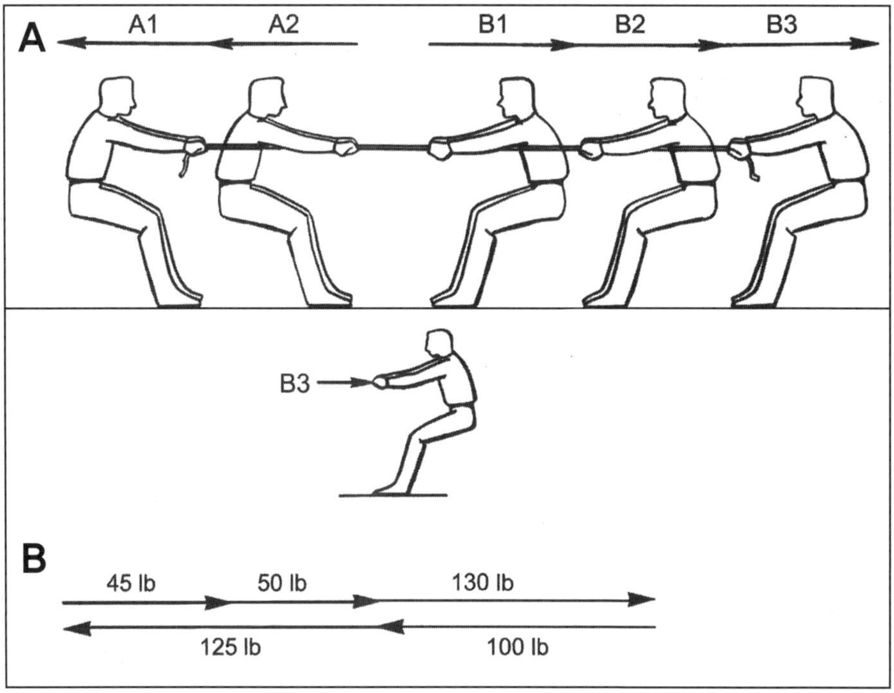

그림 4-4. 줄다리기는 수평 선형 힘 시스템을 보여주고 있다.

A팀은 각각 100 lb(A1)와 125 lb(A2)를 왼쪽으로 당기는 2명으로 구성되어 있고, B팀은 총 3명으로서 45 lb를 오른쪽으로 당기는 B1와 50 lb를 오른쪽으로 당기는 B2, 그리고 힘을 알 수 없는 B3로 구성되어 있다. B팀이 A팀과 동일한 힘을 가지려면, B3은 얼마나 힘을 발휘해야 하는가?

이 문제의 수학적 풀이는 다음과 같다 :

$$\Sigma F = 0$$
$$[(45\ \text{lb}) + (50\ \text{lb}) + (B3)] + [(-100\ \text{lb}) + (-125\ \text{lb})] = 0$$
$$[95\ \text{lb} + B3] - [225\ \text{lb}] = 0$$
$$B3 - 130\ \text{lb} = 0$$
$$B3 = 130\ \text{lb}$$

B팀이 A팀과 평형을 맞추기 위해서는 B3이 130 lb를 오른쪽으로 당겨야 한다.

그림 4-5는 10 lb되는 팔의 무게를 가진 사람이 어깨관절을 벌림하지 않은 채, 손에 5 lb 무게를 들고 있는 그림이다. 이때 가시위근은 위팔뼈를 수평으로 20 lb로 당기고 있다. 이때 위팔뼈머리에 대한 관절오목의 관절반응력은 얼마나 되겠는가?

이 문제는 위쪽과 아래쪽으로, 그리고 왼쪽과 오른쪽으로 작용하는 힘들을 가지고 있다. 그래서 수직힘(y 방향)과 수평 힘(x 방향)을 시각화하기 위해, 우리는 그림으로 힘들을 묘사할 필요가 있다(그림 4-5A).

$$\Sigma F_y = 0$$
$$(-5\ \text{lb}) + (-10\ \text{lb}) + F = 0$$
$$(-15\ \text{lb}) + F = 0$$
$$F = 15\ \text{lb}$$
$$\Sigma F_x = 0$$
$$(-20\ \text{lb}) + F = 0$$
$$F = 20\ \text{lb}$$
$$R^2 = F_y{}^2 + F_x{}^2 - 2F_yF_x\cos\Theta$$
$$R^2 = (20\ \text{lb})^2 + (15\ \text{lb})^2 - (2)(20\ \text{lb})(15\ \text{lb})(\cos 90^\circ)$$
$$R^2 = 400\ \text{lb} + 225\ \text{lb} + 0\ \text{lb}$$
$$R^2 = 625\ \text{lb}$$
$$R = 25\ \text{lb}$$
$$\frac{F_x}{F_y} = \tan\Theta$$
$$\frac{15\ \text{lb}}{20\ \text{lb}} = \tan\Theta$$
$$0.75 = \tan\Theta$$

수평으로부터 36.87° 에서 작용할 때, 오목위팔관절에서의 반응력은 25 lb이다.

활차 (pulleys)

활차는 작용선을 변화시키거나 하중을 움직이는 힘의 크기를 감소시키기 위해 적용된다. 활차는 기본적으로 2가지 종류이다 : 고정활차와 가동활차(그림 4-6).

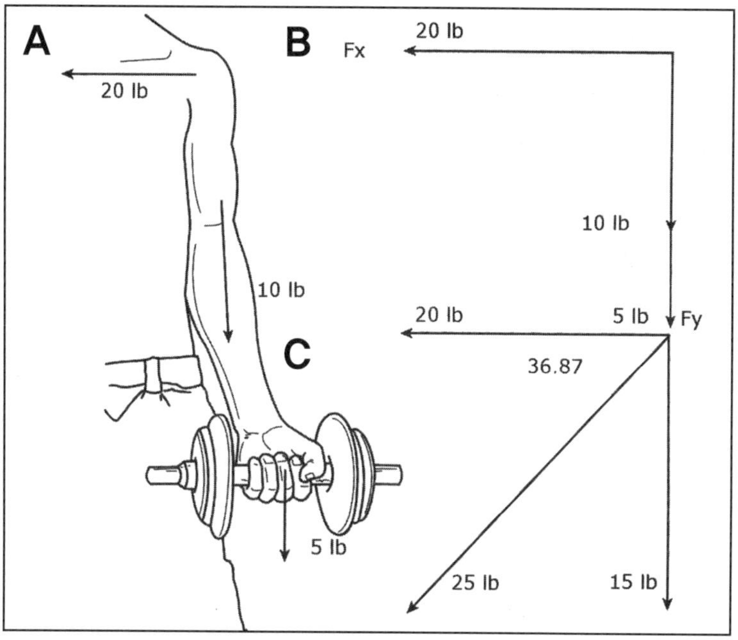

그림 4-5. 어깨에 작용하는 공점 힘 시스템.

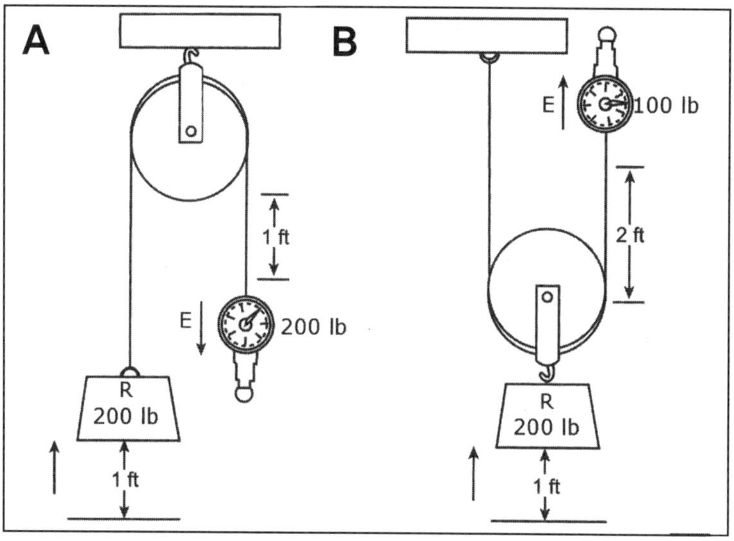

그림 4-6. 활차는 평행 힘 시스템을 보여준다. **(A)** 고정활차. **(B)** 가동활차.

고정활차 (fixed pulley)

고정 지지대에 부착된 활차를 고정활차라고 한다(그림 4-6A). 고정활차는 작용선과 힘의 방향을 바꾸는데 이용된다. 50 lb의 무게가 줄에 매달려 있다고 생각해 보자(그림 4-7). 사람은 줄에 매달린 50 lb를 위쪽으로 당김으로써 그 물체를 끌어올릴 수 있을 것이다. 그러나 고정활차를 이용해 그 물체를 끌어

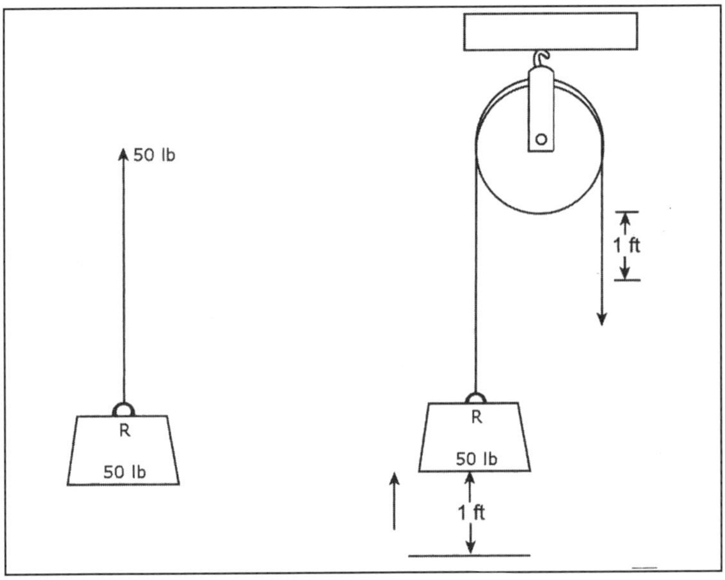

그림 4-7. 작용선과 힘의 방향을 바꾸기 위해 고정활차가 이용된다.

올리려면, 50 lb의 힘으로 줄을 아래 방향으로 잡아당기면 된다. 그래서 사람은 팔의 힘을 사용하지 않고 자신의 체중을 이용하여 물체를 쉽게 끌어올릴 수 있다. 어떤 상황에서든, 항상 줄(cord)은 부착된 물체에 의해 제공되는 하중을 전달한다. 고정활차는 물체를 움직이는 데 필요한 힘의 크기를 감소시키지 못한다. 그러나 사람들은 자신이 선호하는 자세로 물체에 힘을 적용할 수 있다. 가끔 2개 이상의 고정활차가 힘의 방향을 바꾸는데 이용되기도 한다.

예제 : 치료사가 클라이언트에게 목뼈 견인을 제공하고 있다고 가정해 보자(그림 4-8). 머리 무게는 10 lb이고, 치료사는 목 뒤쪽의 연부조직에 15 lb의 힘을 적용하고 싶어 한다. 견인 장치는 수직으로 당길 수 있는 하니스 코드(harness cord)를 가지고 있다. 이때 줄(cord)에 적용될 수 있는 힘의 크기는 얼마인가?

$$\Sigma F_y = 0$$
$$(-10\text{ lb}) + (-15\text{ lb}) + F_y = 0$$
$$(-25\text{ lb}) + F_y = 0$$
$$F_y = 25\text{ lb}$$

어느 정도의 목 굽힘을 제공하기 위해, 견인 장치가 수직으로부터 20°의 각도로 매달린 하니스 코드를 가지고 있다고 가정해 보자(그림 4-9). 이 상황에서 줄에 적용되는 힘을 얼마나 되겠는가?

$$F_y = 25\text{ lb}$$
$$\frac{F_y}{F} = \cos 20°$$
$$\frac{F_y}{\cos 20°} = F$$
$$\frac{25\text{ lb}}{0.866} = F$$
$$F = 26.6\text{ lb}$$

연부조직에서 15 lb의 장력을 얻는데 요구되는 힘은 26.6 lb이다. 줄이 활차 주위를 지나갈 때, 힘이 활차와 활차 부착점에 적용된다. 20° 의 각도로 작용하는 활차 시스템에서는, 수평 힘과 수직 힘이 활차에 작용하고 있다. 이런 견인 장치에서는, 얼마의 힘이 고정활차에 적용되겠는가?

이 문제는 2가지 방법으로 풀이될 수 있다.

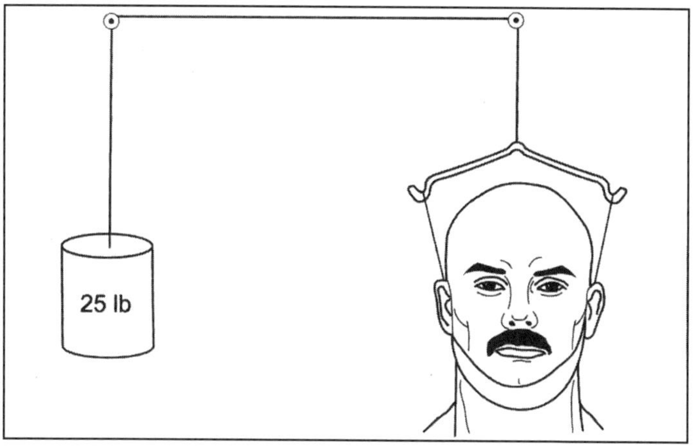

그림 4-8. 고정활차를 이용한 견인 시스템.

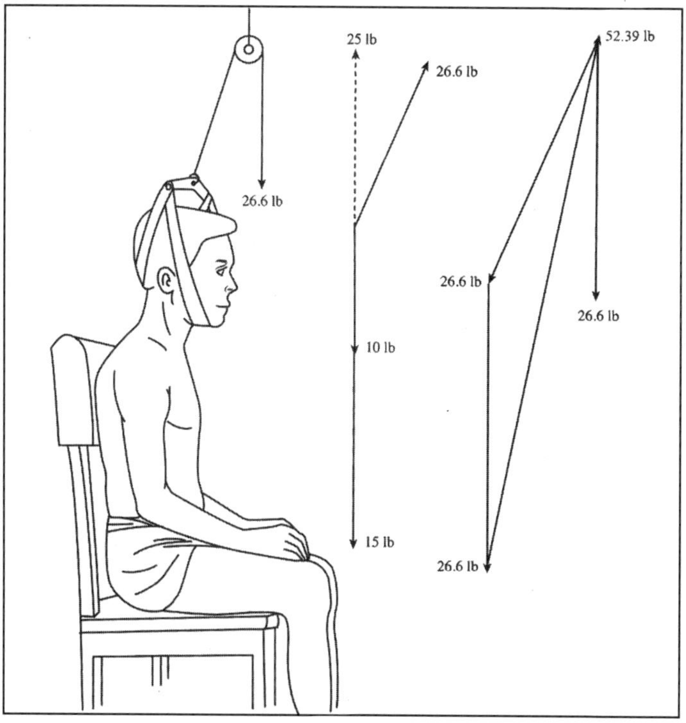

그림 4-9. 고정활차를 20° 로 유지한 견인 시스템.

첫 번째, 우리는 고정활차에 작용하는 2개의 힘이 동등하다는 것을 알고 있다. 2개의 힘이 동등하기 때문에, 20° 의 각도를 이등분하면 각각 10° 의 각도가 나온다. 문제 풀이는 다음과 같은 방법으로 힘의 분해를 이용해야 한다 :

$$F^2 = A^2 + B^2 - 2AB\cos\Theta$$

$$F^2 = (26.6\ lb)^2 + (26.6\ lb)^2 - (2)(26.6\ lb)(26.6\ lb)(\cos 160^\circ)$$

$$F^2 = 707.56\ lb + 707.56\ lb - (2)(26.6\ lb)(26.6\ lb)(-0.940)$$

$$F^2 = 707.56\ lb + 707.56\ lb + 1330.2$$

$$F^2 = 2745.33\ lb$$

$$F = 52.39\ lb$$

그래서, 활차 지지대에 대한 하중은 52.39 lb이다.

두 번째 방법은 아래와 같이 첫 번째 평형조건과 힘의 분해를 이용한다 :

$$\Sigma F_y = 0$$

$$(-25\ lb) + (-26.6\ lb) + F = 0$$

$$(-51.6\ lb) + F = 0$$

$$F_y = 51.6\ lb$$

$$\Sigma F_x = 0$$

$$(25 \sin 20^\circ) + F_x = 0$$

$$(25 \times 0.342) + F_x = 0$$

$$8.55 + F_x = 0$$

$$Fx = -8.55\ lb$$

$$F^2 = F_y{}^2 + F_x{}^2 - 2F_yF_x\cos\Theta$$

$$F^2 = (51.6\ lb)^2 + (-8.55\ lb)^2 - (2)(51.5\ lb)(-8.55\ lb)(\cos 90^\circ)$$

$$F^2 = 2662.56\ lb + 73.1\ lb + 0\ lb$$

$$F^2 = 2735.66\ lb$$

$$F = 52.3\ lb$$

$$\tan\Theta = \frac{F_x}{F_y}$$

$$\tan\Theta = \frac{-8.55\ lb}{51.6\ lb}$$

$$\tan\Theta = 0.1657$$

$$\Theta = 9.4^\circ \text{ with the vertical}$$

두 번째 풀이 방법으로 알아낸 힘의 크기는 각각 0.09 lb 이내이고, 작용선은 0.6° 이내이다. 명심해야 할 것은 활차에 작용하는 힘이 줄에 작용하는 힘보다 종종 크게 나타난다는 점이다.

고정활차의 예는 인체에서 많이 볼 수 있다. 예를 들어, 가쪽복사뼈와 같은 뼈융기 부위가 활차로써 작용하고, 힘줄이 활차시스템의 줄로 작용한다(그림 4-10). 넙다리뼈 관절융기는 활차로써 작용하고, 넙다리네갈래근의 힘줄과 무릎뼈가 줄로써 작용한다(그림 4-11). 많은 운동기구들이 무게에 대한 중력 하중의 방향을 바꾸기 위해 한 개 이상의 활차를 사용하고 있다(그림 4-12, 그림 4-13, 그림 4-14). 활차에 대한 힘을 아는 것은 매우 중요할 수 있다. 예를 들어, 넙다리뼈 관절융기와 같은, 인체 활차에 작용하는 힘은 무릎뼈연골연화증(chondromalacia patella)을 초래할 수 있다.

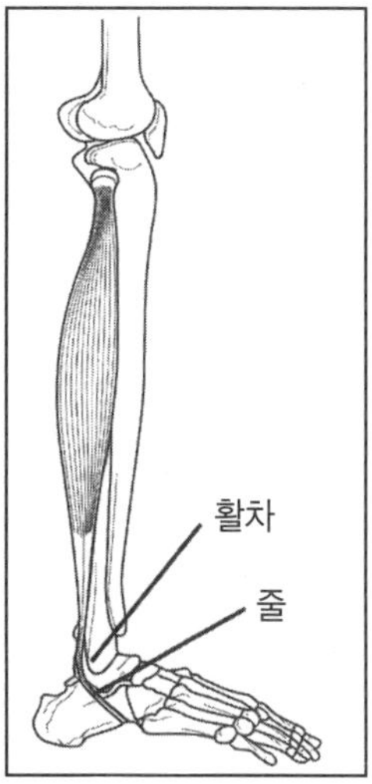

그림 4-10. 가쪽복사뼈는 활차로써 작용한다.

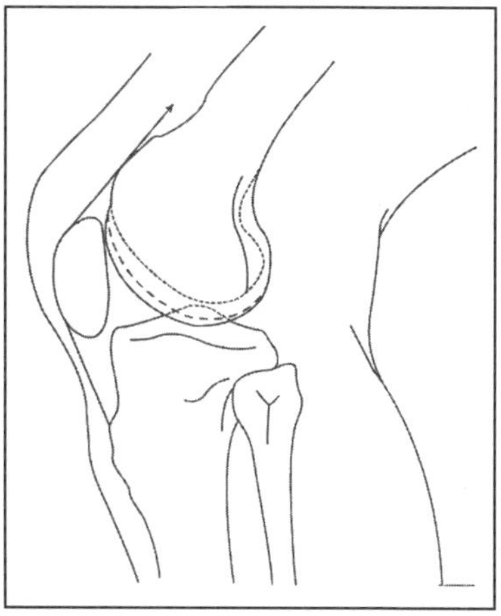

그림 4-11. 넙다리뼈관절융기는 활차로써 작용한다.

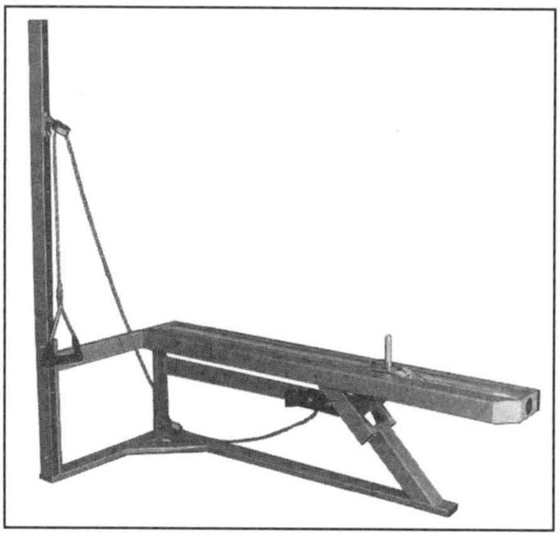

그림 4-12. Impulse Inertial Exercise Trainer에 달려 있는 활차. (출처 : Impulse Training Systems, Newnan, GA.)

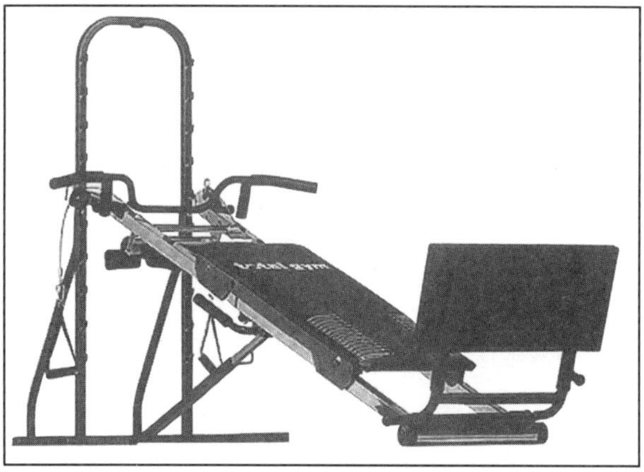

그림 4-13. Total Gym에 달린 활차. 출처 : Patterson Medical/Sammons Preston, Bolingbrook, IL.

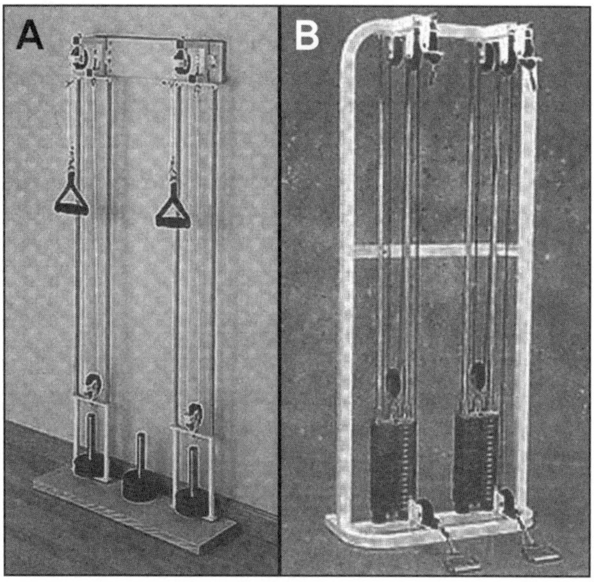

그림 4-14. 벽 활차의 여러 종류. 출처 : Patterson Medical/Sammons Preston, Bolingbrook, IL.

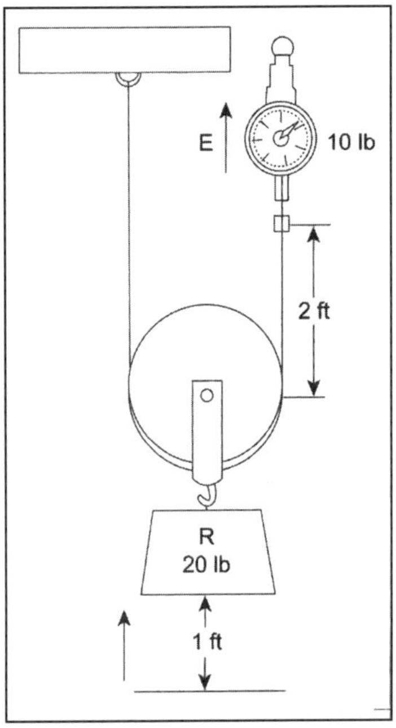

그림 4-15. 가동활차는 역학적 이득을 증가시키고, 물체를 움직이는데 필요한 힘을 줄이기 위해 사용된다.

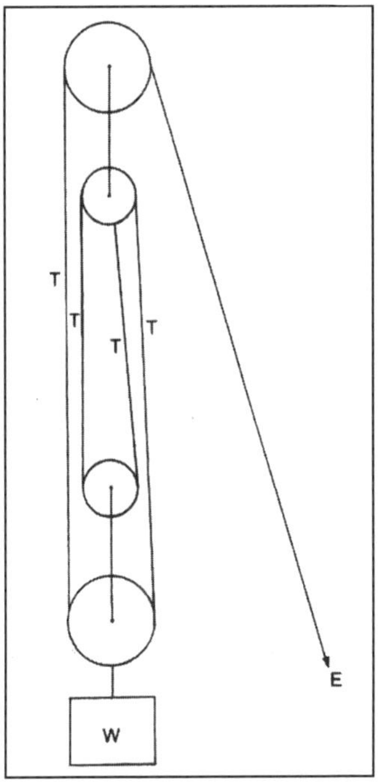

그림 4-16. 4개의 줄을 가진 가동활차.

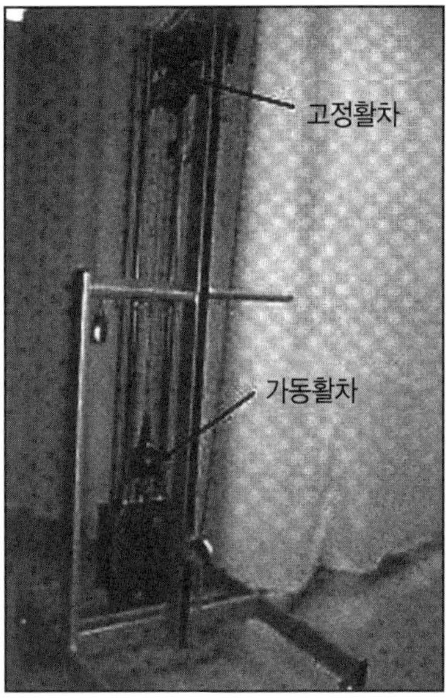

그림 4-17. 고정활차와 가동활차가 달린 운동기구.

가동활차 (moveable pulley)

가동활차는 일반적으로 물체를 움직이는데 필요한 힘의 크기를 줄이기 위해 이용된다. 그리고 가동활차는 작용선을 바꾸거나 힘의 방향을 바꾸는 데는 이용되지 않는다. 가동활차의 줄 한쪽 끝은 고정되고, 다른 쪽 끝에 힘이 적용된다. 하중은 움직임이 일어나는 활차에 부착된다(그림 4-15). 그러므로, 20 lb의 하중과 2개의 수직 줄을 가진 가동활차는 다음과 같이 줄에 작용하는 힘을 가질 것이다. 줄에 작용하는 힘은 마찰이 없는 활차 시스템에 작용하는 힘의 값과 동일하다는 것을 항상 기억해야 한다.

$$\Sigma F_y = 0$$
$$F_1 + F_2 + (-20\ \text{lb}) = 0$$
$$F_1 = F_2 = F$$
$$2F + (-20\ \text{lb}) = 0$$
$$2F = 20\ \text{lb}$$
$$F = 10\ \text{lb}$$

줄에 대한 힘은 10 lb이거나 하중의 절반이 된다. 가동활차의 단점은 적용된 힘이 하중보다 2배 이상이어야 하고, 또 적용된 힘이 하중 보다 2배 빠르게 움직여야 한다는 점이다. 가동활차의 역학적 이득은 지지하는 줄의 숫자에 의해 결정되거나, 줄에 적용된 힘으로 하중을 나누어줌으로써 결정될 수 있다. 앞의 예제에서의 역학적 이득은 2이다.

힘의 방향을 바꾸고 역학적 이득을 얻기 위해 고정활차와 가동활차를 결합시킬 수 있다(그림 4-16). 활차를 이용하는 많은 운동기구들은 고정활차와 가동활차를 결합시키고 있다(그림 4-17).

평형의 두 번째 조건 (Second Condition of Equilibrium)

많은 상황의 힘들은 공점을 이루지 않는다. 즉, 그 힘들은 같은 면상에서 작용하지만, 평행하게 작용한다. 이때의 힘 시스템을 평행 힘 시스템이라고 하고, 일반적인 힘 시스템의 특별한 경우이다. 일반적인 힘 시스템은 물체에 작용하는 힘들을 가지고 있지만, 그 힘들은 같은 선상도 공점도 아니고, 또 평행하게도 작용하지 않는다. 이런 경우, 그 힘들은 축을 중심으로 물체를 회전시키는 경향을 띤다. 물체가 회전하지 않고 정적 상태를 유지하고 있다면, 평형의 두 번째 조건을 따라야 한다. 즉, 물체에 작용하는 모든 토크의 합은 "0"이다($\Sigma M = 0$). 물체에 대한 모멘트는 축으로부터의 거리에다 힘을 곱한 것이다(그림 4-18). 힘 작용점으로부터의 거리(d)는 지렛대팔 혹은 모멘트팔로 불린다. 힘이 축을 통과하여 작용하지 않기 때문에, 축을 중심으로 물체가 회전을 하게 된다. 정적 평형을 유지하려면, 다른 모멘트들이 물체를 반대 방향으로 회전시켜야 한다(그림 4-19). 모멘트의 방향은 위쪽, 아래쪽, 왼쪽 및 오른쪽으로 향하지 않고, 시계방향과 반시계방향으로 방향을 이룬다. 공학자들은 반시계방향을 (+)로, 시계방향을 (−)로 수학적 분석의 규칙을 설정했다. 물체에 적용된 실제 모멘트를 알아내기 위해, 지렛대에 수직하는 힘성분(F_r)을 이용해야 한다(그림 4-20). 그러므로 모멘트는 힘에다 축으로부터의 수직거리를 곱한 것이다. 힘성분을 알아내는 능력은 물체에 작용하는 모멘트의 효과를 평가하는데 있어 필수적이다.

몇몇 상황의 모멘트 크기를 알아내는 방법은 작용점으로부터의 수직 힘성분(F_r)을 축으로부터의 거리(d)에다 곱하지 않고, 회전축(O)으로부터 수직되는 거리(d_1)에다 적용된 힘에 곱하면 된다(그림 4-21).

아래와 같은 방정식은 동일한 결과를 보여주고 있다.

구성 방법	**지렛대 방법**
모멘트 = $F_r \times d$	모멘트 = $F \times d_1$
$F_r = (F \times \cos\Theta)$	$d_1 = (d \times \cos\Theta)$
모멘트 = $(F \times \cos\Theta) \times d$	모멘트 = $F \times (d \times \cos\Theta)$

다른 방정식에 의해 결정된 모멘트는 같은 힘 F와 $\cos\Theta$를 가지고 있다.

힘 F와 힘성분 F_r사이의 각도가 Θ와 왜 동일한가(그림 4-22)?

삼각형 내각의 모든 합이 180°이기 때문에,

$$\Theta + 90^\circ + (\Phi) = 180^\circ;$$

$$\Phi = 180^\circ - 90^\circ - \Theta \text{ ; 그리고}$$

$$\Phi = 90^\circ - \Theta$$

힘 성분인 F_r은 지렛대에 수직을 이루는 힘이다. 그러므로, $90^\circ - \Phi = \Theta$

모멘트가 힘과 지렛대 길이의 산물이기 때문에, 지렛대에 대한 예측가능한 관계를 알 수 있다. 첫 번째의 지렛대팔이 두 번째 지렛대팔보다 2배 길다면, 첫 번째 지렛대팔에 적용되는 수직 힘성분은 두 번째 지렛대팔에 적용되는 힘의 크기에 절반이어야 한다. 평형의 두 번째 조건은 모멘트나 힘, 그리고 지렛대팔을 다루고 있다. 그러므로, 지렛대에 대한 지식은 매우 중요하다.

지렛대 (levers)

지렛대는 축을 중심으로 회전하는 강체 막대로 정의된다. 지렛대는 큰 하중을 움직이는데 적은 힘이 소요되는 역학적 이득(MA)을 제공할 수 있다. 지렛대의 역학적 이득을 결정하는 방법은 힘팔의 길이 (d_f)를 무게팔의 길이(d_1)로 나누면 된다(그림 4-23).

$$MA = \frac{d_f}{d_l}$$

지렛대는 하중 속도와 움직이는 거리를 증가시킬 수 있다. 3종류의 지렛대를 비교하려면 표 4-1을 참조하기 바란다.

그림 4-18. 축으로부터 거리(d)에 적용되는 힘(F). 모멘트 = F × d

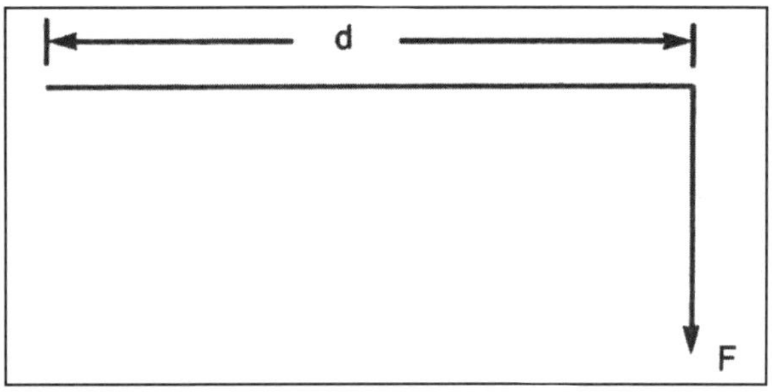

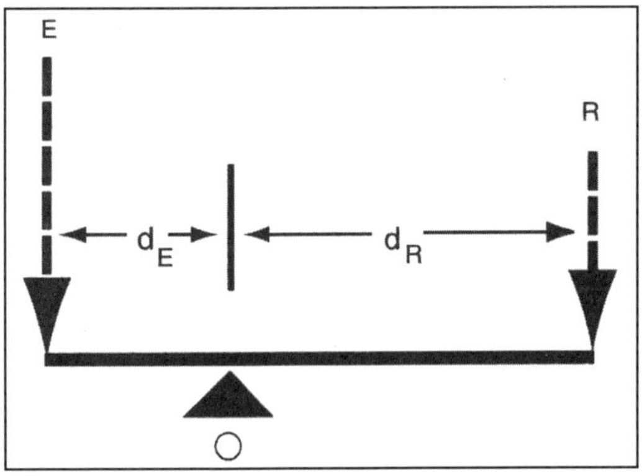

그림 4-19. 회전되지 않고 평형을 유지하기 위해서는 두 개의 모멘트가 필요하다.

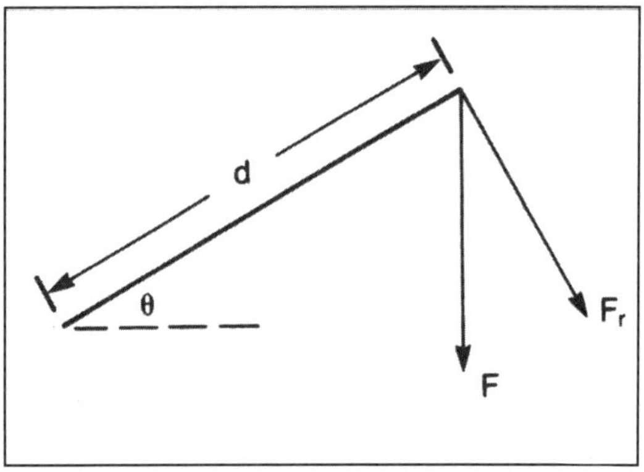

그림 4-20. 수직 힘성분(F_r)은 모멘트를 결정하는데 이용된다.

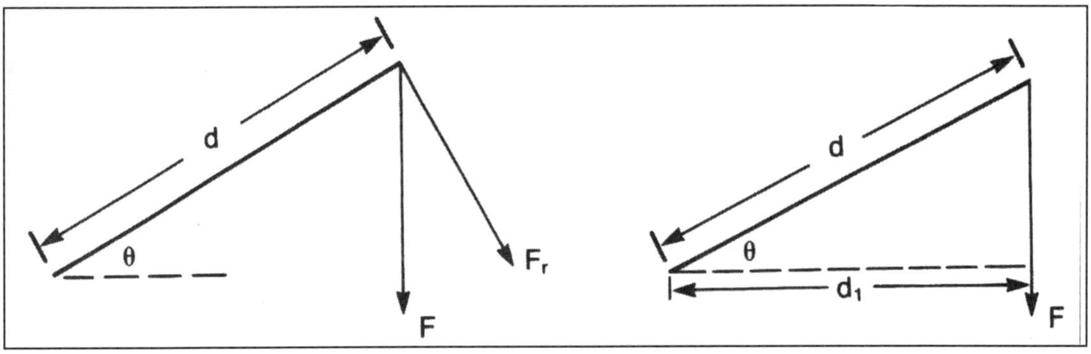

그림 4-21. 모멘트를 결정하는 2가지 방법. (A) 힘팔(d)에다 수직 힘성분(F_r)을 곱한다. (B) 힘(F)에다 수직거리(d_1)를 곱한다.

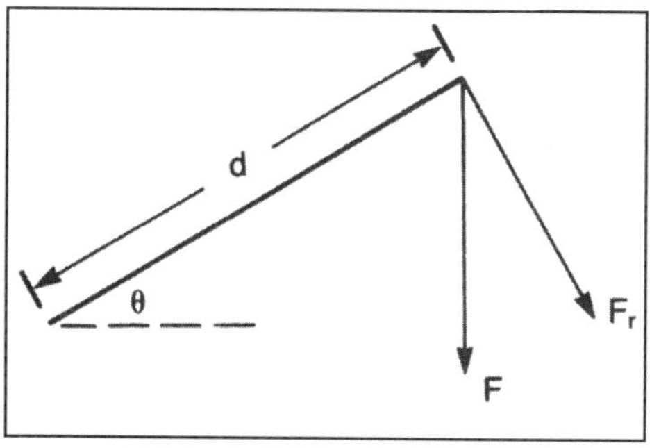

그림 4-22. 힘성분의 각도는 가로면과 지렛대가 이루는 각도와 동일하다.

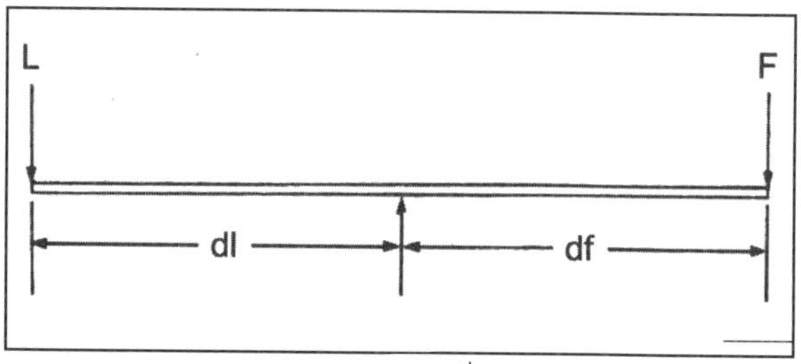

그림 4-23. 지렛대의 역학적 이득은 $\frac{d_f}{d_l}$에 의해 결정된다.

표 4-1

3종류의 지렛대 비교

지렛대 유형	d_f와 d_l의 비교**	MA	하중 속도에 대한 효과	하중이 움직이는 거리에 대한 효과	예
1형(FOL)*	d_f가 d_l과 같다.	= 1	같은 속도	같은 거리	시소
	d_f가 d_l 보다 길다.	> 1	느린 하중	하중이 덜 움직임	쇠지렛대
	d_f가 d_l 보다 짧다.	< 1	빠른 하중	하중이 많이 움직임	아래팔에 작용하는 위팔세갈래근, 넙다리뼈에 작용하는 중간볼기근
2형(OLF)*	d_f가 d_l 보다 더 길다.	> 1	느린 하중	하중이 덜 움직임	외발 손수레, 발꿈치 들기할 때의 장딴지근
3형(OFL)*	d_f가 d_l 보다 짧다.	< 1	빠른 하중	하중이 많이 움직임	아래팔에 작용하는 위팔두갈래근, 다리에 대한 뒤넙다리근

* 지렛대를 구성하는 요소의 위치 순서: F는 힘, O는 축, L은 하중

** d_f는 축과 힘팔사이의 거리이고, d_l은 축과 하중 사이의 거리이다.

1형 지렛대 (first-class levers)

지렛대는 단순하게 1형, 2형 및 3형으로 분류된다. 1형 지렛대는 FOL의 형태로써 두 힘(F, 힘과 L, 하중) 사이에 축이 위치한다(그림 4-24A). 힘팔(d_f)는 (d_l)과 같거나, 짧거나, 길 수 있다. 역학적 이득은 1보다 크거나, 같거나, 작을 수 있다. 1형 지렛대의 경우, 하중팔의 길이가 힘팔의 길이보다 길 수 있고, 혹은 하중팔과 힘팔의 길이가 같을 수도 있고, 혹은 하중팔의 길이가 힘팔의 길이보다 짧을 수도 있다. 그리고 하중은 힘 보다 느리게 움직일 수도 있고, 빠르게 움직일 수도 있고, 혹은 같은 속도로 움직일 수 있다. 힘의 작용점이 하중의 작용점보다 축으로부터 거리가 4배나 된다면, 그 하중을 유지하는데 필요한 힘의 크기는 1/4만 있으면 된다(그림 4-25). 이때 지렛대의 역학적 이득은 4가 될 것이다. 어떤 힘은 축을 중심으로 지렛대를 시계방향으로 회전시키려 하고, 또다른 힘은 반시계방향으로 회전시키려 한다. 움직이려 할 때는, 힘이 하중보다 4배나 더 많이 움직여야 한다. 힘의 작용점은 하중의 작용점보다

4배나 더 빠르게 움직일 것이다. 축에서의 반응력을 잊어서는 안되는데, 이런 경우 축에 대한 반응력은 적용된 힘보다 4배나 클 것이다. 축 반응력은 적용된 힘의 합에다 하중을 더하는 것과 같을 것이다.

평행 힘 시스템에서 축 반응력을 결정하기 위해서는 평형의 첫 번째 조건을 이용한다. 앞의 상황에서, 하중이 400 lb 이라면, 적용된 힘은 100 lb일 것이다(그림 4-25 참조). 축에서의 힘은 다음과 같이 계산될 수 있다 :

$$\Sigma F_y = 0$$
$$(-400 \text{ lb}) + (-100 \text{ lb}) + A = 0$$
$$-500 + A = 0$$
$$A = 500 \text{ lb}$$

그림 4-24. 3종류의 지렛대. (A) 힘과 하중 사이에 축이 있는 1형 지렛대. (B) 힘과 축 사이에 하중이 있는 2형 지렛대. (C) 하중과 축 사이에 힘이 있는 3형 지렛대.

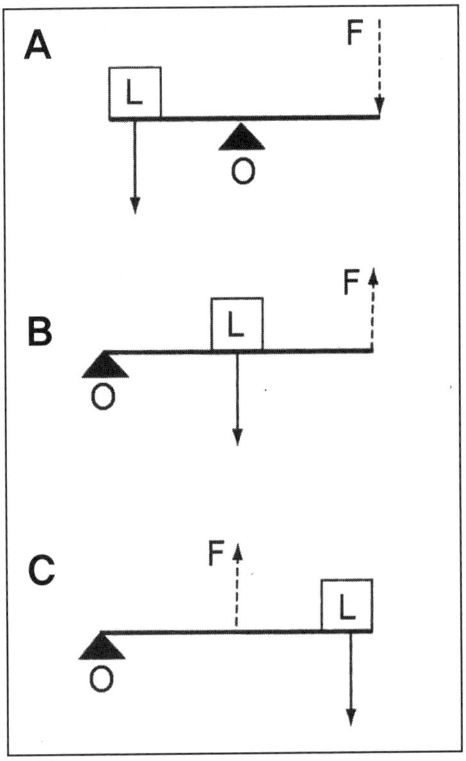

이 경우에서, 회전축의 힘은 수직 작용선을 따라 위쪽 방향으로 500 lb가 작용할 것이다.

1형 지렛대의 예로는, 시소(그림 4-26), 머리(그림 4-27), 그리고 아래팔(그림 4-28)이 있다.

2형 지렛대 (second-class levers)

2형 지렛대(OLF)는 축(O)과 힘(F) 사이에 하중이 위치한다. 이 경우, 힘의 크기는 하중보다 항상 작고, 힘팔의 길이는 하중팔의 길이보다 항상 길다. 그러므로, 역학적 이득은 항상 1보다 크다. 힘의 움직인 거리와 속도는 그림 4-24B에서 보듯이 하중의 움직인 거리와 속도 보다 항상 크다. 단지 3개의 힘이

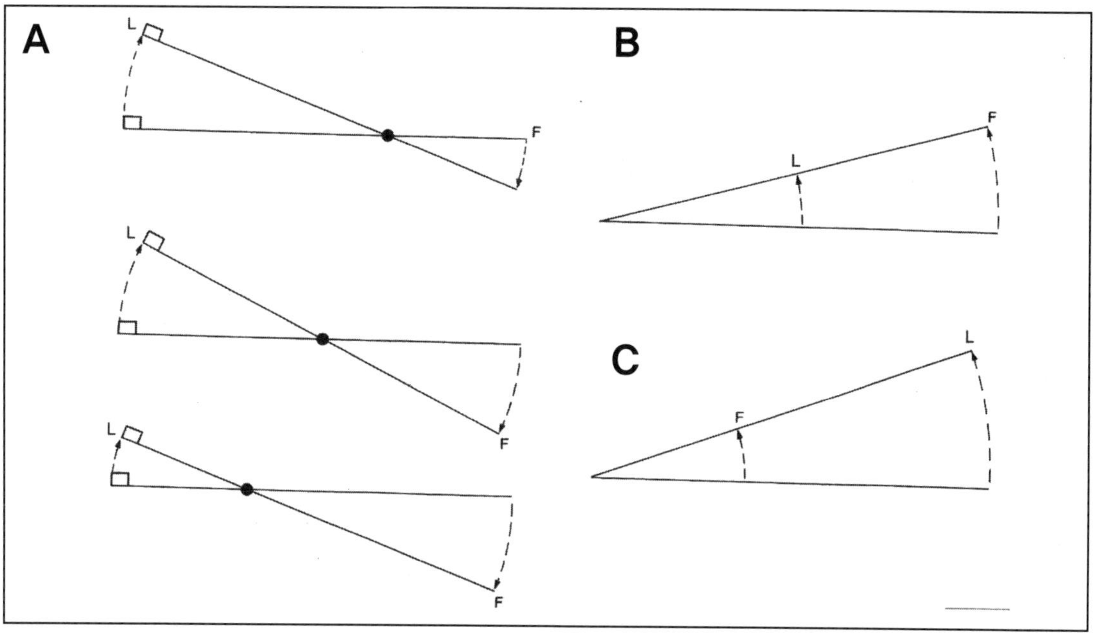

그림 4-25. 1형 지렛대가 1 이상의 역학적 이득을 가지려면, 힘이 움직이는 거리가 하중이 움직이는 거리보다 짧아야 한다. 1형 지렛대가 1의 역학적 이득을 가지려면, 힘이 움직이는 거리가 하중이 움직이는 거리와 같아야 한다. 1형 지렛대가 1 미만의 역학적 이득을 가지려면, 힘이 움직이는 거리가 하중이 움직이는 거리보다 길어야 한다. 2형 지렛대의 경우, 힘이 움직인 거리와 속도는 하중이 움직인 거리와 속도 보다 항상 클 것이다. 3형 지렛대의 경우, 힘이 움직인 거리와 속도는 하중이 움직인 거리와 속도 보다 항상 작을 것이다.

관련되면, 축 반응력의 크기는 하중의 것 보다 항상 작을 것이다. 외발손수레가 2형의 좋은 예이다 (그림 4-29).

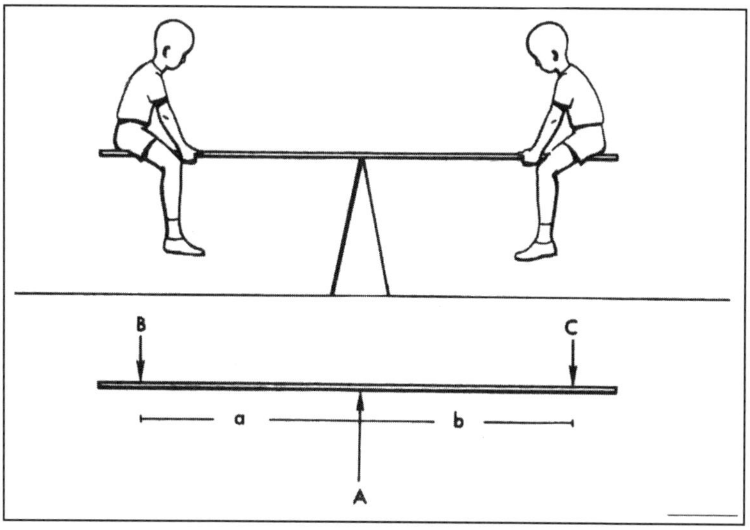

그림 4-26. 시소는 1형 지렛대로 작용한다. 힘 B는 지렛대를 반시계방향으로 회전시키려하고, 힘 C는 지렛대를 시계방향으로 회전시키려 한다. 힘 A는 힘 B와 힘 C의 결합 힘과 동등한 힘이며, 윗방향으로 작용한다.

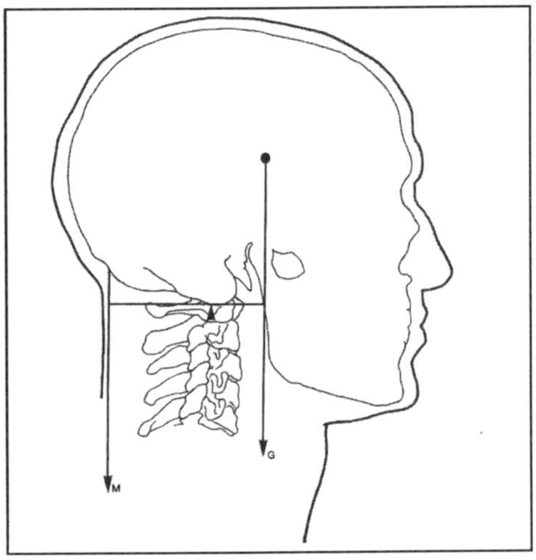

그림 4-27. 고리뼈에 대한 머리는 1형 지렛대로 작용한다.

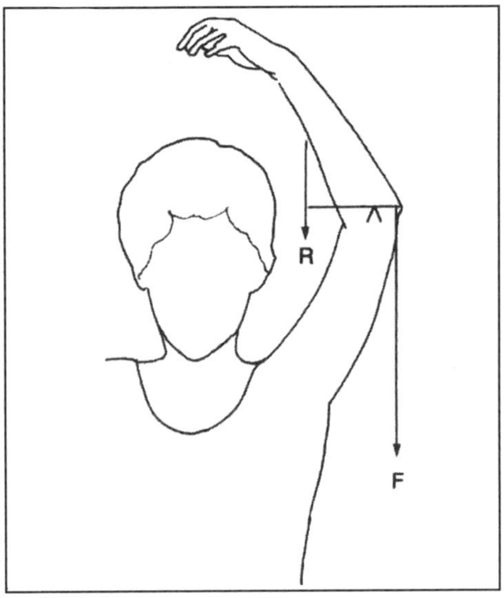

그림 4-28. 아래팔은 1형 지렛대로 작용한다.

그림 4-29. 외발손수레는 2형 지렛대로 작용한다.

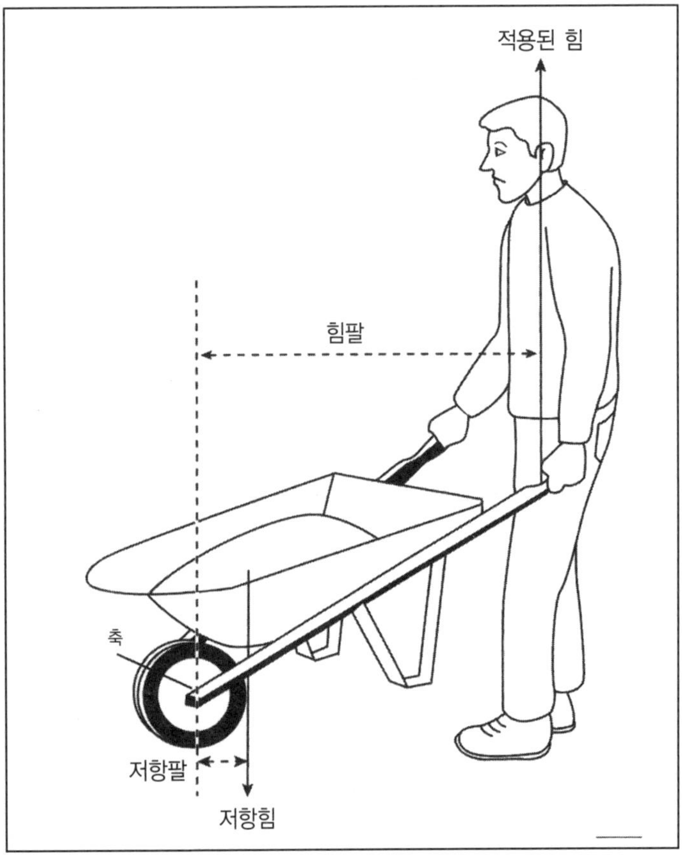

3형 지렛대 (third-class levers)

3형 지렛대(OFL)는 하중(L)과 축(O) 사이에 힘(F)이 존재한다(그림 4-24C 참조). 이 경우, 힘의 크기는 하중보다 항상 크고, 역학적 이득은 항상 1보다 작다. 그림 4-25C에서 보듯이 하중은 힘 보다 항상 더 멀리 그리고 빠르게 움직인다. 야구공을 던지고, 축구공을 차고, 손에 물건을 들고 있는 경우와 같이, 인체의 많은 경우가 3형 지렛대로 작용한다. 단지 3개 힘만이 관련된다면, 축에서의 반응력 크기는 적용된 힘의 것보다 작을 것이다. 아래팔은 3형 지렛대의 예이다.

종종 지렛대들은 직선의 강체 막대로 간주되지만, 못을 빼는 장도리(그림 4-31) 혹은 넙다리뼈에 작용한 중간볼기근(그림 4-32)과 같은 경우의 지렛대는 휘어진 경우도 있다. 휠과 액슬 혹은 크랭크와 액슬(그림 4-33)은 나사드라이버(그림 4-34)나 위팔뼈에 작용하는 작은원근(그림 4-35)과 같은 회전 지렛대처럼 작용한다.

지렛대 분류에 대한 지식은 반듯이 필요한 것은 아니지만, 힘, 지렛대팔, 역학적 이득 등을 이해하는데 도움을 준다. 지렛대의 상황은 지렛대 길이와 적어도 하나의 힘(대개 하중)에 대한 정보를 제공할 것이다. 가장 기본적인 상황은 3개의 평행 힘이 존재하는 것으로서 그들의 작용점은 제시되지만, 3개의 힘 중에서 1개 힘의 크기만이 제시된다.

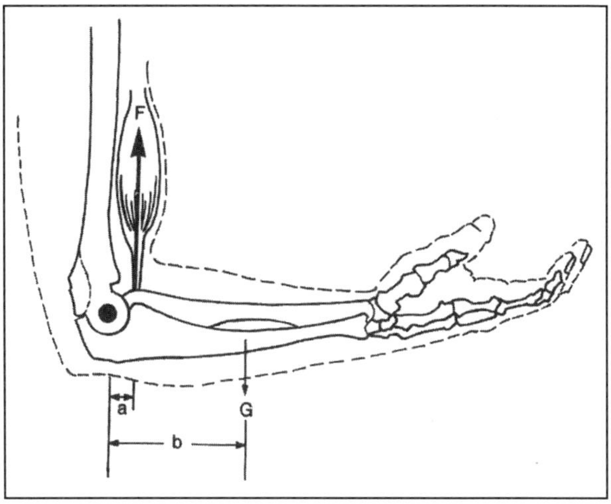

그림 4-30. 아래팔은 3형 지렛대로 작용한다.

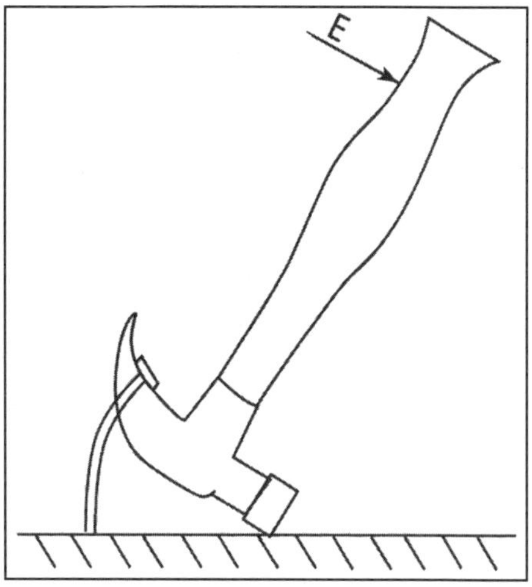

그림 4-31. 장도리는 굽힘 지렛대로 작용한다.

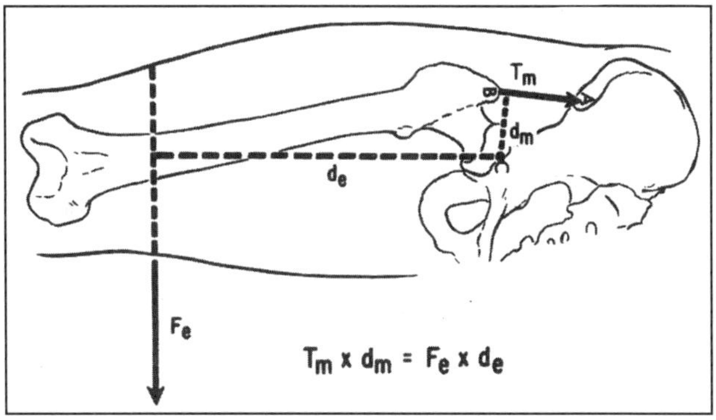

그림 4-32. 넙다리뼈는 굽힘 지렛대로 작용한다.

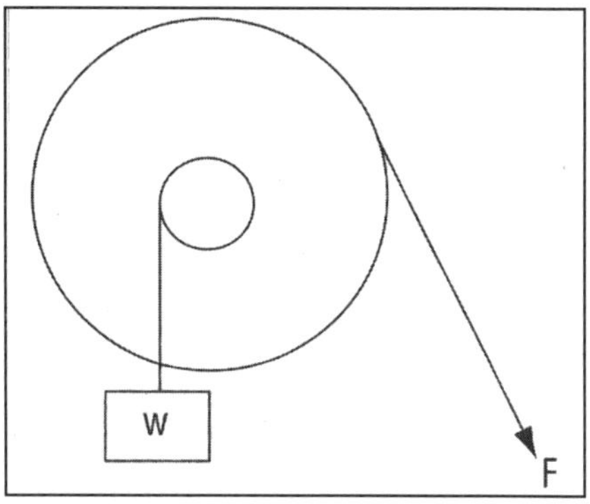

그림 4-33. 휠과 액슬은 회전 지렛대로 작용한다.

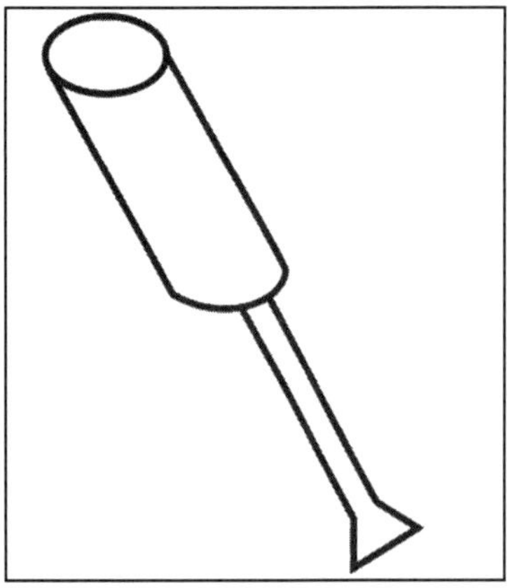

그림 4-34. 드라이버는 회전 지렛대로 작용한다.

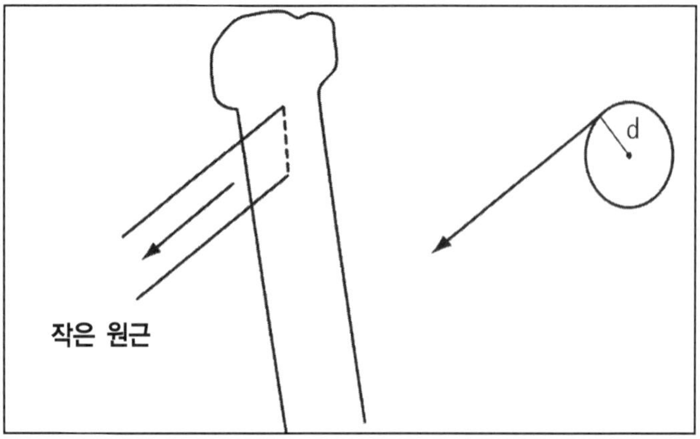

그림 4-35. 작은원근은 위팔뼈에 대해 회전 지렛대로 작용한다.

예제 (examples)

힘의 평행 시스템 (parallel systems of forces)

사람이 아래팔을 수평자세로 유지하고 있다(그림 4-36). 아래팔과 손의 무게는 10 파운드이고 팔꿉관절로부터 분절 무게 중심이 6인치 떨어져 있다. 팔꿉관절 굽힘근은 팔꿉관절로부터 2인치 떨어져 붙어 있다. 이 자세를 유지하는데 어떤 팔꿉관절 굽힘근이 작용하는가? 팔꿉관절의 관절반응력은 얼마인가? 이 문제를 해결하기 위해서는, 모든 힘들과 길이를 표현하는 자유물체도를 그려야 한다(그림 4-37). 이 문제를 풀기 위해, 두 번째 평형조건($\Sigma M = 0$)을 먼저 이용해야 한다.

$$\Sigma M = 0$$

관절반응력 모멘트 + 근육 모멘트 + 신체분절 모멘트 = 0

$$(Jdj) + (Mdm) + (Wdw) = 0$$

이 문제는 2개의 미지수와 1개의 방정식을 가지고 있다. 그러나 만약 관절이 축이라면, 관절모멘트 (Jdj)는 "0"이 된다.

$$(J \times 0\ in) + (M \times 2\ in) + (10\ lb \times 6\ in) = 0$$

$$0 + (M \times 2\ in) + (60\ in \cdot lb) = 0$$

$$M \times 2\ in = 60\ in \cdot lb$$

$$M = \frac{60\ in \cdot lb}{2\ in}$$

$$M = 30\ lb$$

그러므로, 아래팔과 손을 수평위치로 유지하는데 요구되는 근육의 힘은 30 lb이다. 관절반응력은 평형의 첫 번째 조건 방정식($\Sigma F = 0$)을 통해 계산될 수 있다. 이 상황에서, 모든 힘들은 평행을 이루고 있고, y축을 따라 수직으로 작용하고 있다. 수평의 힘, 즉 F_x는 관련되지 않는다. 그러므로,

$$\Sigma F_y = 0$$
$$J_y + M_y + W_y = 0$$
$$J_y + 30 \text{ lb} + (-10 \text{ lb}) = 0$$
$$J_y + 20 \text{ lb} = 0$$
$$J_y = -20 \text{ lb}$$

관절반응력은 아랫방향으로 작용하는 20 lb이다. 팔꿉관절로부터 15인치 떨어진 손에 20 lb의 무게를 들고 있다고 가정해 보자(그림 4-38). 이때 근육의 힘과 관절반응력은 얼마인가? 이 문제의 풀이 방법은 앞의 문제와 비슷하다. 단, 하중의 모멘트가 첨가되었을 뿐이다 :

$$\Sigma M = 0$$

관절반응력 모멘트 + 근육 모멘트 + 신체분절 모멘트 + 하중 모멘트 = 0

$$(Jdj) + (Mdm) + (Wdw) + (Ldl) = 0$$
$$(J \times 0 \text{ in}) + (M \times 2 \text{ in}) + (10 \text{ lb} \times 6 \text{ in}) + (20 \text{ lb} \times 15 \text{ in}) = 0$$
$$0 + (M \times 2 \text{ in}) + (60 \text{ in} \cdot \text{lb}) + (300 \text{ in} \cdot \text{lb}) = 0$$
$$M \times 2 \text{ in} = 360 \text{ in} \cdot \text{lb}$$
$$M = \frac{360 \text{ in} \cdot \text{lb}}{2 \text{ in}}$$
$$M = 180 \text{ lb}$$

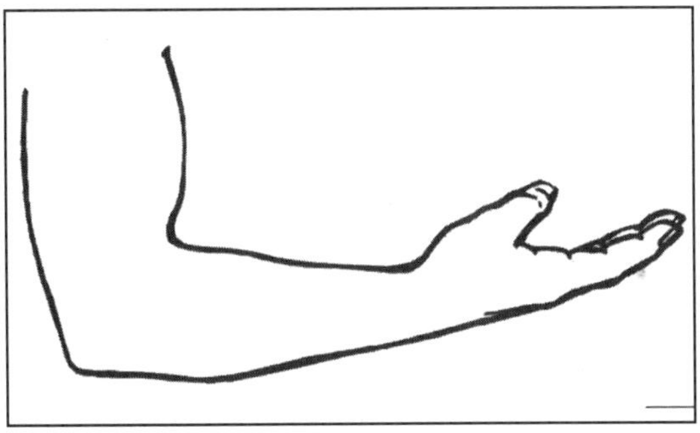

그림 4-36. 아래팔은 수평 위치에 있다.

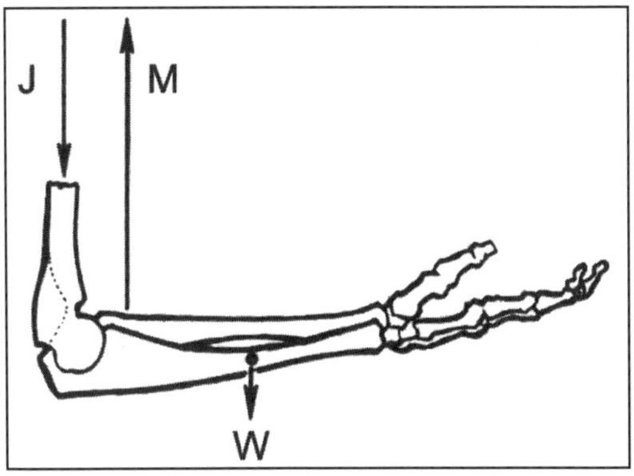

그림 4-37. 힘은 아래팔을 수평자세로 유지한다.

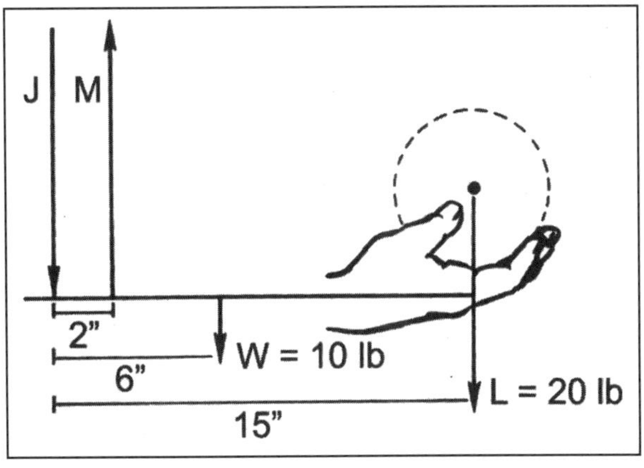

그림 4-38. 하중을 유지하는 동안 힘은 아래팔을 수평자세로 유지시킨다.

그러므로, 아래팔과 손을 수평으로 유지하는데 요구되는 근육의 힘은 180 lb이다. 이것은 하중이 없을 때 크다. 하중이 첨가될 때, 관절의 힘은 평형의 첫 번째 조건 방정식을 이용해 계산할 수 있다.

$$\Sigma F_y = 0$$
$$J_y + M_y + W_y + L_y = 0$$
$$J_y + 180\text{ lb} + (-10\text{ lb}) + (-20\text{ lb}) = 0$$
$$J_y + 150\text{ lb} = 0$$
$$J_y = -150\text{ lb}$$

관절반응력은 하중이 첨가될수록, 더욱 커진다.

일반적인 힘 시스템들 (general systems of forces)

어깨관절이 해부학적 자세로부터 60°로 굽힘되어 있고, 손에 20 lb 무게를 들고 있다고 가정해 보자(그림 4-39). 무게를 들고 있는 손과 어깨관절사이의 거리는 28 인치이다. 이때 팔의 무게는 12 lb이고, 어깨관절에서 팔 무게중심 간의 거리는 14 인치이다. 어깨세모근은 위팔과 15° 각도를 이루고 있고, 어깨관절로부터 6인치 떨어져 있다. 이때 근육의 힘과 관절반응력은 얼마인가?

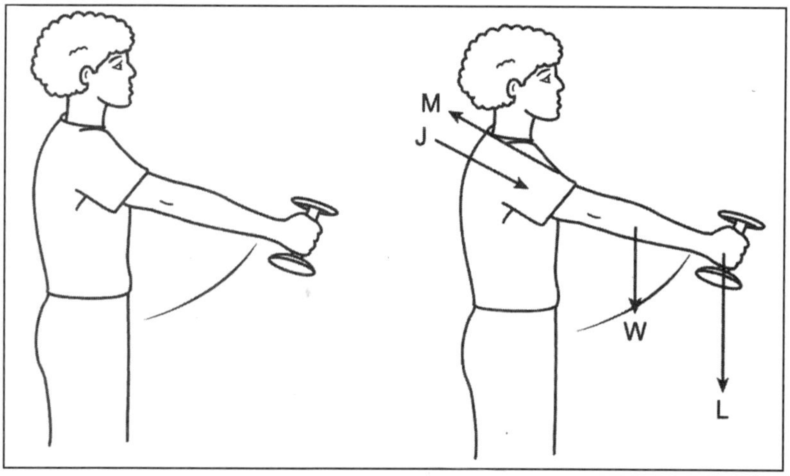

그림 4-39. 일반적인 힘 시스템의 예. 어깨 굽힘.

위의 상황에서, 회전 힘성분과 비회전 힘성분을 포함하여 그림을 그려야 한다. 팔은 x축과 y축으로 고려되어야 한다. 회전 힘성분은 y축과 평행하게 작용하고, x축과 수직으로 작용한다. 그리고 비회전 힘성분은 반대로 x축과 평행하게 작용한다. 관절반응력의 모멘트가 "0"이 되기 위해서는 관절이 회전축이어야 한다. 평형의 두 번째 조건(ΣM = 0)이 근육의 힘을 구하기 위해 사용된다. 어깨세모근의 회전 힘성분은 sin 15° M이고, 무게의 힘은 무게(W) sin 60°(cos 30°)이고, 하중의 힘은 하중 sin 60°(cos 30°)이다.

$$\Sigma M = 0$$

관절반응력 모멘트 + 근육 모멘트 + 신체분절 모멘트 + 하중 모멘트 = 0

$$(Jdj) + (Mydm) + (Wydw) + (Lydl) = 0$$

$$(J \times 0) + [(M \times \sin 15°) \times 6\ in] + [(12\ lb \times \sin 60°) \times 14\ in] + [(20\ lb \times \sin 60°) \times 28\ in] = 0$$

$$(M \times 0.259 \times 6\ in) + (12\ lb \times 0.866 \times 14\ in) + (20\ lb \times 0.866 \times 28\ in) = 0$$

$$(M \times 1.55\ in) + (145.49\ in \cdot lb) + (484.97\ in \cdot lb) = 0$$

$$M \times 1.55\ in = 630.46\ in \cdot lb$$

$$M = \frac{630.46\ in \cdot lb}{1.55\ in}$$

$$M = 406.7\ lb$$

$$\Sigma F_y = 0$$

$$J_y + M_y + W_y + L_y = 0$$

$$J_y + (406.7 \times \sin 15°) + (-12\ lb \times \sin 60°) + (-20\ lb \times \sin 60°) = 0$$

$$J_y + (105.27\ lb) - (10.39\ lb) - (17.32\ lb) = 0$$

$$J_y = -77.56\ lb$$

$$\Sigma F_x = 0$$

$$J_x + M_x + W_x + L_x = 0$$

$$J_x + (406.7 \times \cos 15°) + (-12\ lb \times \cos 60°) + (-20\ lb \times \cos 60°) = 0$$

$$J_x + (-392.8\ lb) + (6\ lb) + (10\ lb) = 0$$

$$J_x = 376.8\ lb$$

$$\frac{F_x}{F_y} = \tan \Theta$$

$$\frac{77.56\ lb}{376.8\ lb} = \tan \Theta$$

$$0.2058 = \tan \Theta$$

$$\theta = 11.6° \text{ with the x-axis (위팔)}$$

$$J^2 = Jy^2 + Jx^2 - (2J_yJ_x\cos \Theta)$$

$$J^2 = (77.56\ lb)^2 + (376.8\ lb)^2 - [(2)(77.56\ lb)(376.8\ lb)(\cos 90°)]$$

$$J^2 = 6015.55\ lb + 141978.24\ lb + 0\ lb$$

$$J^2 = 147993.8\ lb$$

$$J = 384.7\ lb$$

이 자세에서 부가된 신체분절을 유지하는 근육 힘의 크기는 406.7 lb이다. 팔과 11.6° 각도로 작용할 때의 관절반응력은 384.7 lb이다.

인체의 예제 (human body examples)

인체는 많은 지렛대팔을 가지고 있고, 많은 종류의 지렛대가 인체에 존재한다. 골반에 대한 중간볼기근의 당김은 1형 지렛대의 예이고(그림 4-40), 발꿈치들기 때 작용하는 장딴지근은 2형 지렛대의 예이다(그림 4-41). 그리고 뒤넙다리근의 작용은 3형 지렛대의 예이다(그림 4-42).

앞에서 근육의 힘과 모멘트를 결정하는 많은 예들이 제시되었고, 6장에서 거론될 역동역학이나 신체분절과 위치에 대한 데이터를 기초로 하고 있다. 최근 몇 년 동안, 정확하고 임상적으로 타당한 모델이 정교하게 개발되었다. 현재 모델을 통해 자세를 유지하거나 활동 동안 어떤 일이 일어나는지를 알 수 있다. 그리고 임상가들은 이들 힘을 예상함으로써 운동이나 치료의 효율성, 손상의 원인, 스플린트나 운동기구의 설계에 대한 좋은 아이디어를 얻을 수 있다. 힘의 결정(비록 예상값이지만)은 임상가들이 빠르고 쉽게 힘과 모멘트를 이해하는데 도움을 줄 수 있다.

지렛대에 대한 하중이나 근육의 효과는 아래와 같은 단계들을 통해 쉽게 알 수 있다 :

- 분석해야 할 상황을 자유물체도로 그린다.
- 신체분절에 수직되는 힘성분을 y축으로 설정하고, 수평 힘성분을 축으로 설정한다.
- 축(x와 y)과 모멘트 중심(미지수의 힘)을 선택한다.
- 필요하다면, 그림을 따로 분리시킨다.
- 평형의 두 번째 조건 방정식을 이용하여 미지수의 힘을 풀이한다.
- 평형의 첫 번째 조건 방정식, 코사인 법칙 혹은 삼각함수를 이용하여 나머지 미지수의 힘을 풀이한다.

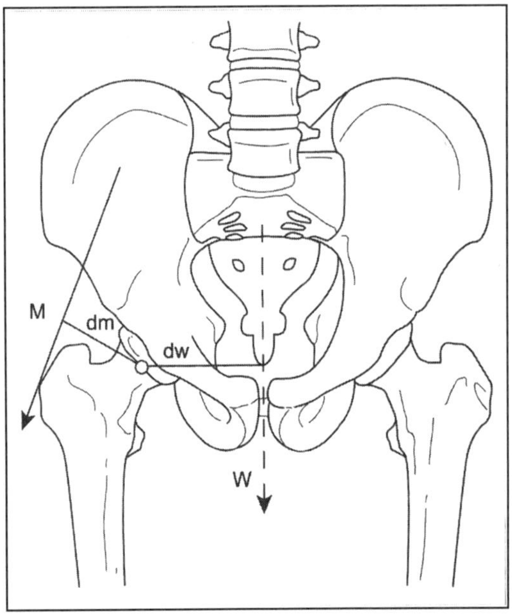

그림 4-40. 1형 지렛대의 예 : 보행시의 엉덩관절 모멘트. W는 체중이고, M은 중간볼기근의 힘이다.

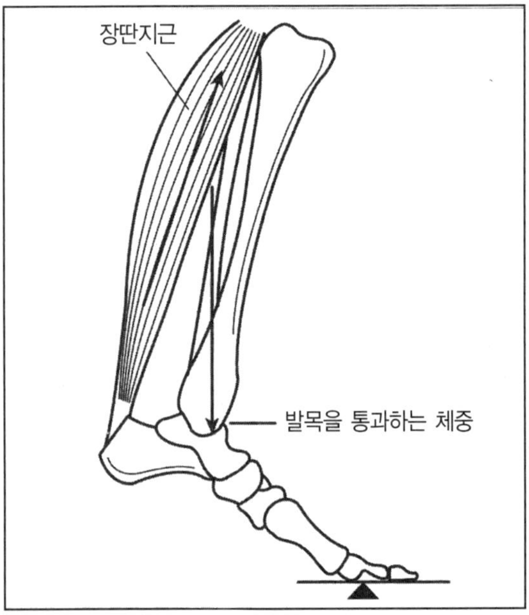

그림 4-41. 2형 지렛대의 예 : 발에 작용하는 장딴지근. R은 지렛대의 축에 작용하는 지면반발력이고, 발가락끝으로 서 있을 때의 체중(W)과 동일한 힘이다. L은 발목관절을 지나가는 하중이고, M은 발꿈치를 지면으로부터 들어올리는 근육의 힘이다.

그림 4-42. 3형 지렛대의 예 : 다리에 대한 뒤넙다리근의 작용. M은 근육의 힘이고, L은 하중이다. M과 L은 축을 중심으로 작용하고 있다.

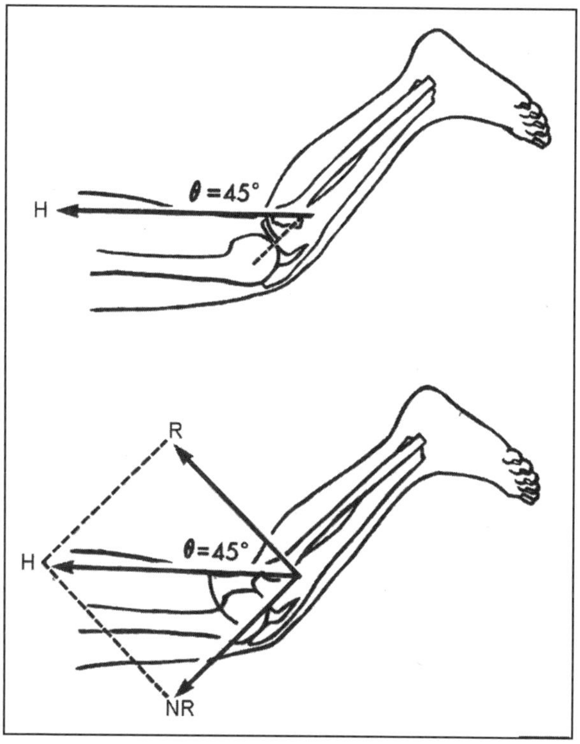

활동 (Activities)

1. 평형의 첫 번째 조건과 두 번째 조건의 차이점을 설명한다.
2. 힘들이 공점에 있다면, 모멘트나 힘이 왜 존재하지 않는가?
3. 아래와 같은 상황과 관련된 힘들을 그리고 설명해 본다 :
   a. 커프 웨이트를 발목에 차고 앉은 자세에서 무릎을 편한다.
   b. 보행 입각기 동안의 엉덩관절(이마면)
   c. 옆으로 누운 자세에서 엉덩관절 벌림하기
   d. 덤벨을 들고 어깨관절 굽힘하기
   e. 덤벨을 들고 팔꿉관절 폄하기
   f. 상자를 2가지 방법을 들어올릴 때의 등 부위
   g. 덤벨을 들고 팔꿉관절 굽힘하기
4. 회전 운동을 일으키는데 가장 큰 효과를 가지는 근육 부착점은? 뼈를 수직으로 당기는 근육인지, 아니면 뼈를 수평으로 당기는 근육인지?
5. 고정활차와 가동활차의 차이점을 설명한다.
6. 앉은 자세와 누운 자세로 목뼈를 견인할 때, 어떤 차이점이 있는지 설명해 본다.
7. 신체 자세 변화가 최종 자세를 유지하는데 요구되는 근육의 힘에 어떤 영향을 주는지를 설명해 본다.

8. 근육힘의 크기, 작용선 및 방향이 관절반응력에 어떤 영향을 주는지를 설명해 본다.
9. 3종류 지렛대의 장점과 단점을 비교해 본다.
10. 양팔을 몸통에 붙이고 복부를 굽힘할 때, 팔짱을 끼고 복부를 굽힘할 때, 그리고 양 팔을 머리 뒤쪽에 배치하고 복부를 굽힘할 때의 모멘트를 비교해 본다.
11. 사람이 양쪽 다리를 내릴 때 발생하는 모멘트를 그리고 설명해 본다.
12. 그림 4-43의 문제들을 풀어 본다.
13. 사람이 계단을 오르고 있다고 가정해 보자. 넙다리네갈래근은 무릎뼈를 300 lb의 힘으로 당기고 있고, 또 무릎힘줄도 무릎뼈에 300 lb의 힘을 가하고 있다. 넙다리네갈래근과 무릎힘줄사이의 각도는 65° 이다. 무릎뼈가 넙다리뼈 관절융기에 가하는 관절반응력은 얼마인가?
14. 2명의 치료사는 휠체어로부터 160 lb되는 환자를 이동시키려고 한다. 치료사 A는 환자의 무게중심으로 8인치 뒤에서 환자의 몸통을 들어 올리고 있고, 치료사 B는 환자의 무게중심으로부터 26인치 떨어진 양쪽 발목을 잡고 들어 올리고 있다. 이때 각 치료사들이 지지하는 무게는 얼마인가?
15. 90 lb의 소년이 시소의 축으로부터 5 ft 떨어져 앉아 있고, 맞은 편에 75 lb의 소녀가 앉아 있다. 이때 소년의 체중과 균형을 맞추기 위해 소녀는 축으로부터 얼마나 떨어져 앉아야 하는가? 소년의 체중이 60 lb라면, 소녀는 또 얼마나 축으로부터 떨어져 앉아야 하는가?
16. 160 lb의 사람이 다이빙 보드 끝에 서 있다. 다이빙 보드 부착지점과 사람이 서 있는 거리는 12 ft이다. 다이빙 보드의 고정 지점에서 발생하는 모멘트는 얼마인가?
17. Rhonda는 20 lb의 덤벨을 들고 있다. 이때 손과 어깨 사이의 거리는 20 인치이다. 어깨세모근이 15° 의 각도로 어깨관절로부터 5 인치 떨어져 있고, 팔의 무게가 6 lb이고, 또 팔의 질량중심이 어깨관절로부터 9 인치 떨어져 있다면, 0°, 30°, 45°, 60°, 90° 및 120° 등의 각도에서 덤벨을 유지하는데 필요한 어깨세모근의 힘은 얼마인가? 이들 각 각도에서의 관절반응력은 얼마인가?

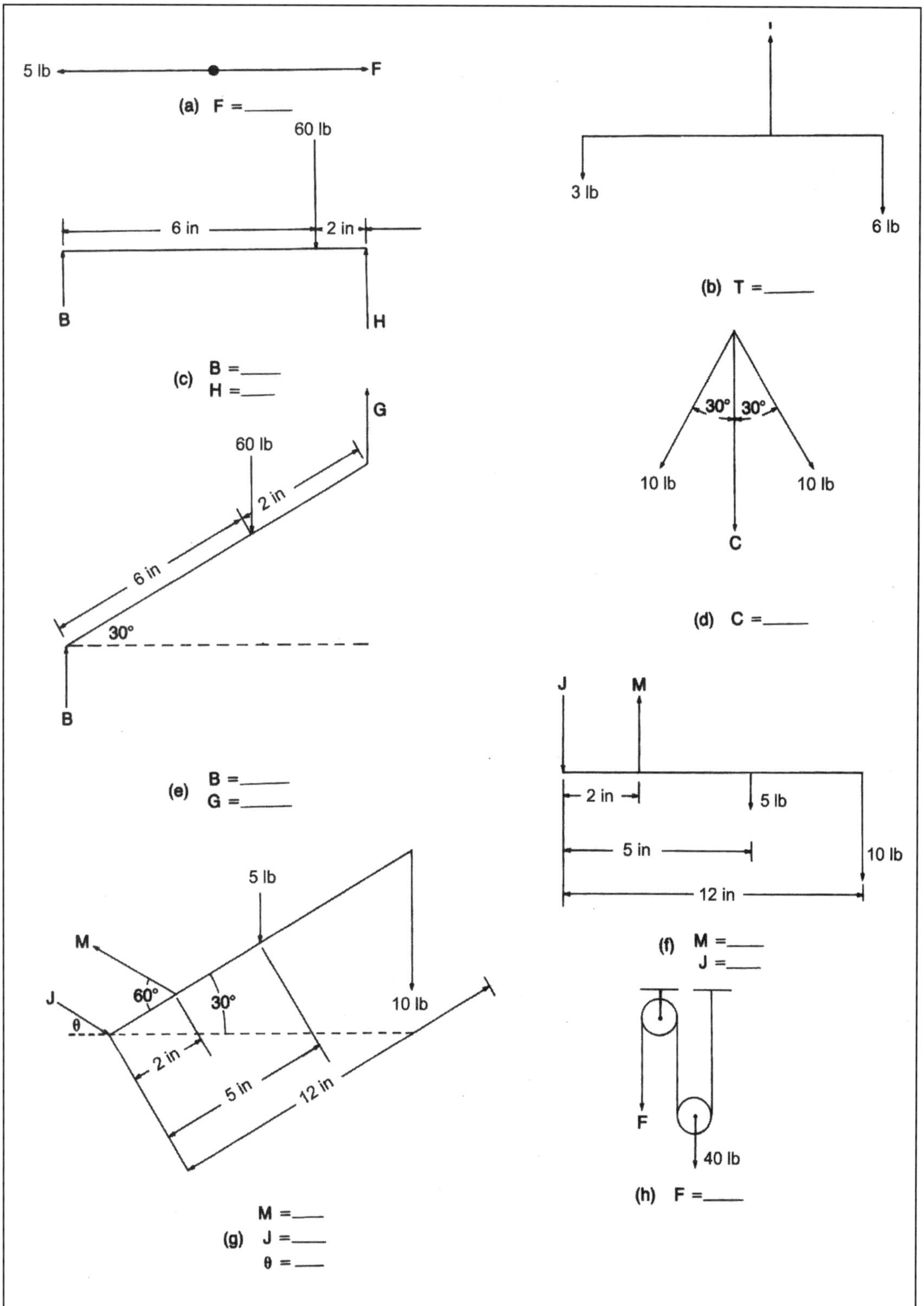

그림 4-43. 질문 12번에 대한 문제들.

해답 (Answers)

12.

a) 5 lb

b) 9 lb

c) 15 lb, 45 lb

d) 17.32 lb

e) 15 lb, 45 lb

f) 72.5 lb, -57.5 lb

g) 72.5 lb, 66.3 lb, 18.8°

h) 20 lb

13. 506 lb

14. A = 122.4 lb, B = 37.6 lb

15. A = 6 ft, B = 4 ft

16. 1920 ft • lb

17.

Degrees	Muscle force	Joint force	Θ
0°	0 lb	26 lb	0°
30°	176	151	12.4°
45°	248.8	226.7	
60°	304.8	283	
90°	351.9	346	
120°	304.8	312.6	

추 천 문 헌

Ackland DC, Pak P, Richardson M, Pandy MG. Moment arms of the muscles crossing the anatomical shoulder. *J Anat.* 2008;213:383-390.

Adams CR, Baldwin MA, Laz PJ, Rullkoetter PJ, Langenderfer JE. Effects of rotator cuff tears on muscle moment arms: a computational study. *J Biomech.* 2007;40:3373-3380.

Andersen LL, Nielsen PK, Sogaard K, Andersen CH, Skotte J, Sjogaard G. Torque-EMG-velocity relationship in female workers with chronic neck muscle pain. *J Biomech.* 2008;41:2029-2035.

Arampatzis A, Karamanidis K, De Monte G, Stafilidis S, Morey-Klapsing G, Bruggemann GP. Differences between measured and resultant joint moments during voluntary and artificially elicited isometric knee extension contractions. *Clin Biomech (Bristol, Avon).* 2004;19:277-283.

Arjmand N, Shirazi-Adl A. Model and in vivo studies on human trunk load partitioning and stability in isometric forward flexions. *J Biomech.* 2006;39:510-521.

Bazrgari B, Shirazi-Adl A, Arjmand N. Analysis of squat and stoop dynamic liftings: muscle forces and internal spinal loads. *Eur Spine J.* 2007;16:687-699.

Bremer AK, Sennwald GR, Favre P, Jacob HA. Moment arms of forearm rotators. *Clin Biomech (Bristol, Avon).* 2006;21:683-691.

Brown SH, McGill SM. Co-activation alters the linear versus non-linear impression of the EMG-torque relationship of trunk muscles. *J Biomech.* 2008;41:491-497.

Browne C, Hermida JC, Bergula A, Colwell CW Jr, D'Lima DD. Patellofemoral forces after total knee arthroplasty: effect of extensor moment arm. *Knee.* 2005;12:81-88.

Calisse J, Rohlmann A, Bergmann G. Estimation of trunk muscle forces using the finite element method and in vivo loads measured by telemeterized internal spinal fixation devices. *J Biomech.* 1999;32:727-731.

Chan GN, Smith AW, Kirtley C, Tsang WW. Changes in knee moments with contralateral versus ipsilateral cane usage in females with knee osteoarthritis. *Clin Biomech (Bristol, Avon).* 2005;20:396-404.

D'Lima DD, Poole C, Chadha H, Hermida JC, Mahar A, Colwell CW Jr. Quadriceps moment arm and quadriceps forces after total knee arthroplasty. *Clin Orthop Relat Res.* 2001:213-220.

Daggfeldt K, Thorstensson A. The mechanics of back-extensor torque production about the lumbar spine. *J Biomech.* 2003;36:815-825.

DeVita P, Hortobagyi T. Obesity is not associated with increased knee joint torque and power during level walking. *J Biomech.* 2003;36:1355-1362.

Dickerson CR, Martin BJ, Chaffin DB. The relationship between shoulder torques and the perception of muscular effort in loaded reaches. *Ergonomics.* 2006;49:1036-1051.

Doyle JR. Palmar and digital flexor tendon pulleys. *Clin Orthop Relat Res.* 2001:84-96.

Dumas R, Cheze L. 3D inverse dynamics in non-orthonormal segment coordinate system. *Med Biol Eng Comput.* 2007;45:315-322.

El-Rich M, Shirazi-Adl A, Arjmand N. Muscle activity, internal loads, and stability of the human spine in standing postures: combined model and in vivo studies. *Spine (Phila Pa 1976).* 2004;29:2633-2642.

Elias JJ, Cosgarea AJ. Computational modeling: an alternative approach for investigating patellofemoral mechanics. *Sports Med Arthrosc.* 2007;15:89-94.

Erdemir A, McLean S, Herzog W, van den Bogert AJ. Model-based estimation of muscle forces exerted during movements. *Clin Biomech (Bristol, Avon).* 2007;22:131-154.

Escamilla RF. Knee biomechanics of the dynamic squat exercise. *Med Sci Sports Exerc.* 2001;33:127-141.

Escamilla RF, Fleisig GS, Lowry TM, Barrentine SW, Andrews JR. A three-dimensional biomechanical analysis of the squat during varying stance widths. *Med Sci Sports Exerc.* 2001;33:984-998.

Favre P, Jacob HA, Gerber C. Changes in shoulder muscle function with humeral position: a graphical description. *J Shoulder Elbow Surg.* 2009;18:114-121.

Favre P, Sheikh R, Fucentese SF, Jacob HA. An algorithm for estimation of shoulder muscle forces for clinical use. *Clin Biomech (Bristol, Avon).* 2005;20:822-833.

Favre P, Snedeker JG, Gerber C. Numerical modelling of the shoulder for clinical applications. *Philos Transact A Math Phys Eng Sci.* 2009;367:2095-2118.

Ford KR, Myer GD, Brent JL, Hewett TE. Hip and knee extensor moments predict vertical jump height in adolescent girls. *J Strength Cond Res.* 2009;23:1327-1331.

Gatti CJ, Dickerson CR, Chadwick EK, Mell AG, Hughes RE. Comparison of model-predicted and measured moment arms for the rotator cuff muscles. *Clin Biomech (Bristol, Avon).* 2007;22:639-644.

Glitsch U, Baumann W. The three-dimensional determination of internal loads in the lower extremity. *J Biomech.* 1997;30:1123-1131.

Graichen H, Englmeier KH, Reiser M, Eckstein F. An in vivo technique for determining 3D muscular moment arms in different joint positions and during muscular activation—application to the supraspinatus. *Clin Biomech (Bristol, Avon).* 2001;16:389-394.

Granata KR, Bennett BC. Low-back biomechanics and static stability during isometric pushing. *Hum Factors.* 2005;47:536-549.

Gross KD, Hillstrom HJ. Noninvasive devices targeting the mechanics of osteoarthritis. *Rheum Dis Clin North Am.* 2008;34:755-776.

Halder AM, Zhao KD, Odriscoll SW, Morrey BF, An KN. Dynamic contributions to superior shoulder stability. *J Orthop Res.* 2001;19:206-212.

Helseth J, Hortobagyi T, Devita P. How do low horizontal forces produce disproportionately high torques in human locomotion? *J Biomech.* 2008;41:1747-1753.

Hodges PW, Cresswell AG, Daggfeldt K, Thorstensson A. In vivo measurement of the effect of intra-abdominal pressure on the human spine. *J Biomech.* 2001;34:347-353.

Hughes RE, An KN. Force analysis of rotator cuff muscles. *Clin Orthop Relat Res.* 1996:75-83.

Jorgensen MJ, Marras WS, Granata KP, Wiand JW. MRI-derived moment-arms of the female and male spine loading muscles. *Clin Biomech (Bristol, Avon).* 2001;16:182-193.

Jorgensen MJ, Marras WS, Smith FW, Pope MH. Sagittal plane moment arms of the female lumbar region rectus abdominis in an upright neutral torso posture. *Clin Biomech (Bristol, Avon).* 2005;20:242-246.

Kettler A, Hartwig E, Schultheiss M, Claes L, Wilke HJ. Mechanically simulated muscle forces strongly stabilize intact and injured upper cervical spine specimens. *J Biomech.* 2002;35:339-346.

Krevolin JL, Pandy MG, Pearce JC. Moment arm of the patellar tendon in the human knee. *J Biomech.* 2004;37:785-788.

Kuechle DK, Newman SR, Itoi E, Morrey BF, An KN. Shoulder muscle moment arms during horizontal flexion and elevation. *J Shoulder Elbow Surg.* 1997;6:429-439.

Kuechle DK, Newman SR, Itoi E, Niebur GL, Morrey BF, An KN. The relevance of the moment arm of shoulder muscles with respect to axial rotation of the glenohumeral joint in four positions. *Clin Biomech (Bristol, Avon).* 2000;15:322-329.

Labriola JE, Lee TQ, Debski RE, McMahon PJ. Stability and instability of the glenohumeral joint: the role of shoulder muscles. *J Shoulder Elbow Surg.* 2005;14:32S-38S.

Langenderfer JE, Patthanacharoenphon C, Carpenter JE, Hughes RE. Variability in isometric force and moment generating capacity of glenohumeral external rotator muscles. *Clin Biomech (Bristol, Avon).* 2006;21:701-709.

Langenderfer JE, Patthanacharoenphon C, Carpenter JE, Hughes RE. Variation in external rotation moment arms among subregions of supraspinatus, infraspinatus, and teres minor muscles. *J Orthop Res.* 2006;24:1737-1744.

Lee H, Granata KP, Madigan ML. Effects of trunk exertion force and direction on postural control of the trunk during unstable sitting. *Clin Biomech (Bristol, Avon).* 2008;23:505-509.

Lee SS, Piazza SJ. Inversion-eversion moment arms of gastrocnemius and tibialis anterior measured in vivo. *J Biomech.* 2008;41:3366-3370.

Li G, Pierce JE, Herndon JH. A global optimization method for prediction of muscle forces of human musculoskeletal system. *J Biomech.* 2006;39:522-529.

Maganaris CN. Imaging-based estimates of moment arm length in intact human muscle-tendons. *Eur J Appl Physiol.* 2004;91: 130-139.

Maganaris CN. In vivo measurement-based estimations of the moment arm in the human tibialis anterior muscle-tendon unit. *J Biomech.* 2000;33:375-379.

Maganaris CN, Baltzopoulos V, Tsaopoulos D. Muscle fibre length-to-moment arm ratios in the human lower limb determined in vivo. *J Biomech.* 2006;39:1663-1668.

Marras WS, Jorgensen MJ, Granata KP, Wiand B. Female and male trunk geometry: size and prediction of the spine loading trunk muscles derived from MRI. *Clin Biomech (Bristol, Avon).* 2001;16:38-46.

Mesfar W, Shirazi-Adl A. Biomechanics of the knee joint in flexion under various quadriceps forces. *Knee.* 2005;12:424-434.

Neumann DA. Biomechanical analysis of selected principles of hip joint protection. *Arthritis Care Res.* 1989;2:146-155.

Neumann DA. An electromyographic study of the hip abductor muscles as subjects with a hip prosthesis walked with different methods of using a cane and carrying a load. *Phys Ther.* 1999;79:1163-1173; discussion 1174-1176.

Neumann DA. Hip abductor muscle activity as subjects with hip prostheses walk with different methods of using a cane. *Phys Ther.* 1998;78:490-501.

Neumann DA. Hip abductor muscle activity in persons with a hip prosthesis while carrying loads in one hand. *Phys Ther.* 1996;76:1320-1330.

Neumann DA. Joint deformity and dysfunction: a basic review of underlying mechanisms. *Arthritis Care Res.* 1999;12:139-151.

Neumann DA, Cook TM. Effect of load and carrying position on the electromyographic activity of the gluteus medius muscle during walking. *Phys Ther.* 1985;65:305-311.

Neumann DA, Cook TM, Sholty RL, Sobush DC. An electromyographic analysis of hip abductor muscle activity when subjects are carrying loads in one or both hands. *Phys Ther.* 1992;72:207-217.

Neumann DA, Hase AD. An electromyographic analysis of the hip abductors during load carriage: implications for hip joint protection. *J Orthop Sports Phys Ther.* 1994;19:296-304.

Niu X, Latash ML, Zatsiorsky VM. Effects of grasping force magnitude on the coordination of digit forces in multi-finger prehension. *Exp Brain Res.* 2009;194:115-129.

Nozaki D. Torque interaction among adjacent joints due to the action of biarticular muscles. *Med Sci Sports Exerc.* 2009;41:205-209.

Ostermeier S, Friesecke C, Fricke S, Hurschler C, Stukenborg-Colsman C. Quadriceps force during knee extension after non-hinged and hinged TKA: an in vitro study. *Acta Orthop.* 2008;79:34-38.

Pandy MG. Moment arm of a muscle force. *Exerc Sport Sci Rev.* 1999;27:79-118.

Raison M, Gaudez C, Le Bozec S, Willems PY. Determination of joint efforts in the human body during maximum ramp pushing efforts. *J Biomech.* 2007;40:627-633.

Richards J, Thewlis D, Selfe J, Cunningham A, Hayes C. A biomechanical investigation of a single-limb squat: implications for lower extremity rehabilitation exercise. *J Athl Train.* 2008;43:477-482.

Riemer R, Hsiao-Wecksler ET. Improving net joint torque calculations through a two-step optimization method for estimating body segment parameters. *J Biomech Eng.* 2009;131:011007.

Robert T, Cheze L, Dumas R, Verriest JP. Validation of net joint loads calculated by inverse dynamics in case of complex movements: application to balance recovery movements. *J Biomech.* 2007;40:2450-2456.

Robertson DD, Debski RE, Almusa E, Armfield DR, Stone DA, Walker PS. Knee joint biomechanics: relevance to imaging. *Semin Musculoskelet Radiol.* 2003;7:43-58.

Rohlmann A, Bauer L, Zander T, Bergmann G, Wilke HJ. Determination of trunk muscle forces for flexion and extension by using a validated finite element model of the lumbar spine and measured in vivo data. *J Biomech.* 2006;39:981-989.

Ruckstuhl H, Krzycki J, Petrou N, et al. Shoulder abduction moment arms in three clinically important positions. *J Shoulder Elbow Surg.* 2009;18:632-638.

Schweizer A, Moor BK, Nagy L, Snedecker JG. Static and dynamic human flexor tendon-pulley interaction. *J Biomech.* 2009;42:1856-1861.

Smutz WP, Kongsayreepong A, Hughes RE, Niebur G, Cooney WP, An KN. Mechanical advantage of the thumb muscles. *J Biomech.* 1998;31:565-570.

Specogna AV, Birmingham TB, Hunt MA, et al. Radiographic measures of knee alignment in patients with varus gonarthrosis: effect of weightbearing status and associations with dynamic joint load. *Am J Sports Med.* 2007;35:65-70.

Thewlis D, Richards J, Bower J. Discrepancies in knee joint moments using common anatomical frames defined by different palpable landmarks. *J Appl Biomech.* 2008;24:185-190.

Tsaopoulos DE, Baltzopoulos V, Maganaris CN. Human patellar tendon moment arm length: measurement considerations and clinical implications for joint loading assessment. *Clin Biomech (Bristol, Avon).* 2006;21:657-667.

Tsaopoulos DE, Baltzopoulos V, Richards PJ, Maganaris CN. A comparison of different two-dimensional approaches for the determination of the patellar tendon moment arm length. *Eur J Appl Physiol.* 2009;105:809-814.

Tsaopoulos DE, Baltzopoulos V, Richards PJ, Maganaris CN. In vivo changes in the human patellar tendon moment arm length with different modes and intensities of muscle contraction. *J Biomech.* 2007;40:3325-3332.

Tsaopoulos DE, Maganaris CN, Baltzopoulos V. Can the patellar tendon moment arm be predicted from anthropometric measurements? *J Biomech.* 2007;40:645-651.

Walmsley RP, Pearson N, Stymiest P. Eccentric wrist extensor contractions and the force velocity relationship in muscle. *J Orthop Sports Phys Ther.* 1986;8(6):288-293.

Yanagawa T, Goodwin CJ, Shelburne KB, Giphart JE, Torry MR, Pandy MG. Contributions of the individual muscles of the shoulder to glenohumeral joint stability during abduction. *J Biomech Eng.* 2008;130:021024.

Zander T, Rohlmann A, Calisse J, Bergmann G. Estimation of muscle forces in the lumbar spine during upper-body inclination. *Clin Biomech (Bristol, Avon).* 2001;16 Suppl 1:S73-S80.

제 5 장

마찰 (Friction)

학습목표

1. 마찰력과 정상 힘을 정의한다.
2. 마찰력에 영향을 미치는 요소들을 결정한다.
3. 마찰과 관련된 문제를 풀어 본다.
4. 인체, 임상 상황, 그리고 일상생활에서 나타날 수 있는 마찰의 예를 제시한다.

소개 (Introduction)

마찰은 움직임에 중요한 역할을 하는 접촉력이다. 보행은 발과 지면 사이의 적절한 마찰을 필요로 한다. 초기접지기와 발 들기(push off)를 할 때 마찰력이 필요하다. 즉, 발이 앞쪽이나 뒤쪽으로 미끄러지면 안된다. 얼음판이나 다른 미끄러운 지면을 걸을 때, 사람들은 발을 지면과 수직으로 내려놓아야 넘어지지 않는다. 마찰의 문제를 줄이기 위해 낮은 각도로 경사면(ramp)을 설계해야 한다. 미끄러운 경사면에서는 휠체어가 올라갈 수 없다. 목발과 지팡이는 고무 팁과 지면 사이의 마찰을 이용해 안정을 취한다. 자동차와 다른 원동기(오토바이)들은 출발하거나 멈출 때, 그리고 휘어진 지면을 달릴 때 마찰에 의존한다.

마찰은 움직임에 대한 저항을 단계적으로 제공하는 숄더 휠(shoulder wheel), 파우더 보드 혹은 고정 자전거 등과 같은 많은 운동기구에서 사용된다. 환자를 눕힌 자세에서 목뼈를 견인할 때나 썰매를 당기거나 밀 때도 마찰에 의해 저항이 제공된다. 물체 잡기와 병뚜껑 열기도 마찰을 필요로 한다.

욕창의 중요한 측면은 세포벽이나 모세혈관을 손상시키는 전단 스트레인(마찰)이다. 인체 내에서 발생하는 마찰력은 엉덩정강띠 증후군, 점액주머니염, 힘줄염 등을 초래한다. 손 수술 전문가의 주된 관심사는 힘줄 정복 수술 이후에 발생하는 마찰이다. 피부 벗겨짐과 물집이 마찰의 주된 결과이다.

의족들은 보행시 무릎 폄을 조절하기 위해 마찰력을 이용하고, 또 관절 대체물들의 표면 사이의 마찰력에 좌우된다. 마찰은 의족의 소켓 안쪽이나 케이블과 하우징 사이의 문제를 일으킬 수 있다.

정의 (Definitions)

마찰은 접촉하고 있는 2 물체 사이에서 발생하는 상대적인 힘이다. 마찰은 움직임에 중요한 역할을 하는 접촉력이다. 그 이유는 한 물체가 다른 물체 위에서 움직이지 않도록 저항 역할을 하기 때문이다.

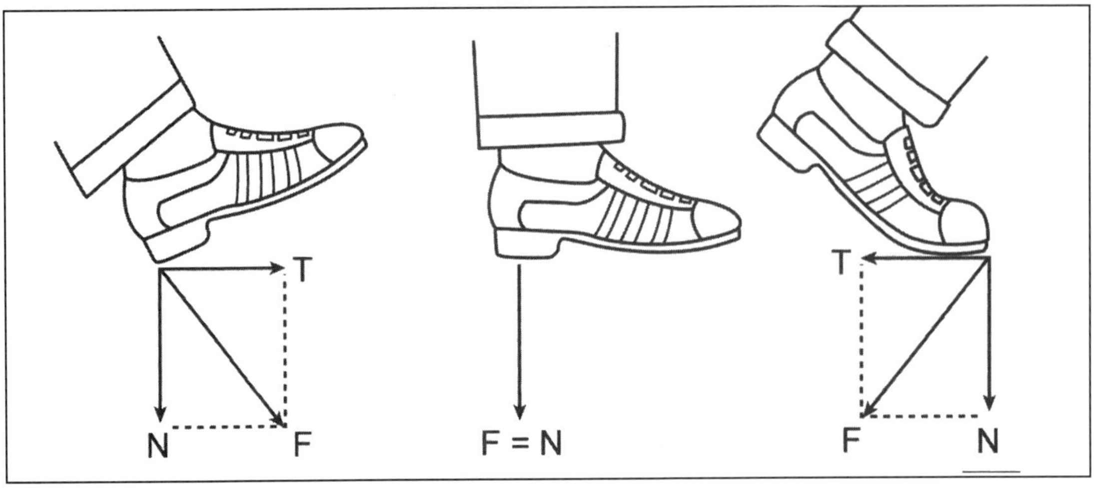

그림 5-1. 보행 동안 발에 작용하는 힘성분들 : 접촉력 (F), 마찰력 (T), 정상 힘 (N).

그러나 마찰은 한 물체 위에서 다른 힘이 작용할 때만 나타나는 수동적인 힘이다. 마찰력의 방향은 물체의 움직임 방향에 의해 좌우된다. 마찰력은 항상 물체의 움직임 방향과 반대로 작용한다.

가장 흔한 마찰의 예는 보행이다(그림 5-1). 이런 예를 알아보기 위해, 얼음 위나 매우 미끄러운 지면을 걸어 보자. 보행지면과 목발 팁 사이의 마찰계수는 안전하게 지면에 접촉할 수 있는 목발의 각도를 결정한다. 휠체어는 출발과 멈출 때 바퀴와 바닥사이의 마찰을 필요로 한다. 숄더 휠(그림 5-2), 파우더 보드(그림 5-3), 고정자전거(그림 5-4) 그리고 페달 운동기구(그림 5-5)와 같은 몇몇 운동기구들은 마찰을 저항으로써 이용하고 있다.

마찰은 인체에서도 존재한다. 힘줄이 마모가 있는 말이집 안에서 활주할 때 넓은 윤활작용이 일어나고, 또 관절면이 윤활액 안에서 움직인다. 그러나 관절의 표면은 마찰의 결과로 인해 마모 손상을 당할 수 있다. 완전관절대체술에 이용되는 물질의 종류는 마찰로 발생될 수 있는 마모 효과를 가지고 있다. 힘줄과 말이집 사이의 마찰은 힘줄 파열의 위험을 초래하고, 힘줄의 손상과 수복에 영향을 준다. 노화됨에 따라, 관절(그림 5-6)과 힘줄 말이집(그림 5-7)의 마찰이 증가한다. 마찰은 욕창을 일으키는 중요한 요소이다. 욕창의 경우, 마찰력은 피부와 피하조직 사이에서 전단력을 일으킨다. 전단 스트레인은 세포벽이나 모세혈관과 같은 조직들을 신장시키고 찢어지게 만든다. 아프거나, 노화되었거나, 마비된 사람들은 그들 조직에 대한 마찰로 인해 고생을 한다. 마찰에 의한 벗겨짐과 물집은 보조기전문가, 의수족 전문가, 물리치료사, 운동 트레이너 혹은 기타 도우미 등이 자주 보는 현상들이다. 다른 예는 의수족 케이블과 하우징 시스템 사이에서 발생하는 마찰로서, 이것은 의수족 구성물질을 조작하는데 요구되는 힘을 더욱 증가시킬 수 있다.

마찰력은 2개 물체 사이의 정상 힘(N)과 각 물체의 표면 종류(μ)에 좌우된다. 그러나 두 물체 표면 사이의 면적에는 영향을 받지 않는다. 정상 힘은 표면에 수직으로 작용하는 힘이다(그림 5-8). 정상 힘은 두 물체가 얼마나 압박되는지에 관여한다. 마찰계수는 접촉면의 거친 정도와 다른 표면의 효과를 묘사하는데 이용된다. 다른 종류의 물질은 다른 마찰계수를 가진다(표 5-1). 마찰력의 크기를 결정하는 공식은 $F = \mu N$이다.

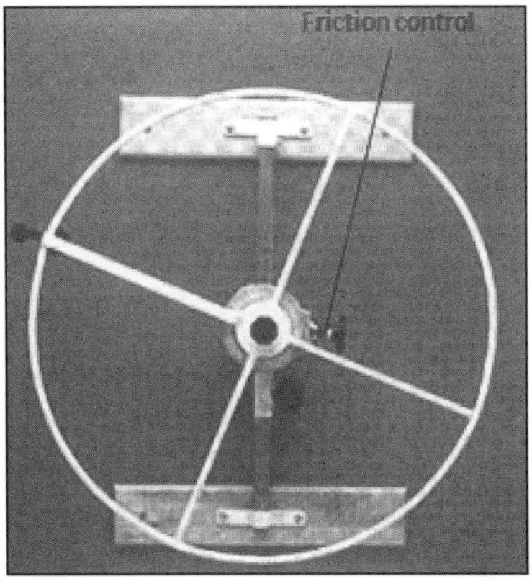

그림 5-2. 숄더 휠은 저항을 제공하기 위해 마찰을 이용한다. 출처 : Patterson Medical/Sammons Preston, Bolingbrook, IL.

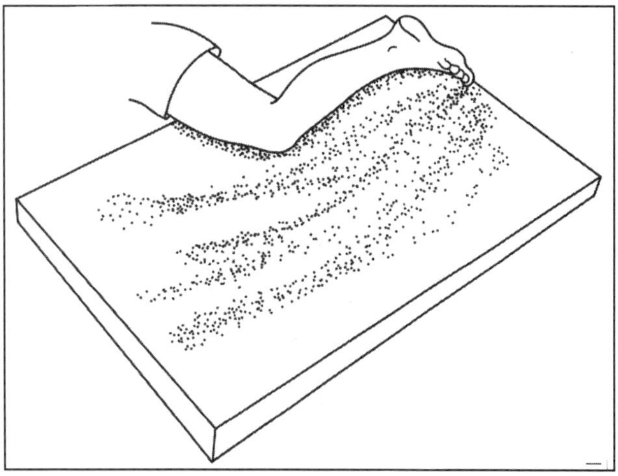

그림 5-3. 파우더 보드는 운동의 저항 마찰을 줄이기 위해 파우더를 이용한다.

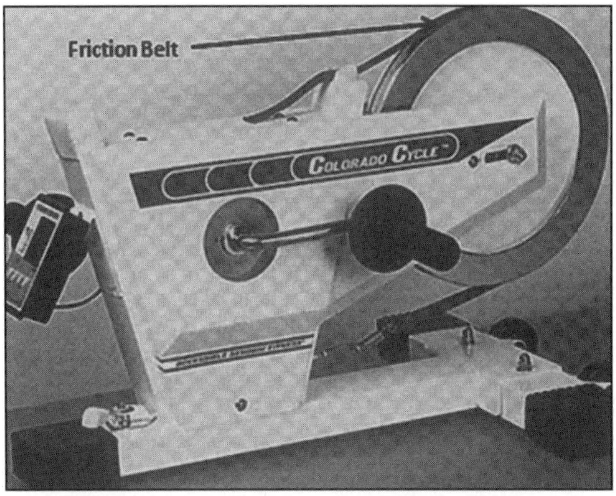

그림 5-4. 고정 자전거는 저항을 제공하기 위해 마찰을 이용한다. 출처 : Patterson Medical/Sammons Preston, Bolingbrook, IL.

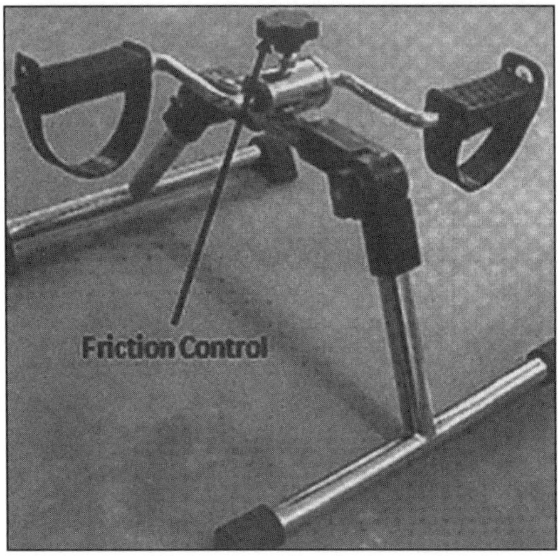

그림 5-5. 페달 운동기구는 마찰저항을 제공한다. 출처 : Patterson Medical/Sammons Preston, Bolingbrook, IL.

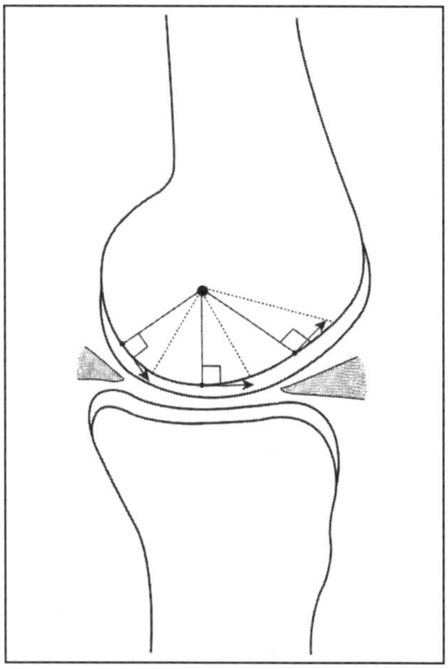

그림 5-6. 관절 안에서 일어나는 마찰(그림 1-11 참조).

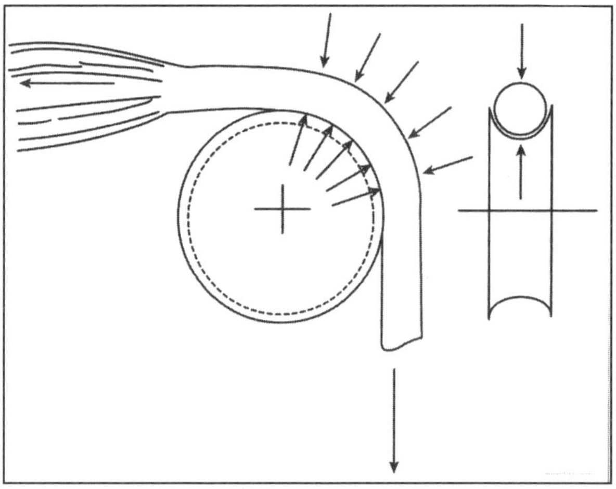

그림 5-7. 뼈 위를 지나가는 힘줄의 마찰.

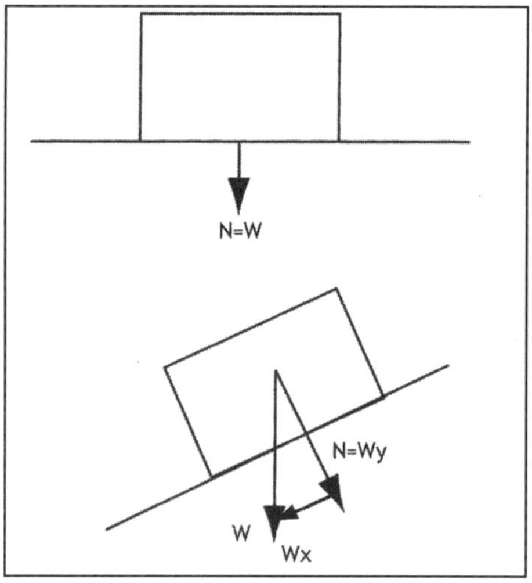

그림 5-8. 평지면이나 경사면 위의 마찰력. 정상 힘 (N 혹은 W_y)은 지지면과 수직으로 작용한다.

표 5-1

마찰계수 (μ)

표면	μ
마른 나무 - 마른 나무	0.23-0.50
금속(건조) - 금속(건조)	0.15-0.20
금속 - 타일	0.10-0.15
금속 - 금속(기름칠)	0.03-0.05
고무 - 콘크리트	0.60-0.70
목발 고무 팁 - 타일	0.30-0.40
딱딱한 지팡이 고무 팁- 타일	0.18-0.22
목발 고무 팁 - 거친 나무	0.70-0.75
딱딱한 지팡이 고무 팁 - 거친 나무	0.38-0.44

움직임이 물체와 지지면 사이에서 일어날 때, 마찰계수는 약간 감소한다. 움직임을 유지할 때보다는 움직임을 일으키기 시작할 때가 더 많은 힘이 필요하다. 여기에서 우리는 움직이는 물체의 마찰력이 아니라, 움직임의 시작에 저항하는 마찰력만을 다룰 것이다.

수평면 (Horizontal Plane)

큰 상자를 방바닥에서 미끄러지게 하고 싶다고 가정해 보자(그림 5-9). 우리는 상자와 그 내용물의 무게가 100 lb이라는 것을 알고 있다. 상자와 방바닥면 사이의 마찰계수(μ)는 0.30이다. 방정식 $F_f = \mu N$을 이용하여, 계산해 보자.

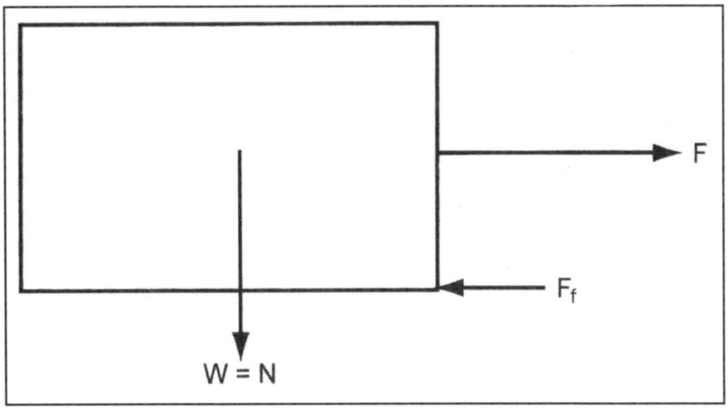

그림 5-9. 상자가 방에서 미끄러지고 있다. 적용 힘 (F), 상자 무게 (W), 정상 힘 (N), 그리고 마찰력 (F_f).

$$F_f = \mu N$$
$$F_f = 0.30 \times 100$$
$$F_f = 30 \text{ lb}$$

상자를 미끄러지게 하는 힘(F)은 30 lb일 것이다.

상자와 바닥면 사이의 마찰계수를 어떻게 알 수 있는가? 우리는 상자 무게를 알아야 하고, 또 물체를 움직이는데 작용하는 힘(F)을 측정할 수 있는 장비를 가지고 있어야 한다. 물체의 무게(N)가 100 lb이고 물체를 움직이기 시작하는 힘(F_f)이 30 lb라면, 우리는 다음과 같이 방정식을 정리할 수 있다 :

$$F_f = \mu N$$
$$\frac{F_f}{N} = \mu$$
$$\frac{30 \text{ lb}}{100 \text{ lb}} = \mu$$
$$\mu = 0.30$$

상자가 미끄러질 때, 우리는 2개의 요소에 관심을 가져야 한다. 우리는 항상 수평으로 밀어야 한다. 미는 힘(F)이 위쪽 방향의 힘성분을 가지고 있다면, 무게의 일부가 들어올려지게 되고, 앞쪽으로 미끄러지지 않을 것이다. 미는 힘(F)이 아래 방향으로 향하면, 정상 힘에다 아랫방향의 힘성분이 더해지게 되고, 물체를 미는데 더 큰 힘이 필요하게 될 것이다.

두 번째 관심은 마찰(F_f)을 극복하는 힘 작용의 위치이다. 힘이 상자의 높은 위치에 적용되면, 그 상자는 미끄러지지 않고 기울어지게 될 것이다. 다음의 예는 이런 효과를 잘 보여주고 있다. 하중이 균등하게 분포되고 높이가 6 ft이고 면적이 3 ft×3 ft인 상자를 미끄러지게 할 생각이다(그림 5-10). 상자의 무게중심은 높이가 3 ft이고 가장자리로부터 1.5 ft 떨어져 있다. 상자가 기울어지지 않고 미끄러지게 하려면, 상자의 어느 부위에 힘을 적용해야 하는가? 이 경우, 우리는 평형의 두 번째 조건($\Sigma M = 0$)과 마찰 공식($F_f = \mu N$)을 사용해야 한다. 반시계방향의 모멘트(CCW)는 상자 무게(100 lb)에다 상자의 앞쪽 모서리와 중력선 사이의 거리(1.5 ft)를 곱하는 값이다. 시계방향의 모멘트는 미는 힘(F)에다 작용점의 거리를 곱하는 것이다. 앞의 예에서, 우리는 힘(F)이 30 lb임을 알았다. CW는 30 lb d_f이다. (100 lb ×1.5 ft) + (30 lb × df) = 0 이라는 방정식을 풀이함으로써, 우리는 d_f가 5 ft라는 것을 알 수

그림 5-10. 상자를 미끄러지게 하거나 기울이는 힘. 적용 힘 (F), 상자 무게 (W), 그리고 마찰력 (F_f).

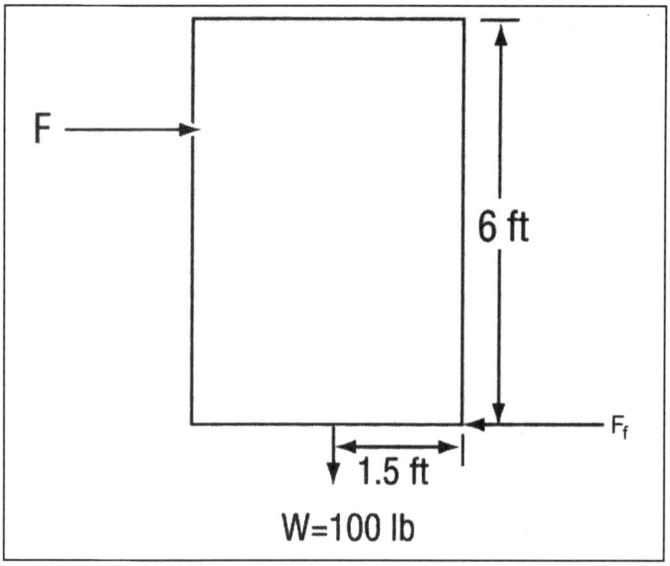

있었다. 힘의 작용점이 5 ft 이상이라면, 그 상자는 기울어지게 될 것이다. 그리고 힘의 작용점이 5 ft 미만이라면, 그 상자는 미끄러지게 될 것이다. 수학적 풀이는 다음과 같다 :

$$F_f = \mu N$$
$$\Sigma M = 0$$
$$\Sigma CCW + \Sigma CW = 0$$
$$(W \times d_{cg}) + (-)(F_f \times d_f) = 0$$
$$(W \times d_{cg}) + (-)(\mu N \times d_f) = 0$$
$$(100\ lb \times 1.5\ ft) + (-)(0.30 \times 100\ lb \times d_f) = 0$$
$$(100\ lb \times 1.5\ ft) - (30\ lb \times d_f) = 0$$
$$(150\ ft \bullet lb) - (30\ d_f) = 0$$
$$150\ ft \bullet lb = 30\ d_f$$
$$\frac{150\ ft \bullet lb}{30\ lb} = df$$
$$d_f = 5\ ft$$

상자에 바퀴가 달려 있다면, 바퀴와 액슬 사이의 마찰계수는 마찰공식을 통해 값을 설정할 것이다.

경사면 (Inclined Plane)

경사면 위에 상자가 놓여 있다고 가정해 보자(그림 5-11). 경사면의 각도가 30° 이면, 그 상자를 미끄러지게 하는데 얼마의 힘이 필요한가? 이 경우, 힘의 분해와 마찰 방정식에 따라 평형의 첫 번째 조건($\Sigma F = 0$)이 이용된다. 힘을 분해할 때, x축은 경사면과 평행을 이루게 하고, y축은 경사면과 수직을 이루게 한다. 힘(F)는 경사면과 나란한 마찰력(F_f)과 상자 무게(W_x)를 이겨내야 한다. 마찰력은

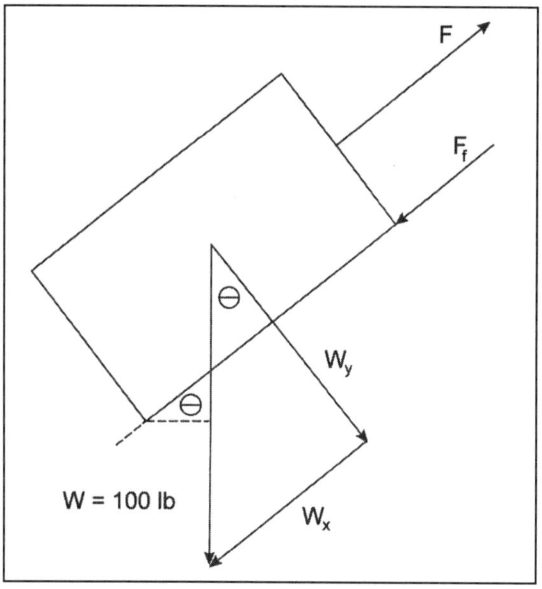

그림 5-11. 경사면 위의 상자는 미끄러지고 있다. 적용 힘 (F), 상자 무게 (W), 정상 힘 (N), 지지면과 평행하게 작용하는 무게 힘성분 (W_x), 경사면 각도 (θ) 그리고 마찰력 (F_f).

$F_f = \mu N$에 의해 결정된다. 여기에서 N은 경사면과 수직을 이루은 상자 무게의 힘성분(W_y)과 동등하다. 수학적 풀이는 다음과 같다 :

$$\Sigma F = 0$$
$$F + F_f + W_x = 0$$
$$\frac{W_x}{W} = \sin 30^\circ$$
$$W_x = W \sin 30^\circ$$
$$W_x = 100\ \text{lb} \times 0.5 = 50\ \text{lb}$$
$$\frac{W_y}{W} = \cos 30^\circ$$
$$W_y = W \cos 30^\circ$$
$$W_y = 100\ \text{lb} \times 0.866 = 86.6\ \text{lb}$$
$$F_f = \mu N = \mu W_y$$
$$F_f = 0.3 \times 86.6\ \text{lb} = 26\ \text{lb}$$
$$F + (-)26\ \text{lb} + (-)50\ \text{lb} = 0$$
$$F = 26\ \text{lb} + 50\ \text{lb}$$
$$F = 76\ \text{lb}$$

이 경우의 일반 공식은 $F + (\mu W \cos \Theta) + (W \sin \Theta) = 0$. 힘(F)가 제거되면, 상자에 어떤 일이 일어나겠는가? 상자가 그대로 있겠는가 아니면 미끄러지겠는가? 이 문제를 풀기 위해, 우리는 앞의 일반 공식을 사용한다. 이때 F = 0이다.

$$(\mu W \cos \Theta) + (W \sin \Theta) = 0;$$

$\mu W \cos \Theta = 26$ lb; 그리고 $W \sin \Theta = 50$ lb이다.

그림 5-12. 적용된 힘이 없어지면, 상자가 경사면 위에서 미끄러지겠는가? 상자 무게 (W), 정상 힘 (N), 지지면과 평행하게 작용하는 무게 힘성분 (W_x), 경사면 각도 (θ) 그리고 마찰력 (F_f).

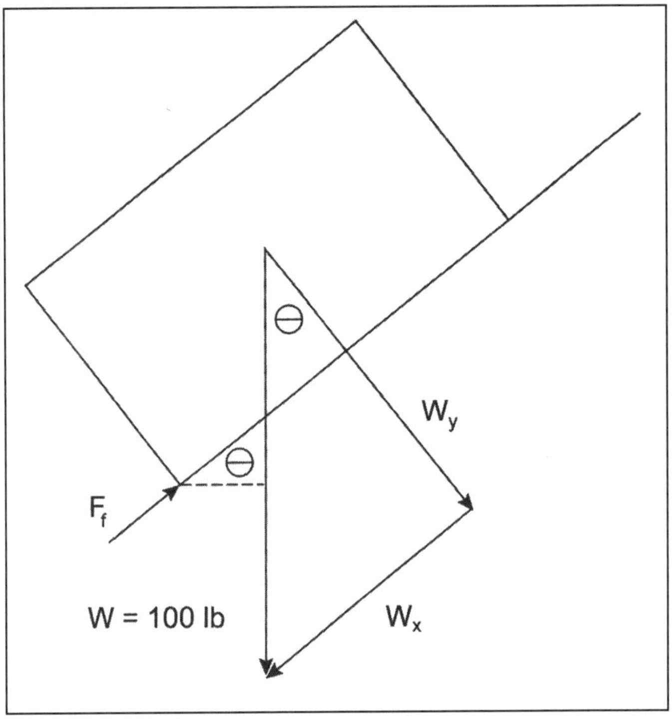

W sinΘ 혹은 W_x가 (μW cosΘ) 혹은 F_f 보다 크기 때문에, 그 상자는 경사면 아래쪽으로 미끄러질 것이다.

경사면 위에 놓인 상자가 미끄러지지 않는 경사면의 각도는 어느 각도부터 인가? 일반 공식을 이용해 보자. 이때 F = 0 이다(그림 5-12).

$$F = (\mu\ W \cos \Theta) + (W \sin \Theta) = 0$$

$$0 + (\mu\ W \cos \Theta) + (W \sin \Theta) = 0$$

$$\mu\ W \cos \Theta = W \sin \Theta$$

$$\mu = \frac{W \sin \Theta}{W \cos \Theta}$$

$$\mu = \frac{\sin \Theta}{\cos \Theta}, \text{ 또는 } \mu = \frac{W_x}{W_y}$$

$$\mu = \tan \Theta$$

$$0.3 = \tan \Theta$$

$$\Theta = 16.7^\circ$$

마찰계수를 결정하는 다른 방법은 앞의 문제에서 제시된 공식($\mu = \tan\Theta$)을 이용하는 것이다. 지지면을 경사시킬 수 있다면, 물체가 미끄러지기 시작할 때까지 지지면의 각도를 변화시킬 수 있다. 두 표면 사이의 마찰계수는 tanΘ 각도와 동일함을 알 수 있다. 물체가 30°에서 미끄러지기 시작한다면, 두 표면 사이의 마찰계수(μ)는 tan 30° 혹은 0.577이다.

경사면에 대한 마찰 효과의 예들로는, 경사진 면을 올라가는 자동차와 기차, 경사면과 언덕을 걸어

갈 때, 경사면과 언덕을 올라갈 때의 휠체어와 목발 등이 있다. 기울기와 마찰계수는 위의 모든 상황에 영향을 줄 수 있다.

활동 (Activities)

1. 마찰력과 정상 힘을 정의한다.
2. 어떤 힘들이 마찰력에 의존하는가?
3. 인체, 임상 상황 및 일상생활에서 나타날 수 있는 마찰력의 예를 제시하고 토론해 본다.
4. 50 lb의 상자와 카펫 사이의 마찰계수는 얼마인가? 이때 30 lb의 힘이 그 상자를 움직이기 시작하는데 필요하다면.
5. 150 lb의 환자가 경사 테이블(μ = 0.45) 위에 누워 있다. 환자가 경사 테이블 위에서 미끄러지기 시작하는 각도는 얼마인가?
6. 70 lb 상자와 타일바닥 사이의 마찰계수가 0.35라면, 상자를 미끄러지게 하는데 얼마의 힘이 필요한가? 타일 바닥에 광택을 발라서 마찰계수가 0.25로 줄어들면, 어떤 일이 일어나겠는가? 치료사 신발과 광택된 지면바닥 사이의 마찰계수가 0.14이었다면, 치료사는 상자를 움직일 수 있겠는가?
7. 마찰계수가 0.35이었을 때, 70 lb 상자를 20° 의 경사면 위쪽으로 당기는데 얼마의 힘이 필요하겠는가? 당김 힘을 제거하면, 상자에 어떤 일이 발생하겠는가?
8. 어떤 사람이 집에 나무로 된 경사면을 만들었다. 경사면의 기울기는 15° 이다. 휠체어와 경사면 사이의 마찰계수가 0.45였다면, 그 사람은 휠체어를 경사면 위쪽으로 움직일 수 있겠는가? 비가 와서 마찰계수가 0.25로 줄어들었다면 어떤 일이 일어나겠는가?
9. 공공 건물내의 경사면 기울기에 대한 필수 규정을 찾아본다.
10. 어떤 사람이 스윙 쓰루 목발보행을 할 때 지면바닥과 목발 팁의 각도가 가지는 효과는 어떠한가?
11. 노동자는 콘크리트 바닥면에서 높이가 5 ft이고 무게가 70 lb인 상자를 밀려고 한다(μ = 0.55). 상자 바닥의 면적은 4 ft × 4 ft이고, 질량이 균등하게 분포되어 있다. 상자를 미는데 얼마의 힘이 필요한가? 상자의 꼭대기를 밀 때, 어떤 일이 발생하겠는가? 상자를 미끄러지게 하려고 할 때 상자의 어떤 부위를 밀어야 하는가?
12. 굽힘된 다리의 발목에 50 lb의 커프 웨이트를 달고 파우더 보드 위에서 무릎을 펌하려고 할 때, 넙다리네갈래근의 힘은 얼마나 필요한가? 무릎관절에서 무릎뼈까지의 수직거리는 2 인치이다. 다리와 발의 무게는 10 lb이고, 무릎관절로부터 그들의 무게중심 까지의 거리는 10 인치이다. 커프 웨이트 저항은 무릎관절로부터 20 인치 떨어져 있다. 커프 웨이트에 대한 마찰계수는 0.3이고, 다리에 대한 마찰계수는 0.4이다. 사람이 앉아서 다리를 뻗고 있다면, 그 사람은 넙다리네갈래근의 힘으로 얼마의 무게를 들어올릴 수 있겠는가?

해답 (Answers)

4. 0.6

5. 24.2°

6. 24.5 lb; 17.5 lb; Yes, if the therapist weighs more than 125 lb.

7. 46.9 lb; It would slide down the ramp. 23.9 lb >23.0 lb

8. Yes. After the rain, it could not go up.

11. >38.5 lb; tip over; lower than 3.63 ft

12. 170 lb; 12 lb

추 천 문 헌

Amadio PC. Friction of the gliding surface. Implications for tendon surgery and rehabilitation. *J Hand Ther.* 2005;18:112-119.

Burnfield JM, Powers CM. Prediction of slips: an evaluation of utilized coefficient of friction and available slip resistance. *Ergonomics.* 2006;49:982-995.

Burnfield JM, Powers CM. The role of center of mass kinematics in predicting peak utilized coefficient of friction during walking. *J Forensic Sci.* 2007;52:1328-1333.

Burnfield JM, Tsai YJ, Powers CM. Comparison of utilized coefficient of friction during different walking tasks in persons with and without a disability. *Gait Posture.* 2005;22:82-88.

Cham R, Redfern MS. Changes in gait when anticipating slippery floors. *Gait Posture.* 2002;15:159-171.

Chang WR, Chang CC, Matz S. Available friction of ladder shoes and slip potential for climbing on a straight ladder. *Ergonomics.* 2005;48:1169-1182.

Chang WR, Kim IJ, Manning DP, Bunterngchit Y. The role of surface roughness in the measurement of slipperiness. *Ergonomics.* 2001;44:1200-1216.

Chang WR, Li KW, Filiaggi A, Huang YH, Courtney TK. Friction variation in common working areas of fast-food restaurants in the USA. *Ergonomics.* 2008;51:1998-2012.

Coert JH, Uchiyama S, Amadio PC, Berglund LJ, An KN. Flexor tendon-pulley interaction after tendon repair. A biomechanical study. *J Hand Surg Br.* 1995;20:573-577.

Domire ZJ, Karabekmez FE, Duymaz A, Rutar TS, Amadio PC, Moran SL. The effect of triangular fibrocartilage complex injury on extensor carpi ulnaris function and friction. *Clin Biomech (Bristol, Avon).* 2009; 24(10):807-811. Epub 2009 Sep 4

Dowson D. Tribological principles in metal-on-metal hip joint design. *Proc Inst Mech Eng H.* 2006;220:161-171.

Dowson D, Jin ZM. Metal-on-metal hip joint tribology. *Proc Inst Mech Eng H.* 2006;220:107-118.

Ellis R, Hing W, Reid D. Iliotibial band friction syndrome—a systematic review. *Man Ther.* 2007;12:200-208.

Fredericson M, Weir A. Practical management of iliotibial band friction syndrome in runners. *Clin J Sport Med.* 2006;16:261-268.

Hallan G, Lie SA, Havelin LI. High wear rates and extensive osteolysis in 3 types of uncemented total hip arthroplasty: a review of the PCA, the Harris Galante and the Profile/Tri-Lock Plus arthroplasties with a minimum of 12 years median follow-up in 96 hips. *Acta Orthop.* 2006;77:575-584.

Hanson JP, Redfern MS, Mazumdar M. Predicting slips and falls considering required and available friction. *Ergonomics.* 1999;42:1619-1633.

James R, Kesturu G, Balian G, Chhabra AB. Tendon: biology, biomechanics, repair, growth factors, and evolving treatment options. *J Hand Surg Am.* 2008;33:102-112.

Katta J, Jin Z, Ingham E, Fisher J. Biotribology of articular cartilage—a review of the recent advances. *Med Eng Phys.* 2008;30:1349-1363.

Kutsumi K, Amadio PC, Zhao C, Zobitz ME, An KN. Gliding resistance of the flexor pollicis longus tendon after repair: does partial excision of the oblique pulley affect gliding resistance? *Plast Reconstr Surg.* 2006;118:1423-1428; discussion 1429-1430.

Kutsumi K, Amadio PC, Zhao C, Zobitz ME, An KN. Measurement of gliding resistance of the extensor pollicis longus and extensor digitorum communis II tendons within the extensor retinaculum. *J Hand Surg Am.* 2004;29:220-224.

Manning DP, Jones C. The effect of roughness, floor polish, water, oil and ice on underfoot friction: current safety footwear solings are less slip resistant than microcellular polyurethane. *Appl Ergon.* 2001;32:185-196.

McCann L, Ingham E, Jin Z, Fisher J. Influence of the meniscus on friction and degradation of cartilage in the natural knee joint. Osteoarthritis *Cartilage.* 2009;17:995-1000.

McCann L, Ingham E, Jin Z, Fisher J. An investigation of the effect of conformity of knee hemiarthroplasty designs on contact stress, friction and degeneration of articular cartilage: a tribological study. *J Biomech.* 2009;42:1326-1331.

Menant JC, Perry SD, Steele JR, Menz HB, Munro BJ, Lord SR. Effects of shoe characteristics on dynamic stability when walking on even and uneven surfaces in young and older people. *Arch Phys Med Rehabil.* 2008;89:1970-1976.

Menant JC, Steele JR, Menz HB, Munro BJ, Lord SR. Effects of walking surfaces and footwear on temporo-spatial gait parameters in young and older people. *Gait Posture.* 2009;29:392-397.

Menz HB, Lord SR. Footwear and postural stability in older people. *J Am Podiatr Med Assoc.* 1999;89:346-357.

Moor BK, Nagy L, Snedeker JG, Schweizer A. Friction between finger flexor tendons and the pulley system in the crimp grip position. *Clin Biomech (Bristol, Avon).* 2009;24:20-25.

Niu X, Latash ML, Zatsiorsky VM. Effects of grasping force magnitude on the coordination of digit forces in multi-finger prehension. *Exp Brain Res.* 2009;194:115-129.

Redfern MS, Cham R, Gielo-Perczak K, et al. Biomechanics of slips. *Ergonomics.* 2001;44:1138-1166.

Schweizer A, Frank O, Ochsner PE, Jacob HA. Friction between human finger flexor tendons and pulleys at high loads. *J Biomech.* 2003;36:63-71.

Silva JM, Zhao C, An KN, Zobitz ME, Amadio PC. Gliding resistance and strength of composite sutures in human flexor digitorum profundus tendon repair: an in vitro biomechanical study. *J Hand Surg Am.* 2009;34:87-92.

Sun J, Walters M, Svensson N, Lloyd D. The influence of surface slope on human gait characteristics: a study of urban pedestrians walking on an inclined surface. *Ergonomics.* 1996;39:677-692.

Sun YL, Yang C, Amadio PC, Zhao C, Zobitz ME, An KN. Reducing friction by chemically modifying the surface of extrasynovial tendon grafts. *J Orthop Res.* 2004;22:984-989.

Taguchi M, Zhao C, Zobitz ME, An KN, Amadio PC. Effect of finger ulnar deviation on gliding resistance of the flexor digitorum profundus tendon within the A1 and A2 pulley complex. *J Hand Surg Am.* 2006;31:113-117.

Tanaka T, Amadio PC, Zhao C, Zobitz ME, An KN. Gliding resistance versus work of flexion—two methods to assess flexor tendon repair. *J Orthop Res.* 2003;21:813-818.

Tsai YJ, Powers CM. Increased shoe sole hardness results in compensatory changes in the utilized coefficient of friction during walking. *Gait Posture.* 2009;30:303-306.

Tsai YJ, Powers CM. The influence of footwear sole hardness on slip initiation in young adults. *J Forensic Sci.* 2008;53:884-888.

Uchiyama S, Amadio PC, Ishikawa J, An KN. Boundary lubrication between the tendon and the pulley in the finger. *J Bone Joint Surg Am.* 1997;79:213-218.

Williams S, Jalali-Vahid D, Brockett C, et al. Effect of swing phase load on metal-on-metal hip lubrication, friction and wear. *J Biomech.* 2006;39:2274-2281.

Yang C, Amadio PC, Sun YL, Zhao C, Zobitz ME, An KN. Tendon surface modification by chemically modified HA coating after flexor digitorum profundus tendon repair. *J Biomed Mater Res B Appl Biomater.* 2004;68:15-20.

Zatsiorsky VM, Latash ML. Prehension synergies. *Exerc Sport Sci Rev.* 2004;32:75-80.

Zhao C, Amadio PC, Zobitz ME, An KN. Resection of the flexor digitorum superficialis reduces gliding resistance after zone II flexor digitorum profundus repair in vitro. *J Hand Surg Am.* 2002;27:316-321.

Zhao C, Amadio PC, Zobitz ME, Momose T, Couvreur P, An KN. Gliding resistance after repair of partially lacerated human flexor digitorum profundus tendon in vitro. *Clin Biomech (Bristol, Avon).* 2001;16:696-701.

제 6 장

동역학 (Dynamics)

학습목표

1. 운동을 정의하고, 또 운동 연구와 관련된 용어들을 정의한다.
2. 운동형상학과 운동역학을 구분한다.
3. 인체, 임상 상황 및 일상생활에서 볼 수 있는 운동 연구의 예들을 제시하고 토론한다.
4. 원심력과 구심력을 구분한다.
5. 운동형상학과 관련된 문제들을 풀어 본다.
6. 인체, 임상 상황 및 일상생활에서 힘을 평가하는 운동역학적 방법의 예들을 제시하고 토론한다.
7. 질량과 관성에 의해 제공된 가속의 저항을 분석한다.
8. 충격량과 운동량의 개념을 관련시킨다.
9. 일과 에너지의 개념을 관련시킨다.
10. 운동역학과 관련된 문제들을 풀어 본다.

소개 (Introduction)

동역학(dynamics)은 보건과학분야에서 매우 중요하다. 생체역학자들은 보행패턴 분석, 의수족 및 보조기의 개발, 근육기능 분석, 인체 관절에 대한 운동 효과, 들기동작 및 기타 인간공학적 활동의 분석, 그리고 손상 분석 등에서 중요한 역할을 해 왔다. 힘의 특성을 관찰하고 뉴톤의 운동법칙을 적용해 봄으로써, 운동의 특성을 치밀하게 판단할 수 있다. 몇 가지 예와 함께, 동역학의 기본 원리를 본 장에서 설명할 것이다. 그러나 동역학을 다루는 많은 문제들은 본 교재의 내용 범위에 벗어난다.

운동은 자세의 지속적인 변화로서 정의된다. 우리는 운동 분석을 하기 위해 역학의 한 분야인 동역학을 이용해야 한다. 동역학은 운동을 연구하는 학문이다. 동역학은 다시 운동형상학(kinematics)과 운동역학(kinetics)으로 나누어진다. 운동형상학은 운동의 특성을 연구하는 학문인 반면, 운동역학은 운동과 관련된 힘들을 연구하는 학문이다.

운동형상학 (Kinematics)

운동형상학은 변위, 속도 및 가속도의 특성을 연구한다. 예를 들어, 운동형상학은 무게중심의 위치 변화와 신체분절의 각운동에 관여한다.

변위 (displacement)

변위(displacement)는 물체의 위치 변화이다. 물체의 모든 지점들이 직선으로 움직일 때, 그 변위를 선형 변위 혹은 병진 변위(s)라고 한다(그림 6-1A) 물체의 모든 지점들이 축을 중심으로 동심원을 그린다면, 그때의 변위는 각변위 혹은 회전 변위(θ)이다(그림 6-1B). 보행 동안, 몸 전체는 선형 운동으로 움직이는데, 이런 선형 운동은 팔다리의 각운동에 의해 야기된다. 변위는 크기와 방향을 가지고 있기 때문에, 벡터량이다. 선형 운동은 아라비아 문자로 표기되고, 각운동은 그리스 문자로 표기된다(표 6-1).

속도 (velocity)

물체의 위치를 변화시키는데 특정의 시간이 필요하다. 물체의 속도(v 혹은 ω)는 변위 변화(Δs 혹은 Δθ)의 크기를 시간(t)으로 나눈 값이다. 즉,

$$\text{선형 속도는}\quad v = \frac{\Delta s}{t}$$

$$\text{각속도는}\quad \alpha = \frac{\Delta \theta}{t}$$

가속도 (acceleration)

물체가 움직이는 동안, 물체의 속도가 변화하는데, 속도의 이런 변화를 가속도(a 혹은 α)라 한다. 속도가 증가하면, 가속도는 (+)이고, 속도가 감속하면, 가속도는 (–)이며, 감속이라 한다. 속도가 변화하는데는 특정의 시간이 필요하다. 그러므로 가속도는 속도의 변화(Δv 혹은 Δω)를 시간(t)으로 나눈 값이다. 즉,

$$\text{선형 가속도는}\quad a = \frac{\Delta v}{t}$$

$$\text{각속도는}\quad \alpha = \frac{\Delta \omega}{t}$$

선형/각의 전환 (linear/angular conversion)

각운동에 대한 방정식은 선형 운동의 방정식과 비슷하다(그림 6-1 참조). 각운동은 거리로 측정하지 않고, 각도나 라디안으로 움직임을 측정한다. 라디안을 측정함으로써, 각 변위를 회전 물체의 선형 변위에 연관시킬 수 있다. 우리는 다리가 각운동을 하는 동안 발의 선형 변위를 결정할 수 있다. 라디안(θ)은 원호를 원의 반지름으로 나눈 값이다(그림 6-2A). 즉,

$$\text{라디안}(\theta) = \frac{s}{r}$$

원호와 반지름의 단위가 둘다 선형 단위이기 때문에 서로 상쇄된다. 그러므로 라디안 수치는 단위를 가지지 않는다. 원호의 길이가 축과 움직이는 특정 지점의 거리와 같을 때, 형성되는 각도는 57.3° 이다.

표 6-1

운동형상학적 특성

특성	선형 운동	각운동
변위	s 혹은 d	θ
속도	$v = \Delta s/t$	$\omega = \Delta\theta/t$
가속도	$a = \Delta v/t$	$\alpha = \Delta\omega/t$

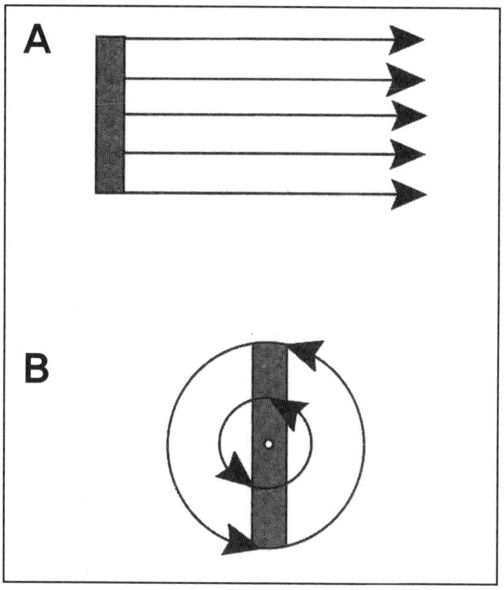

그림 6-1. 변위의 종류. (A) 선형 변위. (B) 각 변위 혹은 회전 변위.

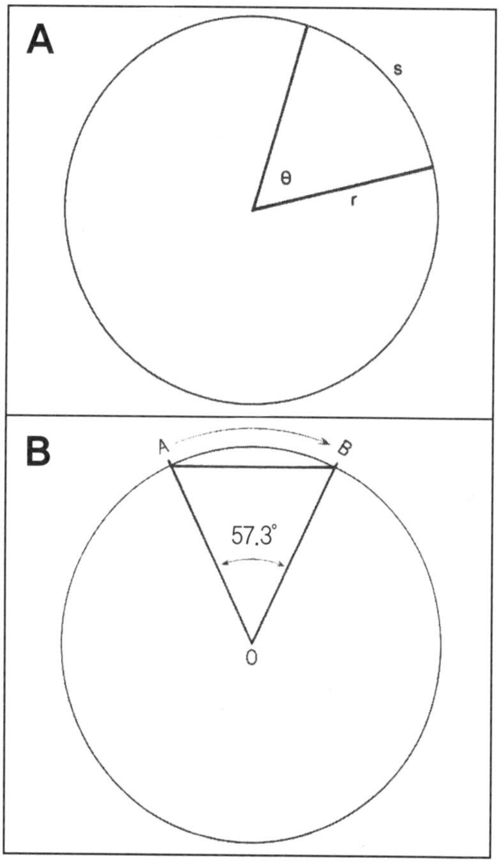

그림 6-2. 선형 운동과 각운동 사이의 관계. 라디안에서 $\Theta = \frac{s}{r}$ 이다. 여기에서 θ는 각도이고, s는 원호의 길이이고, r은 축으로부터 물체의 반경이다.

그림 6-2B는 $\frac{s}{r} = 1$이고, $\theta = 57.3°$ 임을 보여 준다. 선형 운동과 각운동의 관계는 아래의 방정식들에서 알 수 있듯이, 축과 특정 지점 사이의 거리와 관련된다.

$$s = r\theta$$

$$v = r\omega$$

$$a_t = r\alpha$$

그림 6-3. 각운동 동안의 가속도의 구성 성분. a는 가속도, a_t는 접선가속도, a_r은 지름가속도.

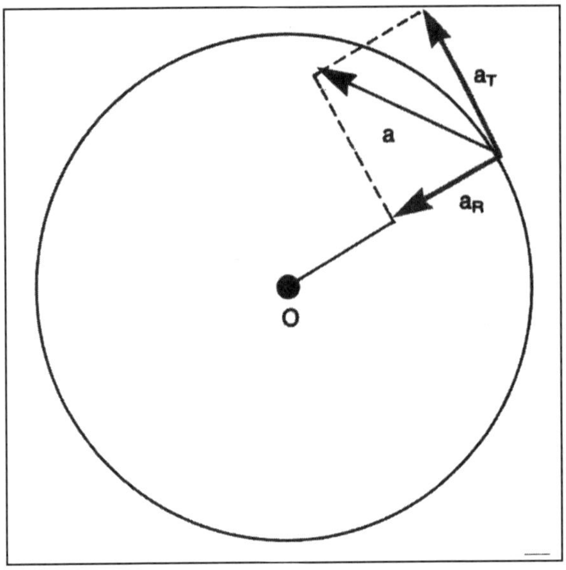

가속도(a)는 a_t 로 표기된다. 물체가 축을 중심으로 회전을 할 때(그림 6-3), 가속도의 2개 힘 성분이 관련된다. 물체는 관성 때문에 축으로부터 멀어지려는 성질을 가지는데, 이것을 원심력이라 한다. 축으로 향하는 힘(구심력)은 회전 패턴 안에 물체를 유지시켜, 그 물체가 축으로부터 멀이지지 않도록 만든다. 기호 a_t (접선가속도)는 관성 혹은 원심력과 관련된 가속도이다. a_r(지름가속도)은 구심력으로 인한 일정한 방향 변화와 관련된 가속도이다. 지름가속도의 방정식은

$$a_r = \frac{v^2}{r}$$

접선가속도(a_t)와 지름가속도(a_r)의 실체는 전체 가속도(a)의 구성 성분이다(그림 6-3 참조). 전체 가속도는 다음과 같은 공식으로 결정된다.

$$a^2 = a_t^2 + a_r^2$$

예제 - 팔 스윙 (example - swinging upper limb)

사람의 팔이 앞뒤로 스윙된다고 가정해 보자(그림 6-4). 팔이 흔들릴 때 팔꿈치는 각운동을 하지 않는다고 가정한다. 팔꿈치는 어깨관절로부터 11인치 떨어져 있고, 손은 어깨관절로부터 24인치 떨어져 있다. 한 번의 팔 스윙의 각도는 65°이다. 팔꿈치(E)와 손(H)이 움직인 선형 거리를 계산해 보자.

팔꿈치의 선형 거리 :

$$1 \text{ radian} = 57.3°$$

$$\theta = \frac{65°}{57.3°}$$

$$\theta = 1.13 \text{ radians}$$

$$s = r\theta$$

$$s = 11 \text{ in} \times 1.13$$

$$s = 12.43 \text{ in}$$

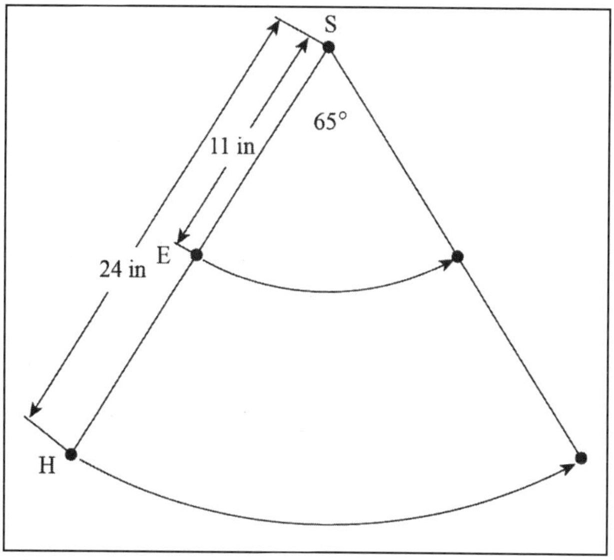

그림 6-4. 팔의 스윙. S는 어깨관절, E는 팔꿉관절, H는 손이다.

손의 선형 거리 :

$$1 \text{ radian} = 57.3°$$
$$\theta = \frac{65°}{57.3°}$$
$$\theta = 1.13 \text{ radians}$$
$$s = r\theta$$
$$s = 24 \text{ in} \times 1.13$$
$$s = 27.12 \text{ in}$$

그래서 팔꿈치는 12.43 인치 움직였고, 손은 27.12 인치 움직였다.

이번에는 팔의 각속도와 팔꿈치 및 손의 선형속도를 계산해 보자. 팔은 0.4초 동안 움직였다. 이들의 수치는 다음과 같이 계산될 수 있다 :

팔의 각속도 :

$$\theta = \frac{65°}{57.3°}$$
$$\theta = 1.13 \text{ radians}$$
$$\omega = \frac{\Delta\theta}{t}$$
$$\omega = \frac{1.13}{0.4 \text{ sec}}$$
$$\omega = \frac{2.82 \text{ radians}}{\text{sec}}$$

팔꿈치의 선형 속도 :

$$v = r\omega$$
$$v = 11 \text{ in} \times 2.82 \text{ radians/sec}$$
$$v = 67.68 \text{ in/sec}$$

손의 선형 속도 :

$$v = r\omega$$
$$v = 24\ \text{in} \times 2.82\ \text{radians/sec}$$
$$v = 31.08\ \text{in/sec}$$

운동역학 (Kinetics)

앞에서 언급했듯이, 운동역학은 운동에 영향을 주는 힘들을 연구하는 학문이다. 1장에서 제시된 힘들은 물체의 움직임을 일으키거나, 움직이는 물체의 방향을 바꾸거나, 움직이는 물체를 멈추게 함으로써 움직임에 영향을 줄 수 있다. 움직이는 물체의 특성을 관찰함으로써 그리고 또 적용함으로써, 우리는 물체에 작용하는 힘의 크기를 결정할 수 있다.

우리는 1장에서 외부의 힘이 적용되지 않는 한, 움직이지 않는 물체는 계속 움직이지 않고, 또 움직이는 물체는 계속 움직인다는 뉴톤의 1 법칙을 제시했다. 운동역학을 통해, 우리는 외적 힘에 의한 상태 변화와 관련된 힘을 연구한다. 종종 물체에 작용하는 힘은 뉴톤의 2법칙 혹은 가속도 법칙을 통해 결정될 수 있다.

힘이 미는 것과 당기는 것으로 정의되어 왔지만, 우리는 움직임의 변화를 일으키는 속성으로써 힘을 정의할 수 있다. 적용된 힘이 크면 클수록, 움직임의 변화를 일으키는 잠재력이 더 커진다. 앞에서 언급했듯이, 모든 물체는 질량을 가진다. 질량이 선형 운동을 변화시키는 물질의 크기나 저항으로서 간주될 수 있기 때문에, 질량은 물체의 관성 크기를 의미한다. 큰 질량을 가진 물체의 움직임을 변화시키는 것이 작은 질량을 가진 물체의 움직임을 변화시키는 것보다 더 큰 힘이 요구된다. 이런 개념들은 $a = \frac{F}{m}$이라는 방정식으로 설정될 수 있다. 여기에서, 가속도(a)는 움직임의 변화를 의미한다.

회전 운동의 가속도 방정식은 $\alpha = \frac{T}{I}$이다. 여기에서, T는 토크 혹은 모멘트이고, I는 관성 모멘트이다. 1장에서 설명되었듯이, 각가속도는 토크에 비례하고 관성 모멘트($I = \Sigma mr^2$)에 반비례한다.

가끔 운동의 특성이 비디오와 같은 관찰이나, 전자각도기 혹은 다른 측정장비 등에 의해 결정될 수 있다. 동역학 과정은 가속도를 계산하기 위해 물체에 작용하는 힘을 이용하고, 한편 운동의 특성과 외적 힘의 효과를 평가함으로써 근육의 힘과 관절반응력을 결정한다. 역동역학적 모델의 경우는 근육의 힘을 결정하기 위해 물체의 가속도와 지면반발력(GRF)과 같은 외적 힘을 이용하기도 한다. 동역학적 모델과 역동역학적 모델을 위해 그림 6-5를 참조한다.

가속도 방법 (acceleration approach)

우리는 물체를 잡고 그대로 그 자세를 유지해야 하는 4장의 정역학 단원에서, 근육의 힘과 관절반응력을 알아내기 위해 평형의 두 번째 조건을 이용했다. 예를 들어, 아래팔을 움직이지 않고 수평 자세로 유지할 때, 아래팔과 손에 작용하는 가속도와 관련된 모멘트의 합이 "0" 일 것이다. 그러므로 정적 상태의 방정식은 관절반응력, 근육, 중력 및 하중에 의한 모멘트를 포함하고 있다.

$$\Sigma M = 0$$
$$\text{관절} + \text{근육} + \text{무게} + \text{하중} = 0$$
$$(J \times dj) + (M \times dm) + (W \times dw) + (L \times dl) = 0$$

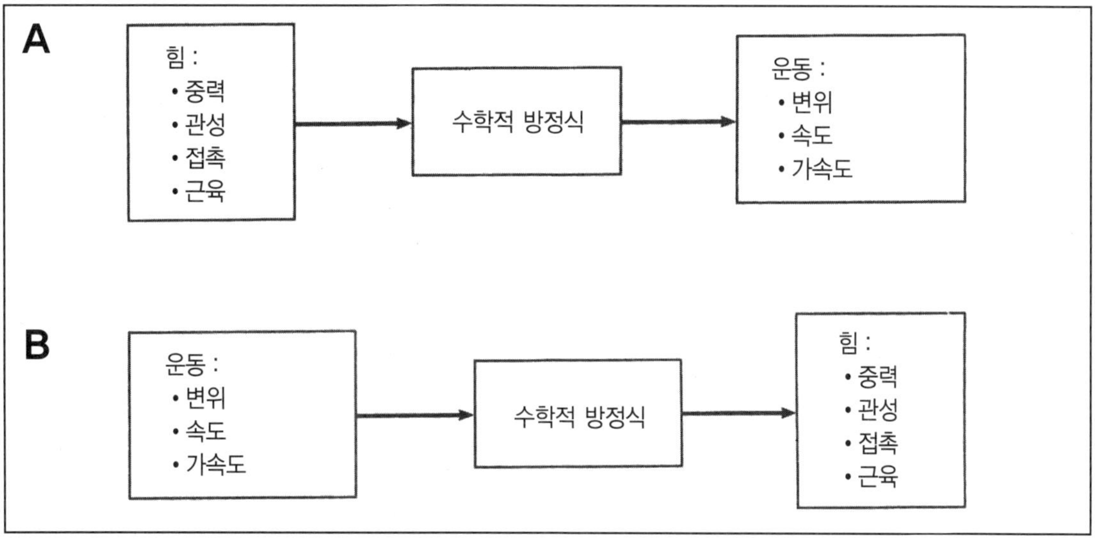

그림 6-5. (A) 동역학적 연구. (B) 역동역학적 연구.

운동이 일어날 때, 움직임의 변화에 저항하는 다른 2개의 항들이 방정식에 포함된다. 2개 항 중의 하나는 아래팔과 손의 관성 모멘트($I_w\alpha$)이고, 다른 항은 하중의 질량($m_L a$) 혹은 관성 모멘트($I_L\alpha$)이다. 이들 모멘트가 움직임 변화에 저항을 하기 때문에, 그들은 움직임과 반대 방향으로 작용을 한다. 커프 웨이트나 덤벨과 같은 하중이 신체분절에 적용되었다면, 하중은 각운동으로 움직일 것이다. 그리고 하중이 활차시스템의 줄에 부착되었다면, 그 하중은 선형 운동을 할 것이다. 바벨과 같은 몇몇 저항들은 수행된 활동에 따라 각운동 형태의 저항이나 선형 운동 형태의 저항을 제공할 수 있다. 다음과 같은 방정식은 가속도의 항을 가진다 :

$$\Sigma M = \text{관절} + \text{근육} + \text{무게} + \text{하중} + \text{신체분절의 가속도} + \text{하중 가속도}$$

$$\Sigma M = (J \times dj) + (M \times dm) + (W \times dw) + (L \times dl) + I_w\alpha \;\; +(m_L \times a \times d_L, \text{ 혹은 } I_L\alpha)$$

이 방정식에서, I_w는 신체분절의 관성 모멘트이고, m_L은 하중의 질량이고, a 는 하중이 선형으로 움직일 때 하중의 선형 가속도이다. 그리고 I_L은 하중이 원호를 그릴 때 신체분절의 각가속도이고, α는 신체분절의 각가속도이다. 이 방정식은 평형의 두 번째 조건 방정식으로 간단하게 전환된 방정식이다(Euler 방정식이라고 함). 각 용어에 대한 부호는 모멘트가 움직임에 저항하고 있는지 아니면, 움직임에 도움을 주고 있는지에 좌우된다. 반시계방향은 +부호이고, 시계방향은 - 부호임을 다시 한 번 기억하기 바란다.

예제 – 고정활차 시스템 (example – fixed pulley system)

클라이언트가 팔꿉관절 굽힘근을 운동하기 위해 단일 고정활차 시스템 앞에 앉아 있다고 가정해 보자. 클라이언트는 벽을 등지고 앉아 있은 상태에서, 해부학 자세처럼 양 팔을 편안하게 몸통 옆에 붙인다. 이때 클라이언트의 아래팔과 손의 무게는 4 lb이고 질량중심은 팔꿉관절로부터 6인치 떨어져 있다. 부록 표 A-4는 아래팔과 손의 질량이 0.1025 slug을 알려주고 있고, 표 A-5는 관절에서 발생하는 관절모멘트(I_0)가 6.26 slug • in^2임을 알려주고 있다. 활차에 매달린 하중은 20 lb이고, 줄의 손잡이는 팔꿉관절로부터 13 인치 떨어져 있다. 그리고 시작자세에서의 줄은 아래팔과 90°를 이룬다. 클라이언트가

그림 6-6. 환자가 활차 무게를 움직이고 있다.

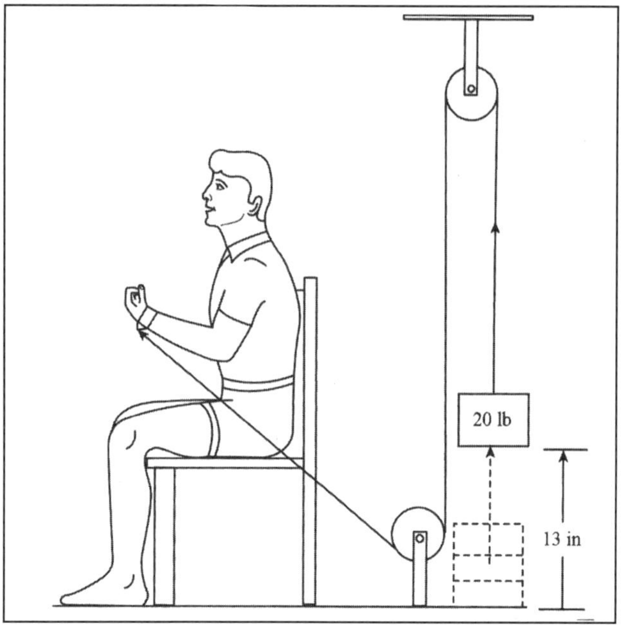

운동을 시작하려면, 아래팔과 손의 모멘트와 하중을 이겨내야 한다. 신체분절과 하중이 고정되어 있기 때문에, 초기 속도는 "0"이다. 그러므로 움직임의 초기 동안에 신체분절과 하중이 가속으로 움직여야 한다. 느린 움직임 동안의 가속도와 빠른 움직임 동안의 가속도에 의해 발생된 신체 분절의 저항을 계산해 보자.

하중의 저항 – 느린 움직임 (resistance of load – slow movement)

초기 0.4초 동안 팔꿉관절이 느린 속도로 굽힘할 때의 가속도는 4 ft/sec^2(48 인치/sec^2)이다. 이 상황에서, 하중이 고정되어 있다면, 20 lb의 힘이 활차줄에 걸릴 것이다. 20 lb의 무게(W)를 가속시키려고할 때 활차줄에 얼마의 힘이 발생되어야 하는가? 20 lb의 질량(m)은 W = mg에 의해 결정된다. 여기에서 g는 중력가속도 혹은 32.2 lb/sec^{2}이다. 즉,

$$W = F = ma$$

$$20\text{ lb} = m \times 32.2\text{ ft/sec}^2$$

$$\frac{20\text{ lb}}{32.2\text{ ft/sec}^2} = m$$

$$m = 0.62\text{ slugs}$$

20 lb 하중의 질량은 0.62 slug이다. slug의 단위는 lb • sec^2/ft이다. 가속도에 의한 하중의 선형 저항(저항력)은 하중의 질량에다 가속도(F = ma)를 곱한 값이다. 그러므로,

$$\text{힘} = \text{질량} \times \text{가속도}$$

$$0.62\text{ slugs} \times 4\text{ ft/sec}^2 = 2.48\text{ lb}$$

하중 가속도에 의한 저항은 저항력에다 부착점의 수직거리($m_L \times a \times d_L$)를 곱한 값이다.

하중의 저항은

$$\text{힘} \times \text{거리이다. 즉, } 2.48\text{ lb} \times 13\text{ in} = 32.24$$

그러므로, 선형 가속도에 의해 발생된 저항의 값은 32.24 in • lb이다.

하중의 저항 – 빠른 움직임 (resistance of load – faster movement)

클라이언트는 15 ft/sec^2(180 in/sec^2)의 빠른 속도로 움직이기를 원하고 있다. 이런 경우, 방정식의 가속도는 15 ft/sec^{2}로 변할 것이다. 가속도에 의해 빠르게 움직이는 하중의 선형 저항은 다음과 같을 것이다.

$$힘 = 질량 \times 가속도$$

$$0.62 \text{ slugs} \times 15 \text{ ft/sec}^2 = 9.3 \text{ lb}$$

빠른 하중의 저항은

$$힘 \times 거리$$

$$9.3 \text{ lb} \times 13 \text{ in} = 120.9 \text{ in} \cdot \text{lb}$$

움직임 동안의 팔의 저항 (resistance of limb during movement)

이런 운동 동안, 아래팔의 가속도는 움직임에 저항을 제공한다. 느린 운동의 각가속도(α)는 3.69 rad/sec^{2}로 측정되었고, 빠른 운동의 각가속도는 13.85 rad/sec^{2}로 측정되었다. 신체분절의 가속도에 대한 저항은 $I_w\alpha$이다.

그러므로, 신체분절 가속도의 저항 모멘트는,

느린 움직임일 때, $(6.26 \text{ slug} \cdot \text{in}^2 \times 3.69 \text{ rad/sec}^2) = 23.10 \text{ slug} \cdot \text{in}^2 \text{ rad/sec}^2$

빠른 움직임일 때, $(6.26 \text{ slug} \cdot \text{in}^2 \times 13.85 \text{ rad/sec}^2) = 86.7 \text{ slug} \cdot \text{in}^2 \text{ rad/sec}^2$

slug의 단위가 lb • sec^2/ft이기 때문에, 단위를 in로 통일시켜야 한다. 그러므로 항(1 ft/12 in)은 각가속도로 소개되어야 한다. 인치 • 파운드의 저항은,

느린 움직임일 때의 저항은, $(23.10 \text{ slug} \cdot \text{in}^2 \text{ rad/sec}^2 \times 1 \text{ ft/12 in}) = 1.93 \text{ in} \cdot \text{lb}$

빠른 움직임일 때의 저항은, $(86.7 \text{ slug} \cdot \text{in}^2 \text{ rad/sec}^2 \times 1 \text{ ft/12 in}) = 7.23 \text{ in} \cdot \text{lb}$

가속도에 의한 저항의 항들(ma와 $I\alpha$)은 신체분절의 정적 상태에 추가될 수 있다.

활차 시스템을 하지 않고 커프 웨이트를 사용할 때 (using cuff weight instead of pulley system)

활차 시스템 대신에 커프 웨이트를 하중으로 사용하는 경우, 아래팔 저항의 크기를 계산할 때는 항 $I_L\alpha$를 사용할 수 있다. 관성 모멘트가 $I = \Sigma mr^2$ 임을 기억한다. 커프 웨이트를 사용할 때, 질량의 반지름(r)은 팔꿉관절과 하중 사이의 거리, 즉 13 in로 간주될 것이다. 가속도에 대한 저항의 방정식은,

$$I_L\alpha = mr^2\alpha$$

느린 운동의 경우, 항은 다음과 같을 것이다 :

$$(0.62 \text{ slug} \times 13 \text{ in} \times 13 \text{ in} \times 3.69 \text{ rad})$$

신체분절 가속도에 대한 저항은,

느린 운동의 경우, $(0.62 \text{ slug} \times 269 \text{ in}^2 \times 3.69 \text{ rad/sec}^2) = 615.42 \text{ slug} \cdot \text{in}^2 \text{ rad/sec}^2$

빠른 운동의 경우, $(0.62 \text{ slug} \times 269 \text{ in}^2 \times 13.85 \text{ rad/sec}^2) = 2309.9 \text{ slug} \cdot \text{in}^2 \text{ rad/sec}^2$

slug의 단위가 lb • sec^2/ft이기 때문에, 단위를 in로 통일시켜야 한다. 그러므로 항(1 ft/12 in)은 각가속도로 소개되어야 한다. 인치 • 파운드의 저항은,

느린 움직임일 때의 저항은, $(615.42 \text{ slug} \cdot \text{in}^2 \text{ rad/sec}^2 \times 1 \text{ ft/12 in}) = 51.29 \text{ in} \cdot \text{lb}$

빠른 움직임일 때의 저항은, $(2309.9 \text{ slug} \cdot \text{in}^2 \text{ rad/sec}^2 \times 1 \text{ ft/12 in}) = 192.49 \text{ in} \cdot \text{lb}$

팔꿉관절 굽힘과 같은 움직임에 대해 기억해야 할 하나의 개념은 양(+)의 가속도는 움직임을 시작할 때 발생하고, 음(−)의 가속도는 움직임을 멈출 때 발생한다는 점이다. 양의 가속도와 음의 가속도 사이에 일정한 속도가 있을 수 있다. 하중을 가속시킬 때 사용되는 힘은 움직임의 전반에 걸쳐 발생하지는 않는다.

충격량과 운동량 (Impulse-Momentum)

선형 운동 (linear motion)

어떤 상황에서는, 힘이 일정 시간 동안 적용되거나, 충돌이 일어난다. 가속도 공식을 전환하여 충격량-운동량 접근법을 제시한다. 선형 운동의 가속도는 $a = \frac{F}{m}$, 이지만, 일반적으로 $F = ma$로 더 많이 알려져 있다. 운동형상학의 연구로부터, 우리는 가속도가 특정 기간 동안의 속도 변화($a = \frac{\Delta v}{t}$)임을 알았다. 공식 $F = ma$는 $F = \frac{m\Delta v}{t}$ 로 바뀐다. 즉, 특정 시간 동안, 물체의 속도 변화를 일으키는데 힘이 필요하다는 것이다. 공식의 양변에 t를 곱하면, 이 공식은 $Ft = m\Delta v$가 된다. 일정 시간 동안 작용하는 힘(Ft)을 충격량이라 하고, 움직이는 질량(mv)을 운동량이라 한다. 운동량의 변화는 $mv_2 - mv_1$, 혹은 $m\Delta v$으로 표기된다. $a = \frac{F}{m}$ 에서 $Ft = mv_2 - mv_1$의 변화는 다음과 같이 전개될 것이다 :

$$a = \frac{F}{m}$$
$$F = ma$$
$$F = \frac{m\Delta v}{t}$$
$$Ft = m\Delta v$$
$$Ft = mv_2 - mv_1$$

일정 시간 동안 적용된 힘은 물체의 운동량을 조절하는 방법이다. 힘의 크기가 클수록, 물체의 운동량을 변화시키는 데 걸리는 시간이 적어진다. 어떤 사람이 벽을 향해 달리고 있을 때, 큰 힘이 벽에 적용되고, 갑자기 움직임이 멈출 것이다. 비행사가 사고난 비행기로부터 탈출하여, 눈 덮힌 산기슭에 착지한다면, 그가 산기슭을 타고 내려오기 때문에, 그의 운동량(질량 낙하속도)이 "0" 이 되기 위해서는 긴 시간이 소요될 것이다. 이 상황에서, 시간(t)이 길기 때문에, 힘(F)은 적어진다. 충격량-운동량의 예는 일상생활에서 종종 일어난다. 이 개념은 자동차와 트럭, 주먹과 턱, 런닝백과 라인백커, 그리고 방망이와 공과 같은 충돌이 일어나는 시간과 관련된다. 운동시 이 개념은 매우 중요하다. 무게를 들어올릴 때, 무게는 속도 "0" 에서 시작한다. 힘이 무게에 적용되면, 무게의 속도가 증가한다. 즉, 적용된 힘이 크면 클수록, 무게는 빠르게 움직인다. 무게가 매우 빠른 속도로 움직이면, 그 무게를 멈추게 하는데 많은 힘이 필요할 것이다. 힘의 적용시간이 길어질 수 있다면 물체의 속도를 멈추는데 작은 힘이 필요할 것이다. 이런 상황의 예는 야구공, 계란 및 물풍선과 같은 물체를 잡으려고 시도하는 것이다. 손이 뻣뻣하다면, 잡기가 일어나는 시간이 적어질 것이고, 이로 인해 잡기를 제대로 할 수 없을 것이다. 그러나 손을 뒤쪽으로 움츠린다면, 잡는데 많은 시간이 허용되어, 잡기의 성공률이 높아질 것이다. 헬멧의 패딩이나 딱딱한 표면의 패딩은 충격량-운동량의 개념을 이용하는 것이다. 왜냐하면, 패딩이 운동의 시간이 힘의 크기를 감소시키기 때문이다. 충격량과 운동량은 뉴톤의 1법칙(관성의 법칙)과 비례한다.

운동량 보존의 법칙은 뉴톤의 3법칙과 관련된다. 두 물체가 충돌할 때, 한 물체에 대한 힘의 크기는 같지만, 방향은 반대이다. 양쪽 물체에서 충돌 시간이 동일하기 때문에, 각 물체에 대한 충격량도 동일하다. 그러므로 양쪽 물체의 운동량 변화는 같지만, 반대 방향이다. 즉, $m_2v_1 - m_1v_1 = -m_2v_2 - m_1v_2$. 예를 들어, 두 물체가 충돌이 일어나면, 한쪽 물체의 속도는 감소할 것이고, 다른쪽 물체의 속도는 감소된 상대편 물체의 속도만큼 증가할 것이다.

회전 운동 (rotatory motion)

충격량-운동량의 개념은 회전운동에서도 일어난다. 공식 $T = I\alpha$ 로부터, $T = I\frac{\Delta\omega}{t}$ 의 관계식이 얻어질 수 있다. 방정식의 변화로, $Tt = I\Delta\omega$가 생겨난다. 여기에서, Tt는 각운동의 충격량이고, $I\Delta\omega$는 각운동의 운동량이다. 각운동 운동량의 변화는 $I\omega_2 - I\omega_1$이다. 일정 시간 동안 적용된 토크는 회전 물체의 운동량을 변화시킬 것이다.

$$\alpha = \frac{T}{I}$$
$$T = I\alpha$$
$$T = I\frac{\Delta\omega}{t}$$
$$Tt = I\Delta\omega$$
$$Tt = I\omega_2 - I\omega_1$$

인체가 각운동을 할 때, 관성 모멘트($I = \Sigma mr^2$)가 변할 수 있다. 그러므로 운동량의 변화는 $mr_1^2\omega_1 - mr_2^2\omega_2$로 표기될 수 있다. 이 공식에서, 질량은 일정하지만, 질량의 분포와 각속도는 변한다. 사람이 걸을 때, 팔꿉관절은 많이 펴되고, 무릎은 크게 굽힘되지 않는다. 그러나 사람이 달리는 유각기 동안, 어깨근육의 힘을 크게 증가시키지 않고 팔을 빠르게 움직일 수 있도록 팔꿉관절이 더 많이 굽힘될 것이고, 또 무릎관절도 더 많이 굽힘될 것이다. 질량의 분포 변화는 팔다리를 가속이나 감속하는데 근육의 힘을 적게 함으로써, 신체를 더욱 효율적으로 만든다.

각운동 운동량의 개념은 아이스 스케이팅, 체조 및 다이빙과 같은 많은 체육활동과 걷기에 있어 매우 중요하다. 종종 운동선수가 공중에서 회전을 할 때, 외적의 힘이 신체에 적용되지 않기 때문에, 충격량은 "0"이 될 것이다. $Ft = 0$이면, $mr_1^2\omega_1 - mr_2^2\omega_2 = 0$, 혹은 $mr_1^2\omega_1 = mr_2^2\omega_2$이다. 아이스 스케이터 선수가 회전을 할 때, 양 팔을 몸쪽에 붙이면, 회전 속도가 빨라질 것이다. 반대로, 양 팔을 몸 바깥쪽으로 벌리면, 회전속도가 떨어지거나 회전이 멈추게 될 것이다. 다이빙 선수가 양 팔과 양쪽 무릎을 몸통 쪽으로 굽힘하면, 신체가 돌아가는 속도가 빨라질 것이다. 몸통을 많이 굽힘하면 할수록, 회전 속도가 빨라질 것이다. 양쪽 팔을 뻗고, 양쪽 엉덩관절과 무릎관절을 쭉 펴면, 신체 회전 속도가 느려진다.

각운동의 충격량과 운동량은 손상 원인과 밀접한 관련이 있다. 달리기하는 동안 다리를 스윙할 때, 단거리 달리기선수는 발을 지면에 접촉시키기 위해 다리를 빠르게 감속시켜야 한다. 속도의 이런 변화는 짧은 시간($I\frac{\Delta\omega}{t}$) 동안에 일어나야 한다. 움직임의 변화를 일으키기 위해서는, 뒤넙다리근에 의한 큰 토크가 필요하다. 뒤넙다리근의 작용점이 변하지 않기 때문에, 뒤넙다리근은 큰 힘을 발휘해야 한다. 뒤넙다리근은 원심성 수축을 통해 이런 힘을 생산할 수 있거나, 뒤넙다리근의 일부가 찢어질 수 있다(뒤넙다리근 찢어짐). 비슷한 상황이 투수에게서도 일어난다. 위팔뼈의 가쪽돌림근은 공을 던진 후 팔을 감속시키기 위해 큰 힘으로 빠르게 수축해야 한다. 보조기와 의수족의 분야는 충격량과 운동량의 개념과 밀접하다. AFO를 착용하고 있는 환자는 무릎관절로부터 일정 거리(r)에 부가적인 질량(m)을 가지게 된다. 부가된 질량은 관성 모멘트를 증가시킨다. 무거운 부츠와 발목 웨이트는 다리에 대해 비슷한 효과를 가질 것이다. 보조기가 절단되지 않은 다리와 비슷한 기능을 하기 위해서는 적절한 질량과 질량 분포를 가지고 있어야 한다.

일-에너지 (Work-Energy)

일과 에너지는 밀접한 관계가 있다. 어떤 물체로 일을 수행할 때, 물체의 에너지에서 변화가 일어난다(일-에너지 법칙). 수행된 일과 에너지 변화는 동등하고, 같은 단위를 사용한다. 움직임을 분석하기 위한 일-에너지 접근법은 물체나 신체의 위치나 속도에 좌우된다. 일은 물체를 일정 거리로 움직이는 힘이나 속도를 변화시키는 힘과 관련한다. 일은 선형적으로 수행될 수도 있고, 또 각운동의 형태로 수행될 수도 있다. 움직인 거리는 작용선을 따르고 또 선형 일을 하는 힘의 방향으로 이루어진다. 양의 일은 물체를 들어올릴 때(그림 6-7), 마찰을 이기고 미끄러질 때(그림 6-8), 혹은 스트레인 변형을 일으킬 때(그림 6-9) 일어난다. 반대로 음의 일은 물체를 내려놓을 때, 변형된 물체가 원래의 형태로 되돌아올 때 일어난다. 근육은 구심성 수축할 때 양의 일을 하고, 원심성 수축할 때 음의 일을 수행한다. 1장에서 언급되었듯이, 선형 일의 방정식은 다음과 같다 :

$$W = F \times s = mas$$

바닥으로부터 상자를 들어올려 테이블 위에 올려놓을 때, 일(W)은 작용힘(F)와 중력을 거슬러 상자가 움직인 거리(s)에 의해 수행되었다. 움직이는 상자는 운동에너지(KE)를 가지고, 질량과 속도 변화에 좌우된다.

$$KE = \frac{1}{2} m(v_f - v_o)^2$$

이 방정식은 물체의 속도 변화에 좌우되는 운동에너지의 크기를 보여준다. 속도 변화가 크면 클수록, 물체의 운동에너지가 커진다. 상자가 테이블 위에 놓여 있을 때처럼, 물체가 움직임을 시작하거나 멈출 때의 최종 속도(v_f)는 "0"이다. 그래서 운동에너지의 일반적인 방정식은 다음과 같다 :

$$KE = \frac{1}{2} mv^2$$

상자가 테이블 위에 놓여 있을 때, 운동에너지는 존재하지 않고, 위치에너지만 존재한다. 기준점으로부터의 높이 때문에, 그 물체는 저장에너지 혹은 위치에너지(PE)를 가진다. 상자의 무게(W = mg)와 바닥으로부터의 높이(h)는 테이블 위에 놓인 상자의 위치에너지 방정식을 제공한다.

$$PE = mgh$$

바닥으로부터 상자를 들어올리는 힘(W = Fs)은 중력을 이겨내고 상자를 들어올리는 힘에다 상자를 들어올리는 높이(s = h)를 곱한 값과 동등하다.

$$W = Fs = mgh = PE$$

중력 하중에 반대로 작용하는 일 (work against gravitation load)

팔꿉관절 굽힘근이 중력을 이기고 20 lb 활차 무게를 16 인치 높이로 들어올려고 할 때의 일은 다음과 같이 계산될 수 있다 :

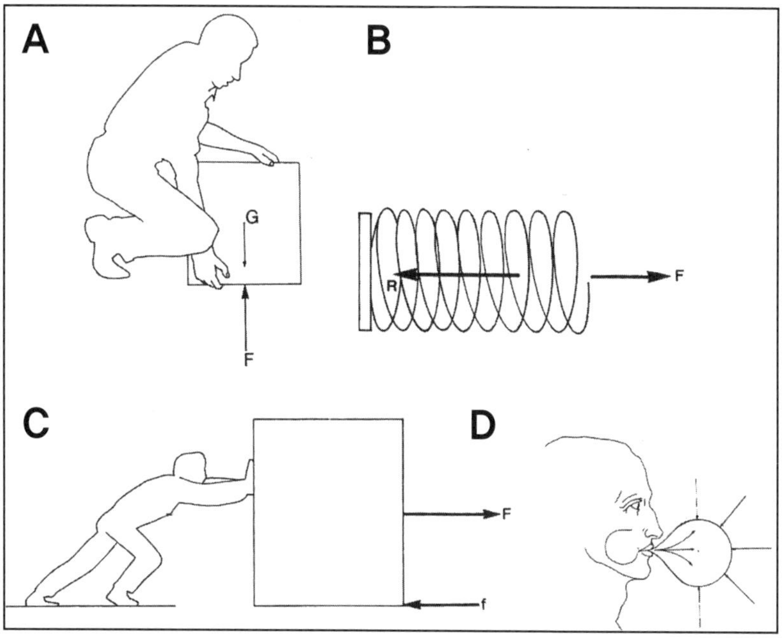

그림 6-7. 일의 예들. (A) 중력과 반대 방향으로 물건을 들어올린다. (B) 스프링을 길게 잡아당긴다. (C) 마찰에 저항하여 민다. (D) 탄력 풍선을 크게 분다.

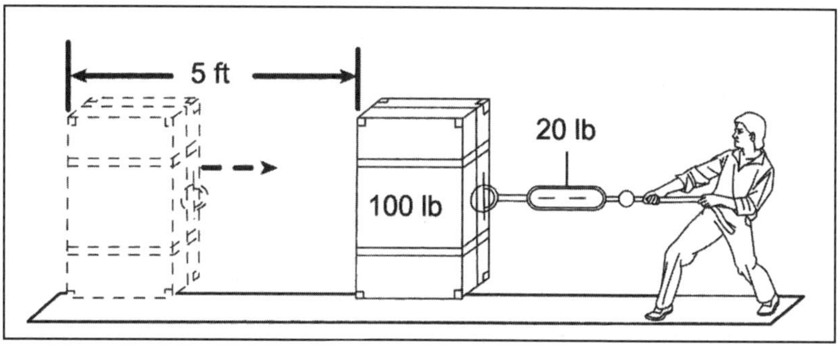

그림 6-8. 마찰과 반대로 작용하는 일.

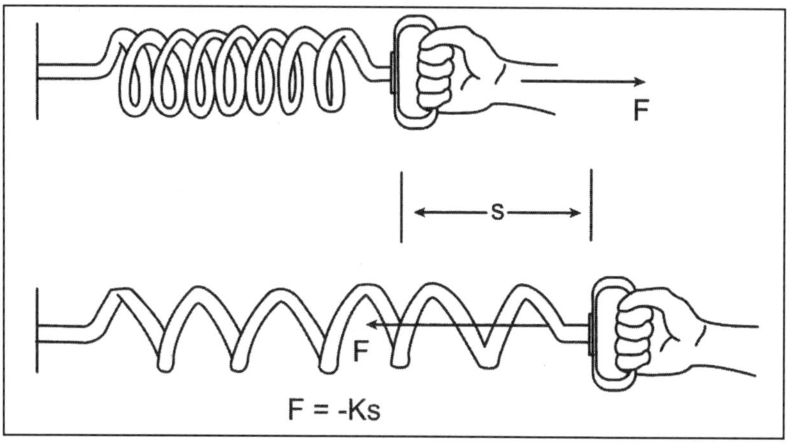

그림 6-9. 탄력저항과 반대로 작용하는 일. F는 적용된 힘, s는 이동거리.

$$W = F \times s = mas$$
$$W = 20\ lb \times 16\ in$$
$$W = 320\ in \cdot lb,\ \text{혹은}\ 26.67\ ft \cdot lb$$

20 lb 무게를 들어올리기 위해 일이 적용될 때, 중력(mg)과 지면으로부터의 높이(h) 때문에, 위치에너지가 저장된다. 위치에너지는 수행된 일과 동등하다.

$$W = PE = mgh$$

계단을 오르는 일 (work climbing stairs)

물체 들어올리기는 흔한 일이듯이, 자신의 체중을 들어올리는 것도 흔한 일(W)이다(그림 6-10). 계단 오르기는 자신의 체중을 들어올리는 가장 일반적인 활동이다. 이 상황에서 수행된 일은 사람의 체중, 각 계단의 높이, 계단의 숫자에 좌우된다. 150 lb의 사람이 8 인치 높이의 계단 10개를 올라간다면, 그 사람이 수행한 일은 얼마나 되겠는가?

$$W = F \times s;$$
$$s = 8\text{ in} \times 10\text{ steps} = 80\text{ in}$$
$$W = 150\text{ lb} \times 80\text{ in}$$
$$W = 12{,}000\text{ in} \bullet \text{lb}$$
$$W = 12{,}000\text{ in} \bullet \text{lb} \times \left(\frac{1\text{ ft}}{12\text{ in}}\right)$$
$$W = 1{,}000\text{ ft} \bullet \text{lb}$$

150 lb의 사람은 8 인치의 계단 10개를 올라가기 위해 1,000 ft • lb의 일을 했다. 여러분은 여러분의 일을 계산하기 위해, 여러분의 체중과 여러분이 올라가는 계단의 높이를 이용할 수 있다. stepping exercise device에서 수행되는 일도 위와 똑같은 방정식으로 계산될 수 있다.

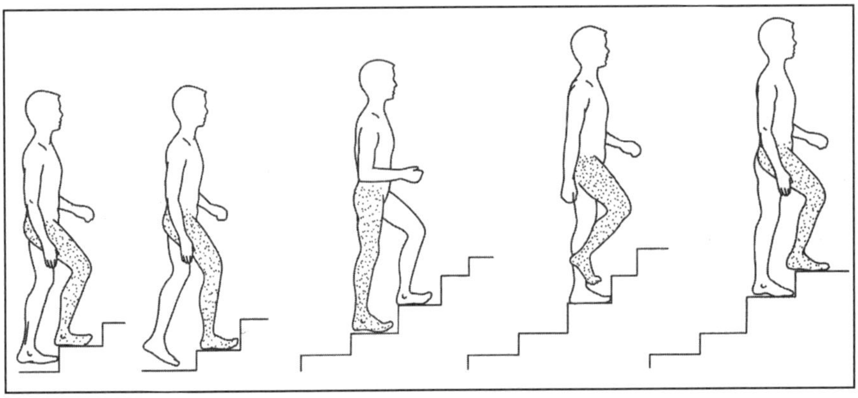

그림 6-10. 계단을 오르는 일.

마찰 하중에 반대로 작용하는 일 (work against frictional load)

우리가 마찰을 이겨내고 일을 수행하고 있을 때, 일(W)은 물체를 움직이는 힘(F)에다 움직인 물체의 거리를 곱한 것이다. 그러므로 지면을 따라 상자를 미끄러지게 움직일 때, 일이 수행될 수 있다. 50 lb의 상자를 평지면을 따라 일정한 속도로 20 ft로 움직였다면, 마찰계수가 0.3일 때 얼마의 일을 한 것인가? 이 문제를 풀기 위해서는, 상자를 미는 힘의 크기와 움직인 거리를 알아야 한다.

$$F = \mu N$$
$$F = 0.3 \times 50\text{ lb}$$
$$F = 15\text{ lb}$$

그래서, 상자를 움직인 힘은 15 lb이고, 움직인 거리는 20 ft이다. 그러므로, 상자를 움직인 힘에다 움직인 거리를 곱하여 일(W)을 구할 수 있다.

$$W = F \times s$$
$$W = 15\ \text{lb} \times 20\ \text{ft}$$
$$W = 300\ \text{ft} \cdot \text{lb}$$

상자를 평지면을 따라 20 ft 거리로 움직인 일은 300 ft • lb이다. 이 경우의 일은 위치에너지를 가지지 않는다. 그 이유는? 상자를 밀 때 운동에너지가 역학적 에너지로 전환되지 않고, 열에너지로 전환되기 때문이다.

50 lb의 상자를 0.3의 마찰계수를 가진 20°의 경사면을 움직이고 싶다고 가정해 보자. 그 상자를 지면으로부터 높이가 3 ft되는 하중 도크의 표면까지 이동시킬 때의 일은 얼마인가? 하중 도크가 지면으로부터 3 ft의 높이에 있고, 경사각도가 20°라면, 경사면의 길이(s)는 다음과 같이 계산될 수 있다 :

$$\frac{3\text{ft}}{s} = \sin\theta$$
$$\frac{3\text{ft}}{\sin\theta} = s$$
$$\sin\theta = 0.342$$
$$s = 8.77\ \text{ft}$$

수행된 일(W)은 상자를 움직인 힘(F)에다 상자를 이동시킨 거리(s)를 곱한 값이다. 우리는 경사면 위쪽으로 상자를 움직일 수 있다는 것을 알겠지만, 상자를 움직이는데 얼마의 힘이 필요한가? 5장을 참고하여, 우리는 상자를 경사면 위쪽으로 밀어 올리는 힘이 다음과 같은 것에 좌우된다는 것을 발견할 수 있다 : 1) 마찰에 의한 저항($F_f = \mu N$ 혹은 $\mu W \cos\theta$), 과 2) 경사면과 평행하는 무게의 힘성분(W_x 혹은 $W \sin\theta$).

$$\Sigma F = 0$$
$$F + F_f + W_x = 0$$
$$F + (\mu W \cos\theta) + (W \sin\theta) = 0$$
$$\frac{W_x}{W} = \sin 20° ; W_x = W \sin 20°$$
$$W_x = 50\ \text{lb} \times 0.342 = 17.1\ \text{lb}$$
$$\frac{W_y}{W} = \cos 20° ; Wy = W \cos 20°$$
$$W_y = 50\ \text{lb} \times 0.94 = 47\ \text{lb}$$
$$F_f = \mu N = \mu W_y$$
$$F_f = 0.3 \times 47\ \text{lb} = 14.1\ \text{lb}$$
$$F + (-)14.1\ \text{lb} + (-)17.1\ \text{lb} = 0$$
$$F = 14.1\ \text{lb} + 17.1\ \text{lb}$$
$$F = 31.2\ \text{lb}$$

수행된 일은 다음과 같다 :

$$W = F \times s$$
$$W = 31.2\ \text{lb} \times 8.77\ \text{ft}$$

$$W = 273.6 \text{ ft} \cdot \text{lb}$$

8.77 ft의 길이를 가진 경사면 위쪽으로 상자를 밀어 올릴 때의 수행 일은 평지면을 따라 그 상자를 20 ft 움직인 일(300 ft • lb) 보다 약간 작을 것이다. 경사면 위쪽으로 휠체어를 이동하는 환자와 이 문제를 어떻게 연결시킬 수 있는가?

탄성 하중에 반대로 작용하는 일 (work against elastic load)

일정 강성(k)을 가진 스프링이나 탄성밴드와 같은 탄성물질의 길이를 변형시키기 위해 힘(F)이 적용된다. 이런 변형은 힘이 길이 변화를 일으킬 때 일의 수행을 필요로 한다. 강성 k 물질의 특정 길이에서의 힘은 다음과 같다 :

$$F = -ks$$

(-) 부호는 저항력이 작용 힘의 반대방향으로 작용하고 있다는 것을 의미한다. 물질을 변형시키는 일의 방정식은 다음과 같다 :

$$W = \frac{1}{2} ks^2$$

클라이언트가 팔꿉관절 굽힘근을 운동하기 위해 탄성 밴드를 사용하고 있다고 가정해 본다(그림 6-11). 팔꿉관절의 굽힘을 시작할 때, 밴드의 힘(F_o)은 "0" 이다. 탄성밴드가 길어지면, 저항력도 선형적으로 증가될 것이다. 팔꿉관절의 굽힘이 76° 로 멈추어지고, 탄성밴드의 길이가 16 인치로 길어졌다. 이 예제를 단순화시키기 위해, ROM 동안 탄성밴드가 아래팔과 90° 를 유지한다고 가정해 본다. 길어진 상태에서 손이 발생한 저항력(F_s)은 40 lb이다.

그러므로, 전체 굽힘 운동 동안의 평균 저항력(F_a)은 다음과 같다 :

$$F_a = \frac{(F_o + F_s)}{2}$$

$$F_a = \frac{(0 + F_s)}{2} = \frac{F_x}{2}$$

$$F_x = -ks$$

$$F_a = \frac{-ks}{2}$$

탄성밴드의 강성(stiffness)은 2.548 lb/in이다. 탄성밴드의 일(W)을 계산하기 위해, 평균의 힘(F_a)을 일 방정식에 사용해야 한다. 이 경우의 일은 다음과 같다 :

$$W = F_a \times s$$

$$W = \frac{ks}{2} \times s, \text{ 혹은 } \frac{ks^2}{2}$$

$$W = \frac{[(2.548 \text{ lb/in}) \times (16 \text{ in})^2]}{2}$$

$$W = 326.1 \text{ in} \cdot \text{lb, 혹은}$$

$$W = (326.1 \text{ in} \cdot \text{lb}) \times \left(\frac{1 \text{ ft}}{12 \text{ in}}\right) = 27.18 \text{ ft} \cdot \text{lb}$$

이런 경우, 한 번의 굽힘은 27.18 ft • lb의 일을 한다. 이 방정식에 (-)를 사용해서는 안 되는데, 그 이유는 (-) 부호가 일을 수행한 힘의 방향이 아니라, 저항력의 방향과 관련되기 때문이다.

일이 탄성물질을 변형시킬 때, 위치에너지(PE)가 그 물질에 저장된다. 얻어진 위치에너지는 수행된 일과 똑같다 :

$$W = PE = \frac{1}{2} ks^2$$

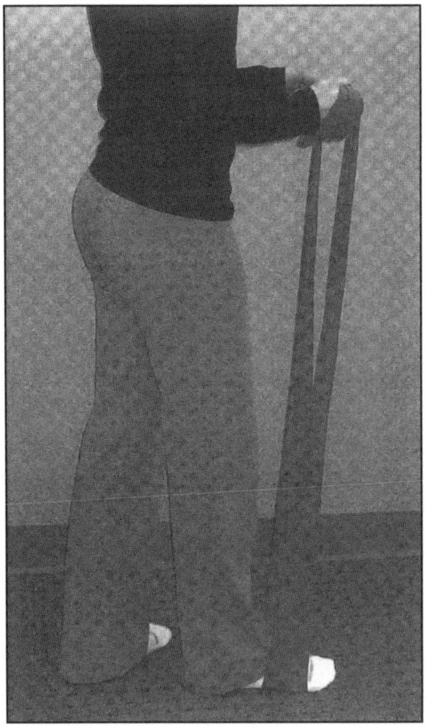

그림 6-11. 탄성 밴드를 이겨내는 일.

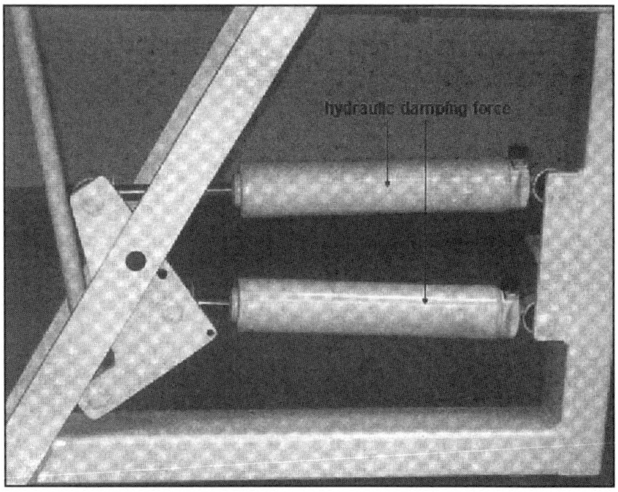

그림 6-12. 제동 힘을 이겨내는 힘.

제동 하중에 반대로 작용하는 일 (work against damping load)

1장에서 언급되었듯이, 각운동의 일 크기는 지렛대를 움직이는 토크(T)에 지렛대팔의 각변위 크기(Θ)를 곱한 것이다.

$$W = T \times \Theta$$

각운동의 일 방정식은 제동 장비(예, 수역학적 장비, 공기압식 장비, 혹은 마찰 등)가 달린 운동기구로 수행한 일의 크기를 계산할 때, 사용된다.

클라이언트가 저항이 20 lb로 설정된 수역학적 장비를 통해 팔꿉관절의 굽힘 운동을 하고 있다고 가정한다(그림 6-12). 팔꿉관절의 굽힘 운동은 76°까지 이루어진다. 팔꿉관절 굽힘근이 한 번 수축할 때 얼마의 일을 수행하는가? 팔꿉관절 굽힘근이 10회 반복할 때 수행되는 일은 얼마인가?

$$W = T \times \theta$$

$$T = Fd = 20 \text{ lb} \times 13 \text{ in} = 260 \text{ in lb (torque)}$$

$$\theta = \frac{76°}{57.3°} = 1.33 \text{ radians}$$

$$W = 260 \text{ in} \cdot \text{lb} \times 1.33 \text{ radians}$$

$$W = 345.8 \text{ in} \cdot \text{lb (work)} \text{ 혹은}$$

$$W = 345.8 \text{ in} \cdot \text{lb} \times \frac{1 \text{ ft}}{12 \text{ in}}$$

$$W = 28.8 \text{ ft} \cdot \text{lb (work)}$$

이런 경우, 한 번의 굽힘은 28.8 ft • lb의 일을 한다. 즉, 10회의 굽힘은 288.0 ft • lb의 일을 하게 된다.

이런 형태의 장비에서, 팔꿉관절의 폄을 위해 수역학적 저항이 30 lb로 설정될 것이다. 팔꿉관절을 한 번 폄할 때 수행되는 일은 다음과 같을 것이다.

$$W = T \times \theta$$

$$T = Fd = 30\ \text{lb} \times 13\ \text{in} = 390\ \text{in lb (torque)}$$

$$\theta = \frac{76^\circ}{57.3^\circ} = 1.33\ \text{radians}$$

$$W = 390\ \text{in lb} \times 1.33\ \text{radians}$$

$$W = 518.7\ \text{in} \cdot \text{lb (work)}\ \text{혹은}$$

$$W = 518.7\ \text{in} \cdot \text{lb} \times \frac{1\ \text{ft}}{12\ \text{in}}$$

$$W = 43.2\ \text{ft} \cdot \text{lb (work)}$$

팔꿉관절 폄근은 구심성 수축을 하여 43.2 ft • lb의 일을 한다. 일이 제동 장치에 적용될 때, 그 에너지는 위치에너지로 저장되지 않고 열에너지로 소실된다.

에너지 변화의 예제 (examples of energy change)

간단한 역학적 에너지 변화의 예는 높은 곳에서 물체가 떨어지는 경우이다(그림 6-13). 예를 들어, 바닥으로부터 3 ft의 높이에 50 lb의 상자가 위치할 때, 이 상자의 위치에너지는 mgh = (50 lb × 3 ft) = 150 ft • lb이다. 물체가 움직이지 않기 때문에(v = 0), 운동에너지는 $\frac{1}{2}mv^2$ 혹은 "0" 이다. 상자가 중력에 의해 일정한 가속도를 가지고 떨어질 때, 운동에너지는 증가하고, 또 상자가 바닥에 가까워질수록, 위치에너지는 감소한다(그림 6-14). 상자가 바닥에 부딪히기 직전에, 위치에너지는 "0" 이 되고, 운동에너지는 150 ft • lb가 된다. 열에너지나 소리에너지로 소실된 에너지는 없다.

몇몇 에너지 교환의 상황으로는 중력과 탄성력이 함께 작용하는 경우이다. 사람이 트램폴린에서 점핑을 시작할 때(그림 6-15), 중력은 사람을 아래쪽으로 끌어내리고, 탄성력은 사람을 공중으로 밀어 올린다. 가장 높은 점핑 지점에서, 사람의 위치에너지가 중력 때문에 최대로 된다(PE = mgh). 가장 낮은 점핑 지점에서는, 트램폴린의 표면이 신장되고, 그 트램폴린은 최대의 위치에너지를 가질 것이다(탄성 물질의 경우, PE = $\frac{1}{2}$ mks). 운동에너지는 가장 높은 지점의 "0" 에서 가장 낮은 지점의 최대 운동에너지로 변했다가, 다시 "0" 의 값으로 변한다. 사람이 힘을 더 보탤 수 없다면, 활동은 곧 멈추게 되는데, 그 이유는 트램폴린에 의해 에너지가 열과 소리로 전환되기 때문이다. 중력과 탄성력이 결합된 다른 물체로는, 여러 종류의 공, 도약 막대, 포고스틱(pogo stick), 보조기 발 등이 있다.

부력은 물체나 신체에 운동에너지를 적용할 수 있다(그림 6-16). 물보다 작은 밀도를 가진 물체가 물의 표면 밑으로 강제로 내려간 후(F × d), 그 물체를 누르는 힘을 제거하면, 그 물체는 빠르게 수면 위로 올라오게 된다. 근력강화운동에서 가벼운 저항으로 부력이 이용될 수 있다.

공기압 장비는 실린더 안에서 피스톤의 움직임에 의해 공기를 압축시킨다. 공기압이 증가할 때, 피스톤의 움직임이 느려진다. 위치에너지는 압축된 가스 내에서 발생하고, 그런 다음, 피스톤은 다시 반대 방향으로 밀리게 된다.

에너지가 일정하게 교환되는 일반적인 활동들은 다양한 형태의 걷기 활동이다. 신체의 질량중심은 보행 동안에 계속적으로 올라갔다 내려갔다 한다. 보행이 빠르면 빠를수록, 에너지의 교환이 빠르게 일어난다. 경제적인 보행을 위해, 에너지는 근육과 인대에서 저장되고 방출되는 과정을 반복한다. 신체 분절은 한 분절에서 다른 분절로 에너지를 계속적으로 전달한다.

역학적 에너지 소실 (mechanical energy loss)

대부분의 활동들은 일정 기간에 걸쳐 에너지를 소모할 것이다. 떨어져 바운딩된 공이 이런 개념을 보여줄 것이다. 그러나 몇몇 활동들은 매우 빠르게 에너지를 소모할 것이다. 운동용 자전거에서의 마찰력은 역학적 에너지를 회복되지 않고 저항을 제공하도록 고안되었다. 전자기력의 맴돌이전류는 엘립티컬 운동기구에서 똑같은 일을 한다. 수역학 기구의 제동 효과는 일을 함으로써 에너지를 소모한다. 패드 안의 폼(foam), 헬멧, SACH foot과 같이 에너지 흡수 물질로 만들어진 보호장비들은 큰 힘의 적용으로부터 손상의 기회를 감소시킨다.

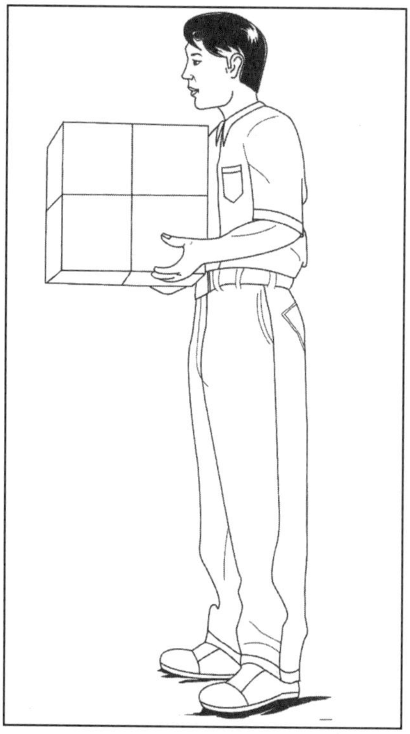

그림 6-13. 상자를 들고 있는 동안의 위치 에너지.

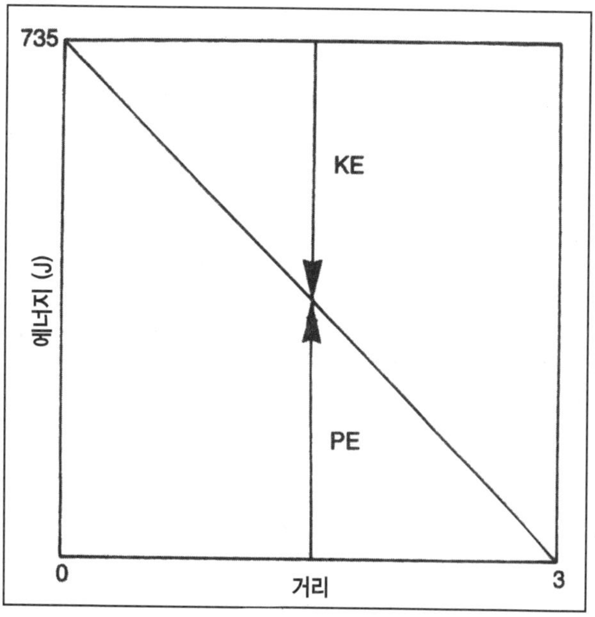

그림 6-14. 총에너지와 관련된 위치에너지와 운동에너지의 상대적인 값의 그래프.

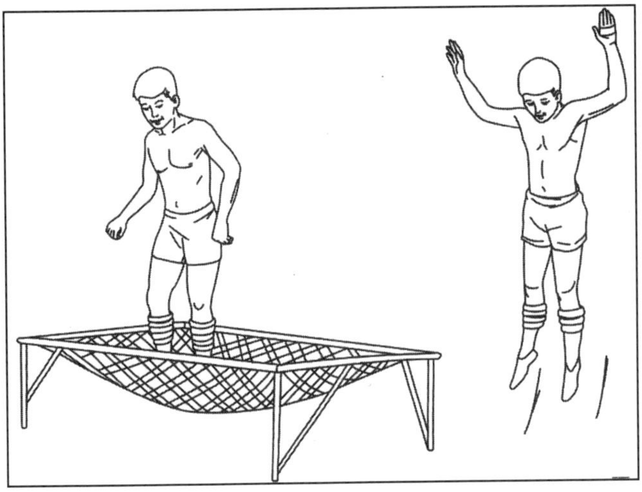

그림 6-15. 트램폴린 위에서의 점핑은 위치에너지와 운동에너지의 변화를 보여준다. 높이 올라간 점핑에서의 위치에너지와 트램폴린이 완전하게 신장될 때의 위치에너지.

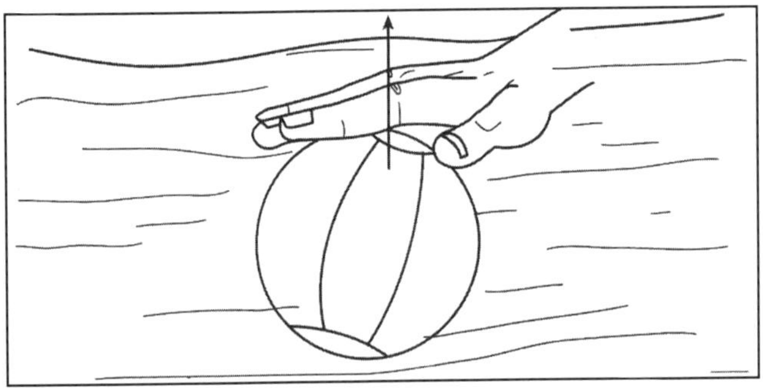

그림 6-16. 부력과 관련된 에너지. 위치에너지는 공이 물속에 유지될 때 나타난다. 공을 누른 힘이 제거되어 공이 위쪽으로 올라올 때 운동에너지가 발생한다.

일률(파워) (Power)

일률은 1장에서 정의되었듯이, 일에 대한 비율이면서($P = \frac{W}{t}$), 특정 속도로 작용하는 힘의 비율이거나($P = Fv$; $P = T\omega$), 혹은 소비 에너지의 비율이다.

$$P = \frac{1}{2}m(v_f^2 - v_i^2);\ P = \frac{1}{2}I(\omega_f^2 - \omega_i^2)$$

앞의 단원에서 우리는 계단을 올라가는 사람의 일량을 결정했다. 동일한 일의 양을 수행하기 위해 계단을 느리게 혹은 빠르게 올라갈 수 있다. 그러나 계단을 올라가는 데는 더 많이 시간이 소요되면 될수록, 적은 일률이 사용될 것이다. 150 lb의 사람이 8인치의 계단 10개를 올라갈 때 수행된 일은 1,000 ft • lb이었다. 그 사람이 15초 동안 계단을 올라갔다면, 일률은 아래와 같이 계산될 것이다 :

$$P = \frac{W}{t}$$

$$P = \frac{1{,}000\ \text{ft} \cdot \text{lb}}{15\ \text{sec}}$$

$$P = 66.67\ \text{ft} \cdot \text{lb/sec}$$

만약 그 사람이 5초 동안 계단을 올라갔다면, 일률은 아래와 같을 것이다 :

$$P = \frac{W}{t}$$

$$P = \frac{1{,}000\ \text{ft} \cdot \text{lb}}{5\ \text{sec}}$$

$$P = 200\ \text{ft} \cdot \text{lb/sec}$$

팔꿉관절 굽힘 운동과 관련된 일률은 운동을 얼마나 빠르게 하는가에 좌우된다. 단일 활차운동으로 수행된 일(26.67 ft • lb)이 3초 동안 이루어졌다면, 한 번 운동의 일률은 아래와 같다 :

$$P = \frac{W}{t}$$

$$P = \frac{26.67 \text{ ft} \cdot \text{lb}}{3 \text{ sec}}$$

$$P = 8.89 \text{ ft} \cdot \text{lb/sec}$$

10회 반복을 3세트를 하면, 30회 8.89 ft • lb/sec, 즉 266.7 ft • lb/sec가 된다. 각 팔꿉관절 굽힘 운동을 1초 동안 하도록 운동을 하면, 일률은 3배 이상될 것이다. 한 번 운동에 대한 일률이 26.67 ft • lb/sec이기 때문에, 10회 반복을 3세트 하는 운동의 일률은 800.1 ft • lb/sec가 될 것이다.

일률은 일상생활이나, 작업장, 스포츠 수행 등에서 중요한 개념이다. 걷기, 달리기, 계단 오르기 등은 시간적인 개념으로 이들 과제를 수행하기 때문에 일률의 개념을 필요로 한다. 일률은 낙상을 방지하는 데 중요한 역할을 한다. 일률 생산은 근력과 관련되어 있지만, 큰 일률을 발생하려면 빠르게 근수축을 해야 한다는 점이 근력과 다르다. 균형을 잡기 위해 빠르게 근수축하는 능력은 낙상으로부터 손상을 피할 수 있게 만든다. 사람이 노화함에 따라, 근력과 일률 모두가 감소하지만, 근수축의 속도는 힘을 발생하는 근육의 능력보다 더 빠르게 감소하는 것 같다. 즉, 일률이 근력보다 더 빨리 감소한다. 그래서 일률은 사람의 연령을 고려하여 모니터링해야 한다. 스포츠 수행에 있어, 일률은 달리기, 점핑, 발차기, 던지기 등의 능력과 관련된다. 이들 모든 활동이 성공적으로 이루어지기 위해서는 빠른 힘 적용이 요구된다.

파워 훈련(power training)은 빠른 속도로 힘을 적용해야 한다. 다리의 파워 훈련으로는, 빠른 속도의 계단 오르기, 하중을 첨가한 계단 오르기, 빠른 레그 프레스, 줄넘기, 수직 점핑 등이 있다. 팔의 파워 훈련으로는 빠른 벤치 프레스, 공과 트램폴린을 이용한 운동, 빠른 웨이트 리프팅 등이 있다. 이들 활동에 적합한 하중이 변할 수 있지만, 다리에 대한 최대 일률의 하중은 1RM의 약 50-70%이고, 팔에 대한 최대 일률의 하중은 40-60%이다.

플라이오메트릭은 근육의 신장-단축을 이용하는 훈련기법이다. 원심성 이후의 빠른 구심성 운동은 다리나 팔에 훈련 자극을 제공한다. 계단으로부터 내려오는 점핑, 스쿼트, 다시 빠른 점핑이 다리의 플라이오메트릭 운동이다(그림 6-17). 되튐된 공을 잡은 후 다시 트램폴린으로 빠르게 던지는 운동은 팔에 대한 좋은 플라이오메트릭 운동이다(그림 6-18). 플라이오메트릭은 손상 예방, 재활의 최종 단계, 그리고 특정 기술 강화에 좋은 운동으로 권장되고 있다.

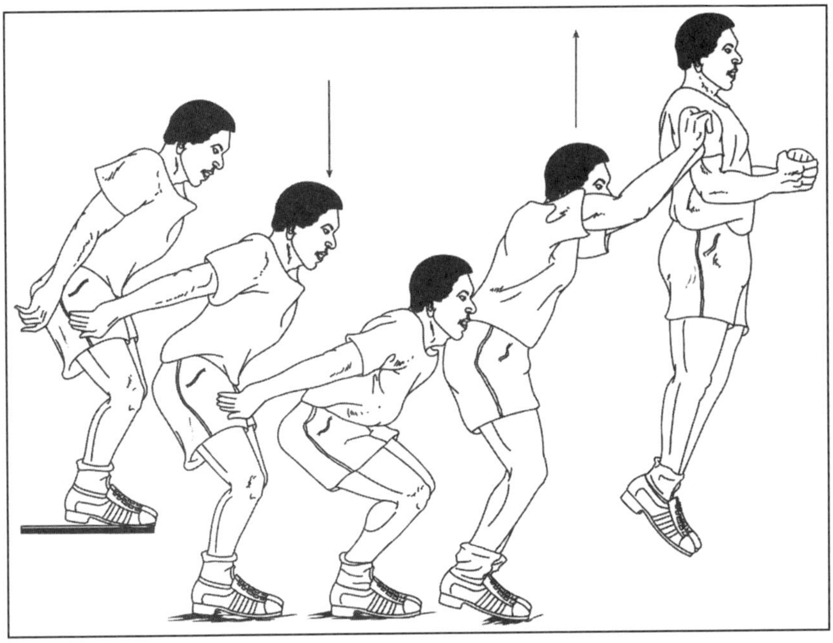

그림 6-17. 착지와 점핑을 반복하는 플라이오메트릭 운동.

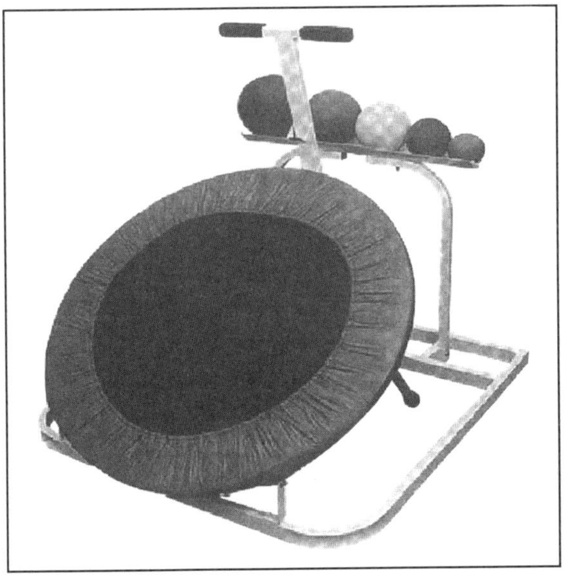

그림 6-18. 공과 작은 트램폴린을 이용한 팔의 플라이오메트릭. 출처 : Patterson Medical/Sammons Preston, Bolingbrook, IL.

활동 (Activities)

1. 운동, 동역학, 변위, 속도, 가속도 및 라디안을 정의한다.
2. 선형 운동과 각운동 사이의 관계를 보여주고 설명해 본다.
3. 운동형상학과 운동역학을 비교해 본다.
4. 인체, 임상 상황 및 일상생활에서 볼 수 있는 운동의 효과에 대한 예를 제시하고 설명해 본다.
5. 원심력과 구심력을 비교해 본다.

6. 인체, 임상 상황 및 일상생활에서 볼 수 있는 운동들을 평가할 수 있는 운동역학적 방법의 예를 제시하고 설명해 본다.
7. 충격량과 운동량의 개념을 연관시켜 본다.
8. 일, 에너지 및 일률의 개념을 연관시켜 본다.
9. 무게를 빠르게 움직이고자 할 때 왜 더 많은 힘이 요구되는지를 설명한다.
10. 운동선수와 환자들이 넘어질 때 몸을 구르도록 교육하는 이유에 대해 설명한다.
11. 동역학적 방법과 역동역학적 방법을 비교해 본다.
12. 의수족과 보조기를 설계할 때 관성 모멘트와 회전 반경의 중요성을 토론한다.
13. 전력질주(sprinting)가 넙다리네갈래근과 뒤넙다리근의 스트레인을 어떤 영향을 주는지를 설명한다.
14. 힘이 동등하다면, 빠른 운동에 의한 손상이 느린 운동에 의한 손상보다 더 큰 손상이 발생하는지, 적은 손상이 발생하는지, 혹은 같은 크기의 손상이 발생하는지?
15. 28인치의 전체 팔 길이가 0.75초 동안 30°의 원호를 그리면서 움직인다. 이 운동을 하는 동안 팔이 굽힘되지 않는다고 가정해 본다.
    a. 평균 각속도는 얼마인가? 라디안으로 나타내 본다.
    b. 어깨관절의 축으로부터 26인치 떨어진 곳에 있는 손의 무게가 가지는 평균 선형 속도는 얼마인가?
    c. 어깨관절 축으로부터 12인치 떨어진 팔꿈치의 평균 선형 속도는 얼마인가?
16. 30°, 45°, 60°, 90° 및 180°를 라디안으로 전환해 본다.
17. 어떤 사람이 지면으로부터 50 lb의 상자를 하중 도크(loading dock)까지 들어 올리려고 할 때, 그 사람은 얼마 만큼의 일을 하게 되는가? 그리고 상자가 2초 동안 들어 올려져 있으면, 일률은 얼마인가?
18. 어떤 사람이 50 lb의 상자를 20° 경사면(μ = 0.3) 위쪽으로 높이가 2.5 ft인 하중 도크(loading dock)까지 밀어 올리려고 할 때, 그 사람은 얼마 만큼의 일을 하게 되는가?
19. 앞의 문제(17번과 18번)인 상자를 들어올리는 것과 상자를 밀어올리는 것을 비교해 본다. 그리고 동등한 일을 할 때 마찰계수가 더 많이 요구될 것인가 아니면 더 작게 요구될 것인가?
20. 근력강화운동이 각운동이기 때문에, 커프 웨이트를 이용하여 앉은 자세에서 실시하는 것과 바벨을 들고 절반 쭈그려 앉기를 하는 것 중 어느 것이 무릎의 기능적 활동에 더 좋은가? 그리고 그에 대해 설명을 한다.
21. 플라이오메트릭 운동의 개념을 설명한다.
22. 플라이오메트릭 운동 방법을 적어도 2가지 이상 설명한다.

해답 (Answers)

14. An injury from rapid motion is more damaging because it involves more energy.
15. 0.70 rad/sec; 18.15 in/sec; 8.38 in/sec
16. 0.524; 0.785; 1.047; 1.57; 3.14
17. 125 ft • lb; 625 ft • lb/sec
18. 227 ft • lb; 7.3 ft
19. less

추 천 문 헌

Alimusaj M, Fradet L, Braatz F, Gerner HJ, Wolf SI. Kinematics and kinetics with an adaptive ankle foot system during stair ambulation of transtibial amputees. *Gait Posture.* 2009;30:356-363.

Amis AA, Dowson D, Wright V. Analysis of elbow forces due to high-speed forearm movements. *J Biomech.* 1980;13:825-831.

Biewener AA, Roberts TJ. Muscle and tendon contributions to force, work, and elastic energy savings: a comparative perspective. *Exerc Sport Sci Rev.* 2000;28:99-107.

Chambers HG, Sutherland DH. A practical guide to gait analysis. *J Am Acad Orthop Surg.* 2002;10:222-231.

Collinger JL, Boninger ML, Koontz AM, et al. Shoulder biomechanics during the push phase of wheelchair propulsion: a multisite study of persons with paraplegia. *Arch Phys Med Rehabil.* 2008;89:667-676.

Damavandi M, Farahpour N, Allard P. Determination of body segment masses and centers of mass using a force plate method in individuals of different morphology. *Med Eng Phys.* 2009;31(9):1187-1194.

De Witt JK, Hagan RD, Cromwell RL. The effect of increasing inertia upon vertical ground reaction forces and temporal kinematics during locomotion. *J Exp Biol.* 2008;211:1087-1092.

DeVita P, Hortobagyi T. Age causes a redistribution of joint torques and powers during gait. *J Appl Physiol.* 2000;88:1804-1811.

Dubowsky SR, Rasmussen J, Sisto SA, Langrana NA. Validation of a musculoskeletal model of wheelchair propulsion and its application to minimizing shoulder joint forces. *J Biomech.* 2008;41:2981-2988.

Dubowsky SR, Sisto SA, Langrana NA. Comparison of kinematics, kinetics, and EMG throughout wheelchair propulsion in able-bodied and persons with paraplegia: an integrative approach. *J Biomech Eng.* 2009;131:021015.

Feltner ME, Bishop EJ, Perez CM. Segmental and kinetic contributions in vertical jumps performed with and without an arm swing. Res *Q Exerc Sport.* 2004;75:216-230.

Fukashiro S, Hay DC, Nagano A. Biomechanical behavior of muscle-tendon complex during dynamic human movements. *J Appl Biomech.* 2006;22:131-147.

Gallo LM. Modeling of temporomandibular joint function using MRI and jaw-tracking technologies—mechanics. *Cells Tissues Organs.* 2005;180:54-68.

Gitter A, Czerniecki J, Meinders M. Effect of prosthetic mass on swing phase work during above-knee amputee ambulation. *Am J Phys Med Rehabil.* 1997;76:114-121.

Hafner BJ, Sanders JE, Czerniecki JM, Fergason J. Transtibial energy-storage-and-return prosthetic devices: a review of energy concepts and a proposed nomenclature. *J Rehabil Res Dev.* 2002;39:1-11.

Hass CJ, Schick EA, Tillman MD, Chow JW, Brunt D, Cauraugh JH. Knee biomechanics during landings: comparison of pre- and postpubescent females. *Med Sci Sports Exerc.* 2005;37:100-107.

Hemmerich A, Brown H, Smith S, Marthandam SS, Wyss UP. Hip, knee, and ankle kinematics of high range of motion activities of daily living. *J Orthop Res.* 2006;24:770-771.

Henriksen M, Simonsen EB, Alkjaer T, et al. Increased joint loads during walking—a consequence of pain relief in knee osteoarthritis. *Knee.* 2006;13:445-450.

Huang YC, Harbst K, Kotajarvi B, et al. Effects of ankle-foot orthoses on ankle and foot kinematics in patient with ankle osteoarthritis. *Arch Phys Med Rehabil.* 2006;87:710-716.

Jaskolski A, Kisiel K, Adach Z, Jaskolska A. The influence of elbow joint angle on different phases of force development during maximal voluntary contraction. *Can J Appl Physiol.* 2000;25:453-465.

Kawakami Y, Kubo K, Kanehisa H, Fukunaga T. Effect of series elasticity on isokinetic torque-angle relationship in humans. *Eur J Appl Physiol.* 2002;87:381-387.

Kawakami Y, Muraoka T, Ito S, Kanehisa H, Fukunaga T. In vivo muscle fibre behaviour during counter-movement exercise in humans reveals a significant role for tendon elasticity. *J Physiol.* 2002;540:635-646.

Keller TS, Colloca CJ. A rigid body model of the dynamic posteroanterior motion response of the human lumbar spine. *J Manipulative Physiol Ther.* 2002;25:485-496.

Kitaoka HB, Crevoisier XM, Hansen D, Katajarvi B, Harbst K, Kaufman KR. Foot and ankle kinematics and ground reaction forces during ambulation. *Foot Ankle Int.* 2006;27:808-813.

Kitaoka HB, Crevoisier XM, Harbst K, Hansen D, Kotajarvi B, Kaufman K. The effect of custom-made braces for the ankle and hindfoot on ankle and foot kinematics and ground reaction forces. *Arch Phys Med Rehabil.* 2006;87:130-135.

Koolstra JH. Dynamics of the human masticatory system. *Crit Rev Oral Biol Med.* 2002;13:366-376.

Lafortune MA, Cavanagh PR, Sommer HJ 3rd, Kalenak A. Foot inversion-eversion and knee kinematics during walking. *J Orthop Res.* 1994;12:412-420.

Lenaerts G, Bartels W, Gelaude F, et al. Subject-specific hip geometry and hip joint centre location affects calculated contact forces at the hip during gait. *J Biomech.* 2009;42:1246-1251.

Li G, Pierce JE, Herndon JH. A global optimization method for prediction of muscle forces of human musculoskeletal system. *J Biomech.* 2006;39:522-529.

Liu Y, Peng CH, Wei SH, Chi JC, Tsai FR, Chen JY. Active leg stiffness and energy stored in the muscles during maximal counter movement jump in the aged. *J Electromyogr Kinesiol.* 2006;16:342-351.

Martin PE, Cavanagh PR. Segment interactions within the swing leg during unloaded and loaded running. *J Biomech.* 1990;23:529-536.

Mason JJ, Leszko F, Johnson T, Komistek RD. Patellofemoral joint forces. *J Biomech.* 2008;41:2337-2348.

McBride JM, McCaulley GO, Cormie P. Influence of preactivity and eccentric muscle activity on concentric performance during vertical jumping. *J Strength Cond Res.* 2008;22:750-757.

Morrow MM, Hurd WJ, Kaufman KR, An KN. Shoulder demands in manual wheelchair users across a spectrum of activities. *J Electromyogr Kinesiol.* 2009;20(1):61-67.

Olney SJ, Griffin MP, Monga TN, McBride ID. Work and power in gait of stroke patients. *Arch Phys Med Rehabil.* 1991;72:309-314.

Ounpuu S. The biomechanics of walking and running. *Clin Sports Med.* 1994;13:843-863.

Pal S, Langenderfer JE, Stowe JQ, Laz PJ, Petrella AJ, Rullkoetter PJ. Probabilistic modeling of knee muscle moment arms: effects of methods, origin-insertion, and kinematic variability. *Ann Biomed Eng.* 2007;35:1632-1642.

Pataky TC, Zatsiorsky VM, Challis JH. A simple method to determine body segment masses in vivo: reliability, accuracy and sensitivity analysis. *Clin Biomech (Bristol, Avon).* 2003;18:364-368.

Patel VV, Hall K, Ries M, et al. Magnetic resonance imaging of patellofemoral kinematics with weight-bearing. *J Bone Joint Surg Am.* 2003;85-A:2419-2424.

Piriyaprasarth P, Morris ME. Psychometric properties of measurement tools for quantifying knee joint position and movement: a systematic review. *Knee.* 2007;14:2-8.

Prince F, Winter DA, Sjonnensen G, Powell C, Wheeldon RK. Mechanical efficiency during gait of adults with transtibial amputation: a pilot study comparing the SACH, Seattle, and Golden-Ankle prosthetic feet. *J Rehabil Res Dev.* 1998;35:177-185.

Protopapadaki A, Drechsler WI, Cramp MC, Coutts FJ, Scott OM. Hip, knee, ankle kinematics and kinetics during stair ascent and descent in healthy young individuals. *Clin Biomech (Bristol, Avon).* 2007;22:203-210.

Reinbolt JA, Haftka RT, Chmielewski TL, Fregly BJ. Are patient-specific joint and inertial parameters necessary for accurate inverse dynamics analyses of gait? *IEEE Trans Biomed Eng.* 2007;54:782-793.

Reisman M, Burdett RG, Simon SR, Norkin C. Elbow moment and forces at the hands during swing-through axillary crutch gait. *Phys Ther.* 1985;65:601-605.

Romo HD. Specialized prostheses for activities. An update. *Clin Orthop Relat Res.* 1999;(361):63-70.

Rundquist PJ, Anderson DD, Guanche CA, Ludewig PM. Shoulder kinematics in subjects with frozen shoulder. *Arch Phys Med Rehabil.* 2003;84:1473-1479.

Sasso RC, Best NM. Cervical kinematics after fusion and bryan disc arthroplasty. *J Spinal Disord Tech.* 2008;21:19-22.

Schache AG, Baker R. On the expression of joint moments during gait. *Gait Posture.* 2007;25:440-452.

Schmitz A, Silder A, Heiderscheit B, Mahoney J, Thelen DG. Differences in lower-extremity muscular activation during walking between healthy older and young adults. *J Electromyogr Kinesiol.* 2008;19(6):1085-1091.

Selles RW, Bussmann JB, Wagenaar RC, Stam HJ. Effects of prosthetic mass and mass distribution on kinematics and energetics of prosthetic gait: a systematic review. *Arch Phys Med Rehabil.* 1999;80:1593-1599.

Seth A, Pandy MG. A neuromusculoskeletal tracking method for estimating individual muscle forces in human movement. *J Biomech.* 2007;40:356-366.

Siegel KL, Kepple TM, Stanhope SJ. Joint moment control of mechanical energy flow during normal gait. *Gait Posture.* 2004;19:69-75.

Silder A, Heiderscheit B, Thelen DG. Active and passive contributions to joint kinetics during walking in older adults. *J Biomech.* 2008;41:1520-1527.

Silder A, Whittington B, Heiderscheit B, Thelen DG. Identification of passive elastic joint moment-angle relationships in the lower extremity. *J Biomech.* 2007;40:2628-2635.

Stockbrugger BA, Haennel RG. Validity and reliability of a medicine ball explosive power test. *J Strength Cond Res.* 2001;15: 431-438.

Teixeira LF, Olney SJ. Relationship between alignment and kinematic and kinetic measures of the knee of osteoarthritic elderly subjects in level walking. *Clin Biomech (Bristol, Avon).* 1996;11:126-134.

Tillman MD, Hass CJ, Chow JW, Brunt D. Lower extremity coupling parameters during locomotion and landings. *J Appl Biomech.* 2005;21:359-370.

Toumi H, Best TM, Martin A, F'Guyer S, Poumarat G. Effects of eccentric phase velocity of plyometric training on the vertical jump. *Int J Sports Med.* 2004;25:391-398.

Tsirakos D, Baltzopoulos V, Bartlett R. Inverse optimization: functional and physiological considerations related to the force-sharing problem. *Crit Rev Biomed Eng.* 1997;25:371-407.

Versluys R, Beyl P, Van Damme M, Desomer A, Van Ham R, Lefeber D. Prosthetic feet: state-of-the-art review and the importance of mimicking human ankle-foot biomechanics. *Disabil Rehabil Assist Technol.* 2009;4:65-75.

Whittington B, Silder A, Heiderscheit B, Thelen DG. The contribution of passive-elastic mechanisms to lower extremity joint kinetics during human walking. *Gait Posture.* 2008;27:628-634.

Wilson JM, Flanagan EP. The role of elastic energy in activities with high force and power requirements: a brief review. *J Strength Cond Res.* 2008;22:1705-1715.

Yang JJ, Feng X, Xiang Y, Kim JH, Rajulu S. Determining the three-dimensional relation between the skeletal elements of the human shoulder complex. *J Biomech.* 2009;42:1762-1767.

제 7 장

응용 (Application)

학습목표

1. 안정성, 균형 및 자세를 정의한다.
2. 안정 평형, 불안정 평형 및 중립 평형을 구분한다.
3. 물체의 안정성이 4가지 특성에 의해 어떻게 좌우되는지를 설명한다.
4. 임상 상황과 일상생활에서 볼 수 있는 안정성과 균형을 제시하고 설명한다.
5. 특정 자세의 질량중심을 그려 본다.
6. 사람의 전신 질량중심을 그려 본다.
7. 각 신체분절의 질량중심과 무게중심을 그려 본다.
8. 좋은 측정도구의 특성을 설명한다.
9. 특정 측정도구의 특성을 평가한다.
10. 근력의 결정에 필요한 관련 요소들을 설명한다.
11. 근력강화에 이용되는 장비와 활동들을 평가하고 비교해 본다.
12. 인체 운동의 분석방법들을 설명한다.
13. 보행과 로코모션을 역학적으로 관련시켜 본다.

소개 (Introduction)

우리는 앞의 단원들에서 정적 평형과 동적 평형의 예들을 어떻게 다루는 지를 배웠다. 이들 기본적인 기법을 이용함으로써, 무수히 많은 문제들을 해결할 수 있었다. 본 장은 신체 역학, 운동 프로그램, 그리고 기타 임상 접근들과 관련된 몇몇의 예제와 문제들을 제시하고 있다.

우리는 분석을 위한 정적 자세를 선택할 때, 실제 움직임 때 발생하는 정확한 힘을 구하는 것이 아니라 그 힘에 근접한 값을 구한다는 것을 명심해야 한다. 이런 방법의 분석은 공동수축, 가속도, 운동량 및 마찰 효과를 배제하고 있다. 그러나 치료적 운동에서 볼 수 있는 매우 느리고 신중한 운동들의 조건은 정적 자세의 조건과 비슷하게 수행되어야 하기 때문에, 선택된 자세의 분석은 근육 긴장과 관절반응력의 최소 근사값을 제공할 것이다. 실제 상황에서 작용하는 비수축성 조직의 효과와 관절중심의 위치 변화도 계산의 정확성을 떨어뜨린다. 결과적으로, 본 장에서 제시하는 문제들이 정확하지는 않겠지만, 생체역학적 분석과 근사값에 대한 일반적인 절차를 보여줄 수 있을 만큼의 단순화를 제공한다.

안정성과 균형 (Stability and Balance)

안정성 (stability)

안정성은 변화에 저항하는 것으로 정의될 수 있다. 역학에서, 안정성은 물체나 신체의 위치나 평형의 변화에 저항하는 것으로 정의된다. 중력은 안정성을 유지하는데 도움을 줄 수도 있고, 혹은 물체의 위치를 변화시키는데 도움을 줄 수도 있다. 종종 물체에 작용하는 외적 힘이 위치를 변화시키고 평형을 깨뜨린다.

힘이 물체를 약간 변위시키더라도 그 물체가 원래 위치로 되돌아오면, 그 물체는 안정 평형 상태에 있다라고 간주한다. 이 물체는 변위되기 어렵다. 그림 7-1A는 안정 상태에 있는 물체를 보여주고 있다. 물체가 힘에 의해 약간 변위될 때 물체의 변위가 계속 증가된다면, 그 물체의 평형 상태는 불안정하다. 이런 물체는 쉽게 변위된다. 그림 7-1B는 불안정한 물체를 보여 주고 있다. 물체가 힘에 의해 약간 변위된 후, 그 물체가 변위된 위치로 평형을 이룬다면, 그 물체는 중립 평형 상태에 있다. 그림 7-1C는 중립 평형을 보여주고 있다.

물체의 안정성은 4가지 특성에 좌우된다 :

1. 물체의 질량
2. 물체의 바닥 면적
3. 물체의 질량중심 높이
4. 기저면 내에서의 질량중심의 위치

보다 안정된 물체는 큰 질량, 넓은 면적의 기저면, 그리고 기저면 내에서의 낮은 질량중심을 가지고 있다. 물체의 질량중심 위치는 안정성을 결정하는 주요 요소이다. 질량중심이 낮고 기저면의 중심에 위치하고, 또 기저면이 넓은 물체를 변위시키려고 할 때는, 그 물체의 질량중심을 기저면의 가장자리를 이동시켜야 한다(그림 7-2). 질량중심이 높고 기저면이 작은 물체는 매우 적은 일만으로도 변위가 가능하다.

물체의 무게가 증가하면, 안정성이 증가된다. 물체의 치수가 똑같다하더라도, 무거운 물체가 가벼운 물체보다 더 안정적일 것이다.

물체에 작용하는 힘의 모멘트와 질량중심에 작용하는 중력 모멘트는 물체의 안정성에 영향을 미친다. 안정된 물체의 경우, 질량중심에 작용하는 중력 모멘트가 물체의 변위에 저항을 한다. 물체를 변위하기 위해서는, 물체를 변위시키는 힘의 모멘트가 중력 모멘트보다 더 커야한다. 그러나 질량중심과 중력의 작용선이 물체의 기저면 밖으로 떨어지면, 중력이 물체의 변위를 돕게 될 것이다(그림 7-3).

물체의 안정성은 기저면 위의 질량중심 높이에 반비례한다. 질량중심이 매우 낮은 물체는 질량중심이 높은 물체보다 안정성이 더 높다. 그림 7-4의 오뚜기 인형이 좋은 예이다. 오뚜기 인형은 밑부분이 매우 무겁기 때문에, 오뚜기 인형의 질량중심은 매우 낮다. 여러분이 오뚜기 인형을 넘어뜨릴 때, 변위가 일어나지만 그 오뚜기 인형은 곧 바로 원래 위치로 되돌아온다.

사람이 양 발을 붙이고 선 자세를 취하면, 중력의 작용선은 기저면의 중심 위쪽인 발목관절의 앞쪽을 지나가는데, 이런 중력선의 위치는 사람의 후방 낙상을 감소시킨다. 그러나 이런 중력선의 방향은 발목 앞쪽의 힘 모멘트를 생산하는데, 이것은 발목의 평형을 이룰 수 있도록 발바닥굽힘근의 수축을 계속

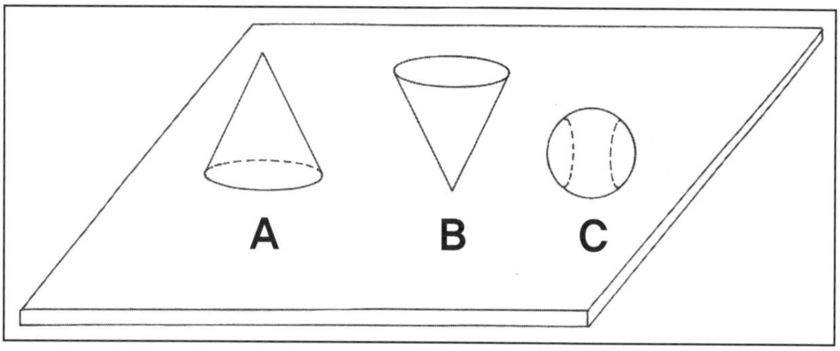

그림 7-1. 안정 평형, 불안정 평형, 중립 평형. 삼각뿔 A는 안정 상태에 있고, 삼각뿔 B는 불안정한 상태에 있고, 공 C는 중립상태에 있다.

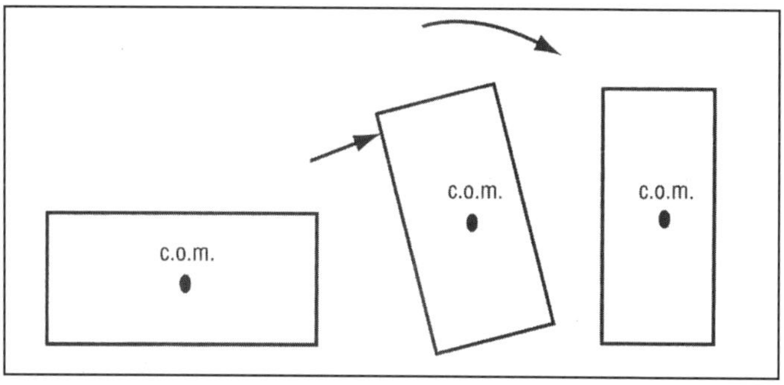

그림 7-2. 질량중심을 들어올리는데 수행된 일.

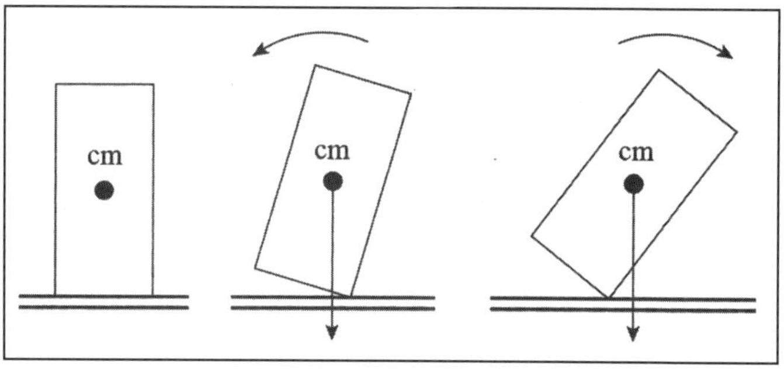

그림 7-3. 질량중심과 기저면의 관계. (A) 질량중심이 기저면의 중심에 위치한다면 그 상자는 보다 안정된 상태를 유지할 것이다. (B) 적용된 힘이 제거되면, 상자는 안정 상태로 되돌아올 것이다. (C) 질량중심이 기저면 밖으로 나가면, 그 상자는 넘어질 것이다.

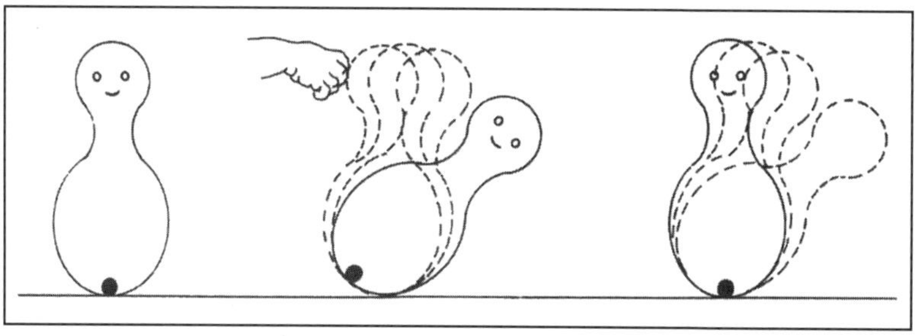

그림 7-4. 질량중심이 낮은 오뚜기는 넘어지지 않을 것이다.

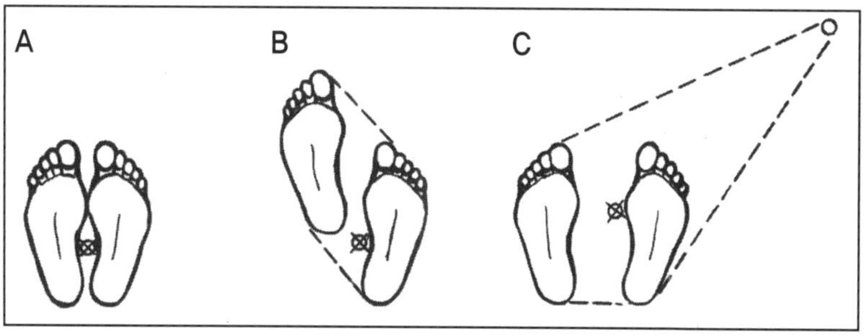

그림 7-5. 발의 위치는 신체 기저면의 크기를 결정한다. B는 A 보다 큰 기저면을 가진다. 지팡이의 사용은 기저면을 크게 확장한다(C).

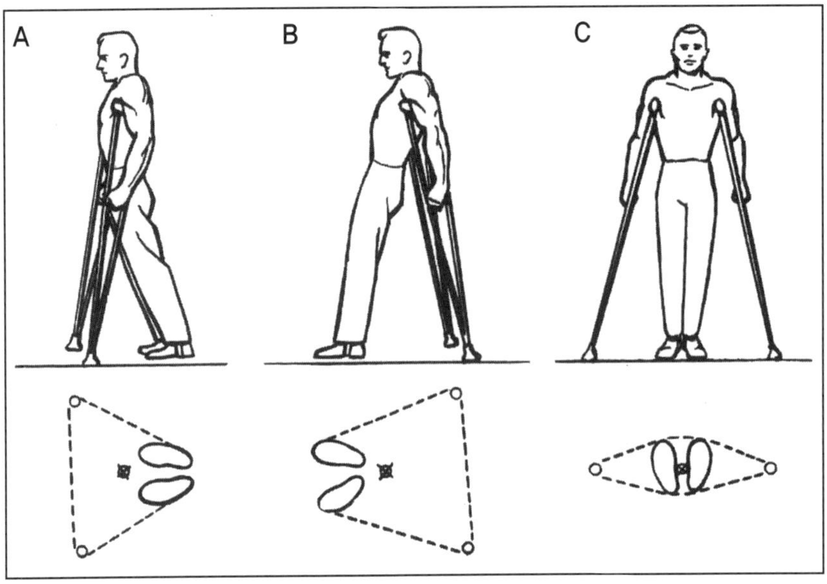

그림 7-6. 다양한 안정성을 가진 기저면. A와 B의 환자는 큰 기저면을 가진다. C의 위치는 시상면보다 이마면의 안정성을 더 제공한다.

하게 만든다. 신체는 기저면 내에서 앞뒤로 흔들거리지만, 발목관절을 지나서 뒤쪽으로는 거의 움직이지 않는다. 양 발을 넓게 벌리고 걷거나 보조장비를 사용하면, 기저면이 더 커지고 더 안정된다. 그림 7-6은 목발을 이용할 때의 안정된 자세와 불안정한 자세를 보여 준다.

균형 (balance)

균형은 안정성과 직접적으로 관련된다. 우리는 질량중심을 기저면 내에 유지하는 능력을 균형이라고 정의할 수 있다. 신체의 균형 잡기 동작은 평행봉 위에서 한 손으로 몸을 지탱하기(그림 7-7), 평균대 위에 서기(그림 7-8), 앉기 균형 유지하기(그림 7-9), 네발기기 자세로 균형 유지하기(그림 7-10) 등 다양하다. 이들 각 자세는 전체 질량중심이 기저면 내에 위치해야 한다. 신체의 위치가 바뀌면, 질량중심이 2번 엉치뼈의 앞쪽에 위치하지 않는다. 각 신체분절은 전체 질량중심의 위치에 영향을 준다.

한 발로 서 있거나(그림 7-11), 보행과 계단 보행시 한 발로 지지를 하거나, 옷을 입을 때 사람의 몸은 불안정해진다. 균형의 문제를 가진 사람은 낙상을 방지하기 위해 위의 자세나 동작들을 조절해야 한다. 보조장비는 기저면을 크게 하고, 또 안정성을 위한 3점 혹은 4점의 지지를 제공한다(그림 7-5와 그림 7-6 참조). 계단 보행을 할 때 난간(핸드 레일)을 잡고 걸으면, 힘의 모멘트가 발생하여 균형이 강화된다. 옷 입는 활동을 할 때 앉은 자세를 취하면, 질량중심이 낮추고 기저면의 크기가 증가된다.

자세와 질량중심 (posture and center of mass)

중력의 결과처럼, 물체에 의해 발생하는 힘들은 물체 내에서 발생하는 작은 개별 힘들의 합을 나타내는 단일 힘으로 간주될 수 있다. 단일 합성 힘의 크기는 물체의 개별 무게들의 합과 동일할 것이다. 합성 힘의 작용선은 한쪽면의 모든 개별 무게 모멘트가 다른쪽 개별 무게 모멘트의 합과 정확하게 같게 되는 지점을 통과할 것이다.

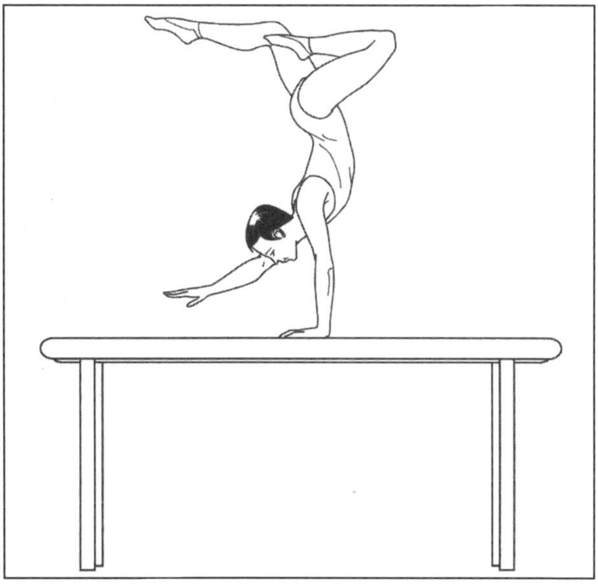

그림 7-7. 평행봉 위에서 균형 잡기.

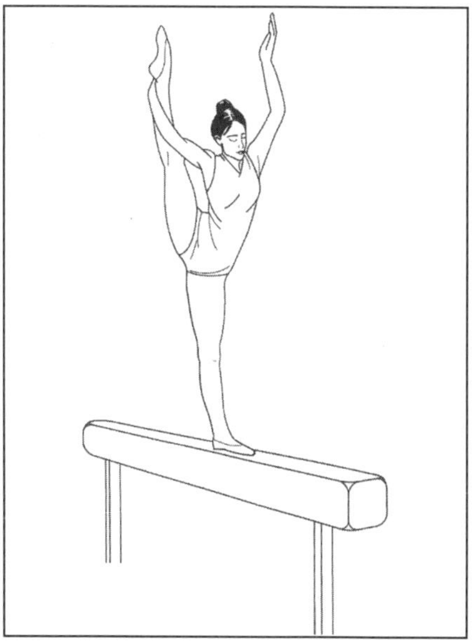

그림 7-8. 평균대 위에서 균형잡기.

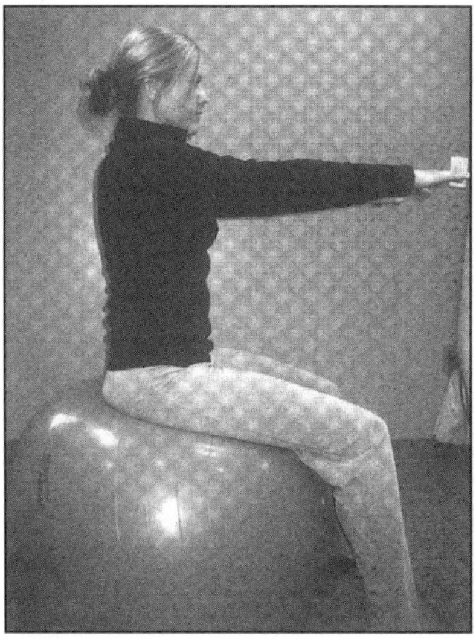

그림 7-9. 공위에 앉아서 균형 잡기.

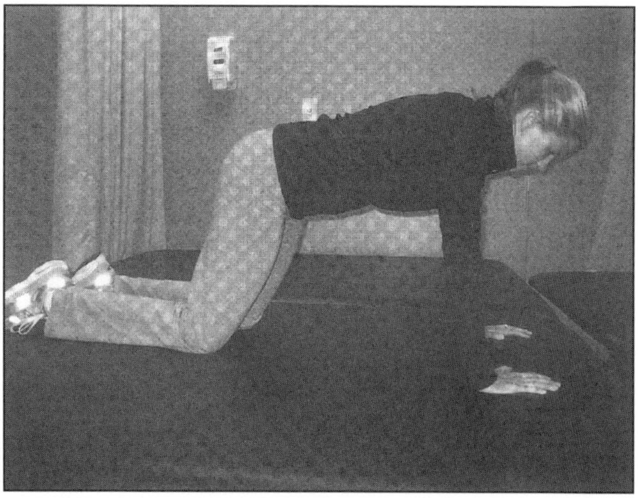

그림 7-10. 네발기기자세에서 균형 잡기.

자세는 특정 목적에 따라 개별 분절들의 배열에 의해 야기되는 신체의 위치이다. 일반적으로, 우리는 양 발을 함께 붙이고 똑바로 서는 것을 자세라고 생각한다. 그러나 신체 위치는 특정 활동을 위한 자세로 간주될 수 있다. 이완된 서기 자세로부터의 자세 변화가 일어나려면, 개별 신체분절의 움직임이 있어야 한다. 개별 분절의 움직임은 신체의 균형과 안정성에 영향을 미친다.

특정 자세의 경우, 질량중심이 신체 밖에 위치할 수 있다. 사람이 바닥에 있는 물건을 집으려고 몸을 앞으로 숙일 때, 그의 질량중심은 몸통보다 앞쪽에 위치하게 된다(여전히 양 발이 같은 위치에 있더라도). 그리고 앉은 자세를 취할 때도 그 사람의 질량중심이 앞쪽으로 이동하게 된다. 일반 의자와 휠체어의 기저면 면적을 비교해 보자. 휠체어는 최대 안정성을 갖도록 고안되어 있다. 다리절단 환자들은 높은

그림 7-11. 한발로 균형 잡기.

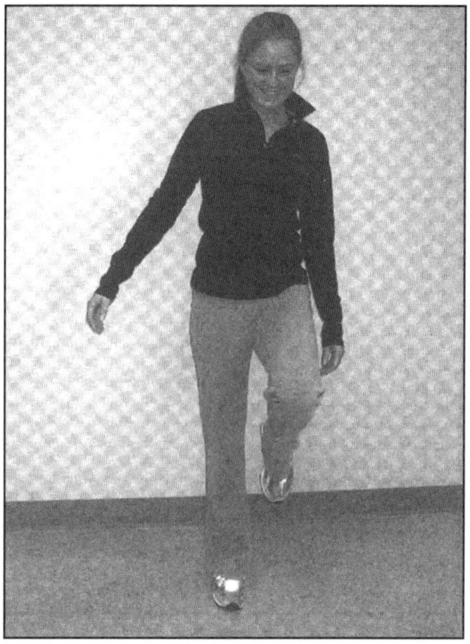

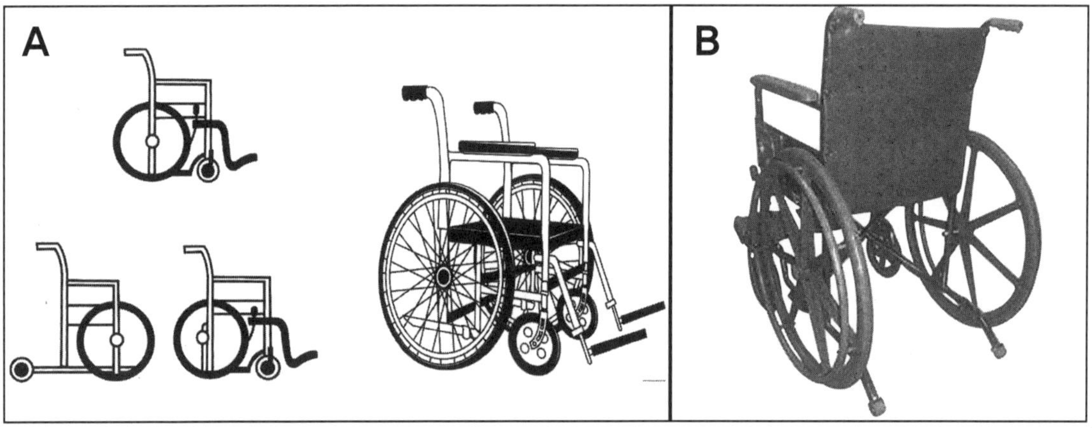

그림 7-12. (A) 휠체어 기저면을 위한 조정. (B) Universal Fit Adjustable Anti-Tippers, TuffCare Wheelchair Accessory Bolt-On Anti-Tipper. 출처 : Patterson Medical/Sammons Preston, Bolingbrook, IL.

질량중심을 가지고 있어, 그들이 목발을 짚고 있거나 휠체어에 앉아 있을 때, 균형이 떨어지게 될 것이다. 몇몇 경우는 휠체어의 조작을 필요로 한다(그림 7-12).

질량중심의 위치와 기저면과의 상관관계는 무게(W_1)에다 개별 분절의 질량중심(x1)을 곱하여($W_1 \times x_1$), 모두 합함으로써 결정될 수 있다. 체중(W)에다 x축의 질량중심의 위치(x)를 곱한 전체 모멘트($W \times x$)는 모든 신체분절(발, 종아리, 넙다리, 손, 아래팔 등등)의 모멘트의 합과 동등하다. y축의 전체 모멘트도 x축과 같은 관계가 성립될 것이다. x과 y의 위치는 전신에 대한 질량중심의 위치로 정의된다.

$$Wx = W_1x_1 + W_2x_2 + W_3x_3 + \ldots$$

$$W = W_1 + W_2 + W_3 + \ldots$$

$$x = \frac{(W_1x_1 + W_2x_2 + W_3x_3 + \ldots)}{(W_1 + W_2 + W_3 + \ldots)}$$

$$Wy = W_1y_1 + W_2y_2 + W_3y_3 + \ldots$$
$$W = W_1 + W_2 + W_3 + \ldots$$
$$y = \frac{(W_1y_1 + W_2y_2 + W_3y_3 + \ldots)}{(W_1 + W_2 + W_3 + \ldots)}$$

사진 속 자세의 질량중심 위치는 이들 방정식과 x-y 좌표계로 계산될 수 있다. 신체분절들(손, 아래팔 및 위팔 등)의 질량중심의 합도 비슷한 방법으로 계산될 수 있다. x축 방향의 합해진 분절들의 전체 모멘트($W_t \times x_t$)는 개별 분절들의 모멘트를 합한 것($W_1 \times x_1 + W_2 \times x_2 + W_3 \times x_3 + \ldots$)과 같고, y축 방향의 전체 모멘트($W_t \times y_t$)도 개별 분절들의 모멘트를 합한 것($W_1 \times y_1 + W_2 \times y_2 + W_3 \times y_3 + \ldots$)과 같다.

널빤지와 저울을 이용한 방법 (board and scale method)

전신의 질량중심 위치를 알아내기 위해, 널빤지와 저울의 방법을 이용할 수 있다(그림 7-13). 이 과제를 수행하는데 필요한 재료들로는, 사람이 누울 수 있는 큰 널빤지(약 3 ft × 7 ft), (1 in × 1 in) 3 ft의 뾰족한 모양의 널빤지 2개, 그리고 체중을 잴 수 있는 저울, 뾰족한 널빤지의 한쪽 끝 밑을 받칠 수 있는 충분한 크기의 나무 블럭(4 in × 4 in × 3 ft) 등이다. 절차는 다음과 같다 :

1. 큰 널빤지 양쪽 끝을 떠받치기 위해, 2개의 뾰족한 널빤지를 양쪽에 하나씩 배치한다.
2. 한 개의 뾰족한 널빤지는 저울의 중심에 배치하고, 다른 널빤지는 나무 블럭 위에 배치한다.
3. 널빤지의 효과를 없애기 위해, 널빤지의 무게를 측정한다(S_o).
4. 뾰족한 널빤지 사이의 거리(d)를 측정한다.
5. 계산을 쉽게 하기 위해, 누워 있는 사람의 발바닥 쪽에 나무블럭을 배치하고, 머리쪽에 저울을 배치한다.
6. 사람을 눕힌 후, 저울의 눈금을 읽는다(S_l). 사람의 체중은 $S_l - S_o$ 이다.
7. 질량중심이 발바닥으로부터 얼마나 떨어져 있는지를 알아내기 위해, 평형의 두 번째 조건을 이용한다.

$$\Sigma M = 0$$
$$(W \times d_l) - [(S_l - S_o) \times d)] = 0$$
$$(W \times d_l) = [(S_l - S_o) \times d)]$$
$$d_l = \frac{[(S_l - S_o) \times d)]}{W}$$

8. 질량중심의 높이를 측정하기 위해 발바닥쪽에서 머리쪽으로 향하는 거리 d_l을 측정한다.

그림 7-13은 신장이 72 in되는 160 lb의 사람이 널빤지 위에 누워 있다. 이때 저울의 눈금($S_l - S_o$)은 80 lb이다. 중력중심의 위치는 발에서부터 36 in 떨어져 있다.

앞뒤 질량중심의 위치와 좌우 질량중심의 위치를 찾는 방법은 작은 널빤지(3 ft × 3 ft) 위에 사람을 서게한 후, 위의 방법과 같은 방법을 이용한다. 앞뒤 질량중심의 위치를 찾는 방법은 저울을 사람의 앞쪽에 배치하고, 나무블럭을 뒤쪽에 배치한다. 그리고 좌우 질량중심의 위치를 찾는 방법은 저울을 사람의 좌우 어느 쪽에 배치해야 한다.

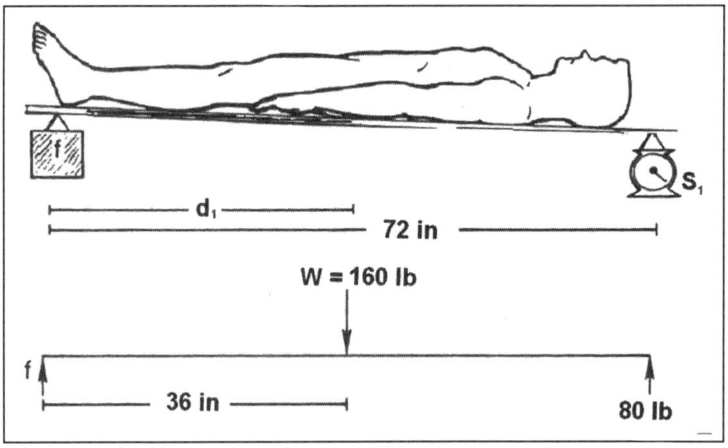

그림 7-13. 널빤지와 저울을 이용한 방법. 발바닥과 머리 사이의 인체 질량중심의 위치를 구하는 방법.

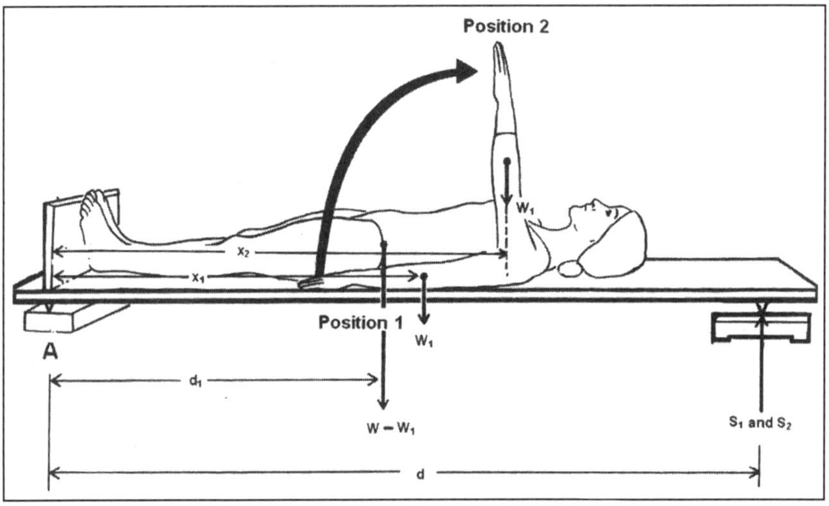

그림 7-14. 널빤지와 저울을 이용하여, 신체분절의 무게를 구하는 방법.

신체분절의 질량중심과 무게중심 (segment center of mass and weight)

신체분절의 무게를 결정하는 방법은 널빤지와 저울 방법을 이용한다(그림 7-14). 이 절차는 전체 체중(W)으로부터 분절 무게(W_1)를 분리시켜야 한다. 분절 질량중심의 예상 위치를 설정해야 한다. 다음의 절차는 팔의 무게를 찾는 방법이다 :

1. 전신 질량중심의 위치를 찾는 방법의 1번에서 7번까지 그대로 수행한다(S_o, d, S_1, W, d_1을 기록한다).
2. 나무블럭에서 팔 질량중심의 예상 위치까지의 수평 거리(x_1)를 측정한다.
3. 어깨관절을 90° 로 굽힘시킨다.
4. 저울의 눈금(S_2)을 측정한다.
5. 나무블럭에서 팔 질량중심의 예상 위치까지의 수평 거리(x_2)를 측정한다.
6. 팔의 무게를 결정하기 위해, 모멘트의 원칙을 이용한다(이 계산에서는 S_o이 필요없다).

$$S_1 \times d = (W_1 \times x_1) + [(W - W_1)] \times d_1]$$
$$S_2 \times d = (W_1 \times x_2) + [(W - W_1)] \times d_1]$$

두 번째 방정식에서 첫 번째 방정식을 빼면,

$$(S_2 - S_1) \times d = W_1 \times (x_2 - x_1)$$
$$W_1 = \frac{[(S_2 - S_1) \times d]}{x_2 - x_1}$$

팔의 무게는 W_1이다. 질량중심이 관절(x_2) 바로 위에 정확하게 위치된다면, 똑같은 방법을 이용해 다른 신체분절의 무게를 계산할 수 있다. 분절의 질량중심($x_2 - x_1$)은 아래와 같은 방정식에 의해 계산될 수 있다

$$(x_2 - x_1) = \frac{[(S_2 - S_1) \times d]}{W_1}$$
$$x_1 = x_2 - \frac{[(S_2 - S_1) \times d]}{W_1}$$

근력 기록의 요소 (Factors in Recording Muscle Strength)

운동 훈련에 관여하는 사람들은 누구나 근력의 평가에 관련된 생체역학적 요소를 알아야 한다. 이에 대한 정보들은 앞의 단원에서 이미 설명되었지만, 다시 한 번 본 단락에서 간단하게 설명할 것이다.

측정 도구 (measuring instruments)

근력 평가의 중요한 측면은 좋은 측정도구나 검사장비의 기준이다(표 7-1). 이들 기준을 충족시키지 못하는 검사는 측정 도구로써 가치가 없기 때문에, 기준을 충족하는 검사를 선택해야 한다.

측정 도구는 근력의 수준을 구분하거나 근력의 차이점을 결정할 수 있어야 한다. 도수근력검사는 근육이 활동을 하지 않는지, 상당량의 저항을 이겨내는지, 아니면 이들 중간 수준의 3개 수준으로 수축하고 있는지의 차이점을 결정한다.

도구는 근력 수준에 합당한 수치를 제공하거나 정량화할 수 있어야 한다. 제공된 수치는 간격척도, 서열척도 및 명목척도 보다는 비율 수준이어야 한다. 종종 도수근력검사에 이용되는 근력평가의 등급은 0에서 5까지의 수치로 기록된다.

도구는 신뢰성을 가지고 있어야 한다. 즉, 여러 번 측정해도 동일한 값을 제공해야 한다. 신뢰성이 없다면, 타당성도 없기 때문에, 타당한 측정을 해야 한다. 근력을 측정하는 도구는 근력을 제대로 측정할 수 있어야 한다.

측정 도구 사용에 대한 절차는 검사할 때마다 똑같은 방법으로 수행될 수 있도록 표준화되어야 한다. 검사는 쉽게 이루어질 수 있어야 하고, 많은 시간이 소요되어서는 안 된다. 개인의 결과가 다른 사람들의 것과 비교될 수 있도록 표준 데이터가 이용되어야 한다.

생체역학적 요소 (biomechanical factors)

사람의 근력을 평가할 때, 우리는 근력이 간접적으로 평가되고 있음을 알아야 한다. 측정 도구는 근육이나 힘줄에 직접 부착되지 않고, 지렛대를 이용하여 근육 힘의 크기를 결정하고 있다. 측정 도구는

근육힘의 크기와 관련된 작용점에서의 힘 크기를 결정하고 있다. 이런 간접적인 방법은 신체 위치와 근수축의 종류와 같은, 생체역학적 요소에 의해 영향을 받는다(표 7–2).

신체 위치 (body position)

근력 평가에 관련된 신체분절의 위치는 근육의 힘을 결정하는데 있어 중요한 역할을 한다(그림 7–15). 신체분절에 작용하는 중력의 힘, 신체분절과 작용선의 각도, 근육의 힘에 저항하는 지렛팔의 효율적인 길이(측정 도구의 작용점), 근육의 길이, 그리고 신체분절의 고정 등이 근육힘의 크기에 모두 영향을 미친다.

표 7–1

측정 도구의 기준

• 판별 능력 • 측량성 • 신뢰성 • 타당성	• 표준성 • 관리의 편리성 • 시간적 경제성 • 기준의 이용성

표 7–2

근력에 영향을 미치는 요소들

I. 신체 위치
II. 수축의 종류
III. 기타
생리적
심리적

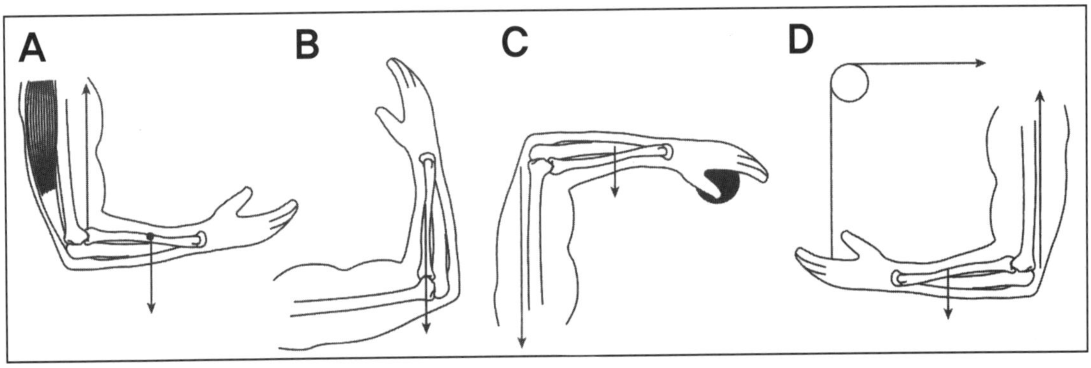

그림 7–15. 아래팔 근육에 작용하는 중력의 효과. (A) 팔꿉관절 굽힘근은 신체분절의 무게를 이겨내야 한다. (B) 질량중심이 관절축을 통과할 때, 관절을 중심으로 발생하는 모멘트는 "0"이 된다. (C) 팔꿉관절 폄근은 신체분절의 무게와 하중을 이겨내야 한다. (D) 중력은 팔꿉관절 폄근을 돕고 있다.

기본적으로 신체분절에 작용하는 근육의 힘은 신체분절의 무게이다. 중력의 회전 효과는 신체분절이 수평으로 위치할 때 가장 크고(그림 7-15A), 신체분절이 운동축에 대해 질량중심과 수직 위치에 있을 때 가장 작다(그림 7-15B). 신체분절은 근육힘에 저항을 제공하는 위치(그림 7-15C)에 있을 수도 있고, 혹은 근육힘에 도움을 주는 위치에 있을 수도 있다(그림 7-15D). 신체분절이 검사 동안 가동범위로 움직인다면, 그 신체분절은 근육에 가변저항을 제공할 것이다.

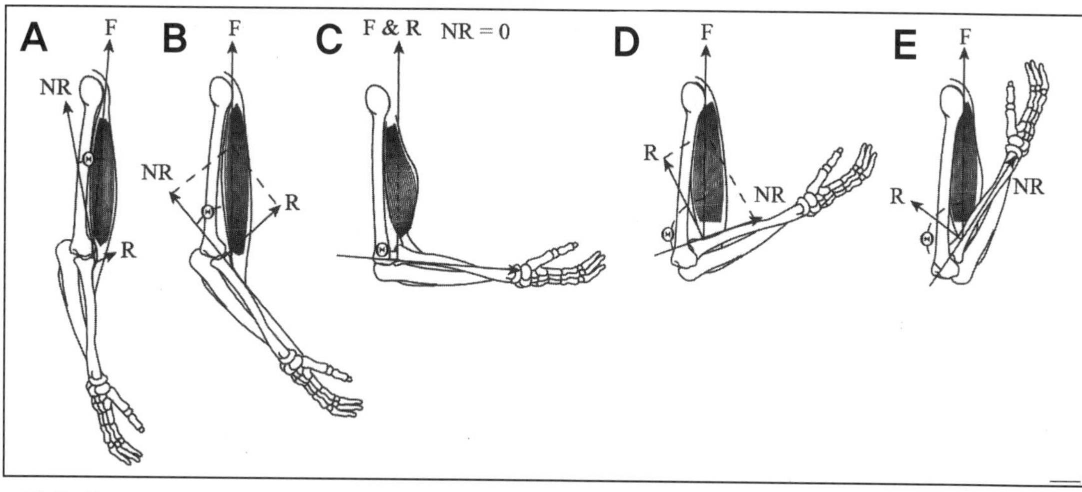

그림 7-16. 근육의 회전 힘성분은 팔꿉관절의 90° 굽힘까지는 계속 증가하지만, 90°를 넘어가면 다시 감소한다.

근육힘의 작용선 각도는 검사 도구에 의해 기록될 수 있는 회전 힘성분의 크기에 영향을 미친다(그림 7-16). 최대 회전힘은 근육의 작용선이 신체분절과 직각을 이룰 때 일어난다. 그리고 회전 힘이 가장 작을 때는 근육의 작용선이 신체분절과 거의 수평의 각을 이룰 때 일어난다(그림 7-16E). 근육의 실제 힘 크기는 작용선의 각도가 알려졌을 때만 결정될 수 있다.

운동축과 관련된 측정 도구의 작용점은 근육 모멘트에 반대로 작용하는 지렛대의 팔길이를 제공한다. 측정 도구가 운동축 가까이에 위치한다면, 측정 도구는 운동축으로부터 멀리 떨어진 위치에 배치된 측정 도구보다, 더 큰 크기를 발휘할 것이다(그림 7-17).

수축하는 근육의 길이는 근육의 힘 크기에 영향을 미친다. 일반적으로, 길어진 근육은 단축된 근육보다 더 큰 힘을 발생할 것이다(그림 7-18). 2개 관절 이상을 지나가는 근육들을 검사할 때, 관절과 관련된 모든 위치를 고려해야 한다.

검사되는 신체분절의 안정성도 매우 중요하다. 인접한 신체분절은 검사 분절을 위해 고정되어야 한다. 신체분절을 제대로 고정하지 않으면, 원하지 않는 움직임, 근육의 보상작용, 그리고 부적절한 위치로 인해 정확한 결과를 얻을 수 없다.

수축의 종류 (type of contraction)

수축의 종류와 속도는 근육힘의 크기를 결정하는 데 영향을 줄 수 있다(그림 7-19). 구심성으로 수축하는 근육은 작은 힘을 발생한다. 구심성으로 빠르게 수축하면 할수록, 더 작은 근육의 힘이 발생된다(그림 7-20). 근육이 구심성 수축보다는 등척성 수축을 할 때가 더 큰 힘을 발생한다. 그러나 가장 큰

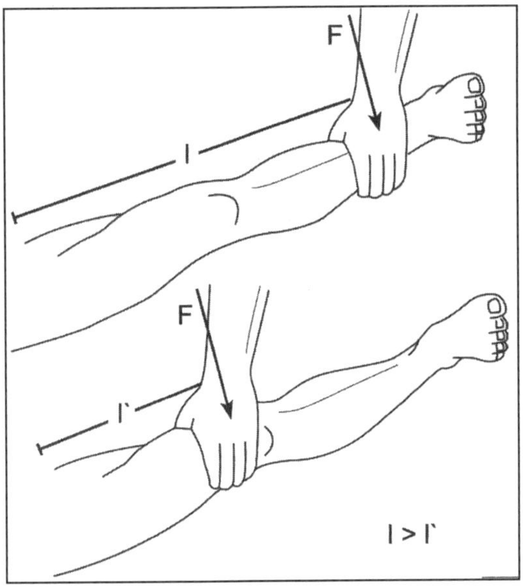

그림 7-17. 지렛대팔 길이는 측정 도구에 의해 기록된 힘의 크기에 영향을 준다.

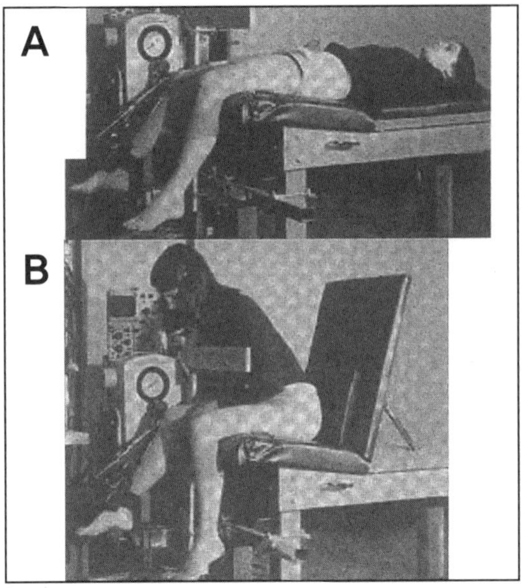

그림 7-18. 근력의 효과. (A) 길어진 뒤넙다리근은 짧아진 근육 (B) 보다 더 큰 힘을 생산한다. 출처 : Lunnen JD, Yack J., LeVeau BF. Relationship between muscle length muscle action potential, and torque of the hamstring muscles. *Physical Therapy.* 1981;61:190–195. American Physical Therapy Association의 승인. 이 자료는 권리가 승인되어 있어, 생산과 분배가 금지되어 있다.

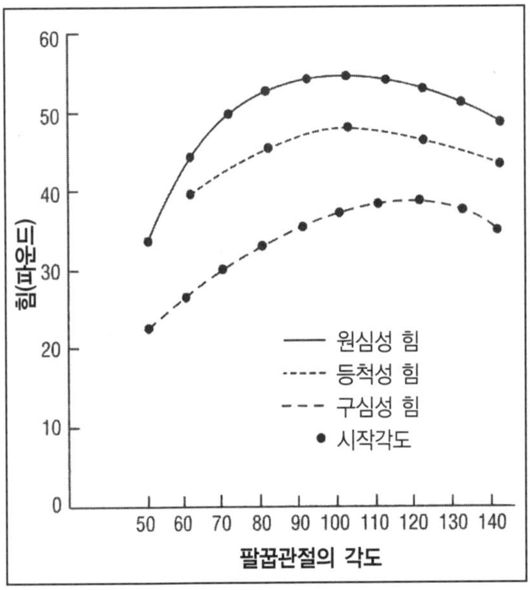

그림 7-19. 아래팔 굽힘근의 최대 원심성 수축, 등척성 수축 및 구심성 수축에 대한 그래프. (출처 : American Physiological Society. 그림 2는 M. Singh and P.V. Karpovich. Isotonic and isometric forces of forearm flexors and extensors. *J Appl Physiol.* 21(4);1435–1437, 1996.)

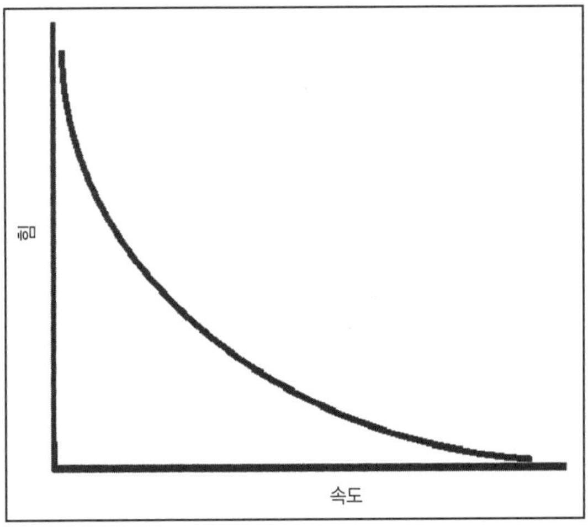

그림 7-20. 근수축의 전형적인 힘–속도의 곡선. 수축 속도가 높으면, 측정할 수 없을 만큼의 작은 힘이 발생한다. (출처 : Komi PV. Measurement of force–velocity relationship in human muscle under concentric and eccentric contractions. In Cerquiglini S. Venerando S. Warteneiler J. eds. *Biomechanics III.* Baltimore, MD: University Pa가 Press; 1973:227.)

힘은 근육이 원심성 수축을 할 때 발생한다. 이렇듯, 근력의 기록값들은 다르지만, 실제의 근활동에 의해 발생된 힘은 다르지 않을 수도 있다. 여러분은 움직이는 물체에 관성이 관련되어 있음을 기억해야 한다(F = ma, $I\alpha$).

기타 (other)

길항근의 공동수축은 근력의 크기를 감소시킬 것이다. 검사된 근육이 큰 힘의 크기를 생성할 수도 있겠지만, 길항근이 작용을 하면, 그 근육의 힘 크기가 기록되지 않을 수도 있다.

마찰, 뼈성 차단, 근육 긴장 및 통증과 같은, 관절 제한도 힘 크기에 영향을 줄 수 있다. 다른 비생체역학적 요소들도 근력검사와 근력강화 시에 고려되어야 한다. 이들 비생체역학적 요소로는, 워밍-업, 학습시도, 동기부여, 시도 사이의 휴식 및 사람의 연령과 성별 등이 있다.

운동방법의 분석 (Analysis of Exercise Method)

근력 측정에 이용된 생체역학적 요소들도 근력을 유지하거나 향상시키는 운동과 관련된다. 운동과학을 공부하는 사람들은 근력강화운동에 이용되는 장비나 활동을 분석할 수 있어야 한다.

운동 유형을 결정하고자 할 때, 가장 중요하게 생각하는 것은 활동의 바람직한 결과이다. 즉, 근력강화운동의 효과가 가장 중요하다. 훈련의 특이성은 근육이 수행된 훈련에 얼마나 잘 적응하는가이다. 생체역학적으로, 훈련에 대한 근육의 적응은 훈련된 근육, 저항(하중)의 크기, 가동범위(변위), 근수축의 종류(구심성, 원심성, 등척성), 운동의 속도(일률), 힘발생 비율(충격량) 등과 관련한다. 평형의 두 번째 조건($\Sigma M = 0$)은 근력훈련활동의 분석에 관련되어야 한다. 운동축과 하중 작용점 사이의 거리(d)는 하중에 의해 발생된 모멘트($L \times d$)에 대한 지렛대 길이이다. 이들 개념은 앞에서 이미 제시되었다. 다음 단락에서, 몇몇 특정 절차와 장비들이 근력훈련을 위해 그들의 특징과 관련되어 분석될 것이다.

중력 저항 (gravity resistance)

모든 운동기구들은 근수축에 저항을 제공하기 위해 여러 종류의 힘을 이용한다. 중력은 근력훈련을 위해 가장 많이 이용되는 하중이다. 신체분절, 커프 웨이트, 덤벨과 플래트, 혹은 상자 등이 신체에 작용점, 아랫방향의 수직 작용선과 선택된 힘 크기를 제공한다.

신체 분절 (body segment)

신체분절을 하중으로 이용할 때, 분절의 질량중심은 작용점이 되고, 하중의 크기는 분절의 무게가 된다. 그래서 분절을 하중으로 이용할 수 있다.

예제 (example)

배근육의 근력강화를 위해(그림 7-21), 머리, 팔 및 몸통의 분절이 하중으로 작용한다. 이들 신체분절의 무게는 변하지 않지만, 팔의 자세에 따라 저항 모멘트는 변할 수 있다. 일반적으로, 양 팔을 엉덩관절로부터 멀리 떨어뜨릴수록, 저항 모멘트가 커질 것이다. 질량중심에 의한 모멘트는 양 팔이 몸통에 붙어 있을 때 가장 적고(그림 7-21A), 팔짱을 꼈을 때 모멘트가 더 커지고(그림 7-21B), 양 팔을 머리

그림 7-21. 중력(W)의 지렛대팔은 팔을 위방향으로 움직임으로써 증가된다(지렛대팔 d″>d′>d).

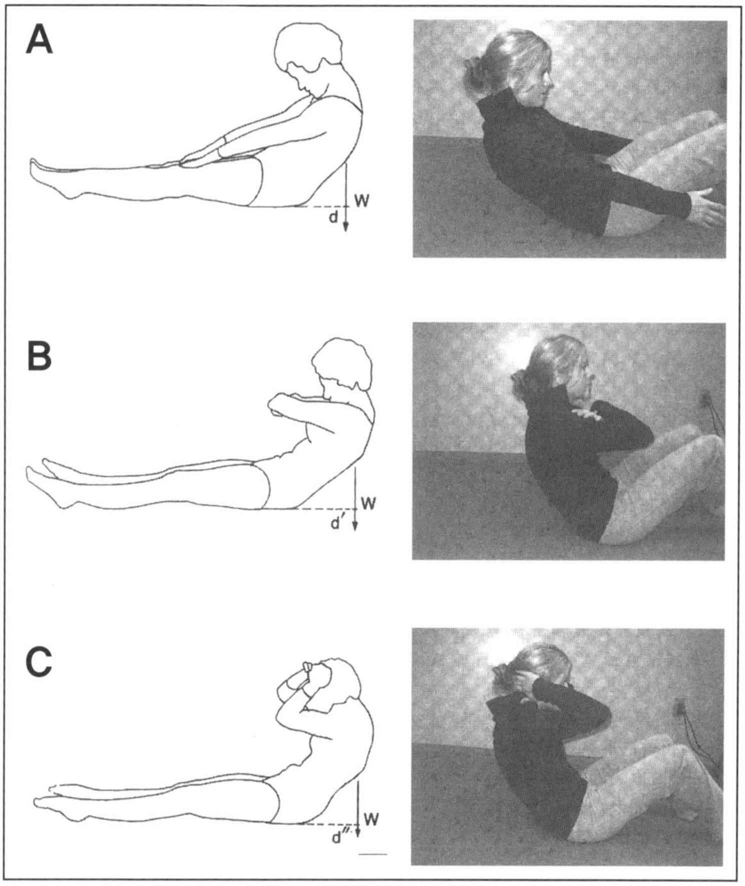

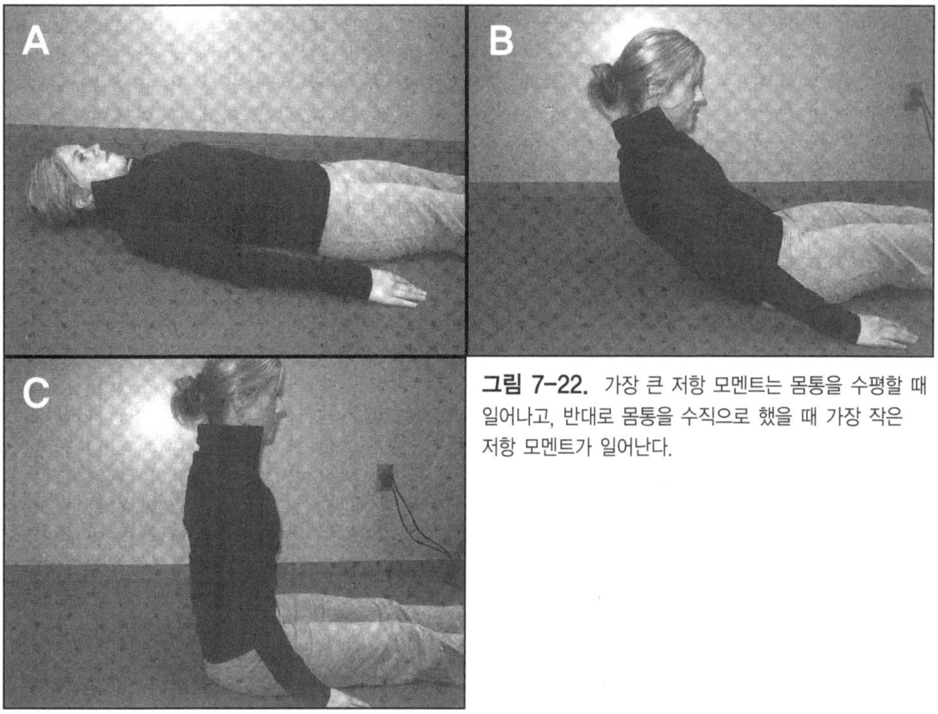

그림 7-22. 가장 큰 저항 모멘트는 몸통을 수평할 때 일어나고, 반대로 몸통을 수직으로 했을 때 가장 작은 저항 모멘트가 일어난다.

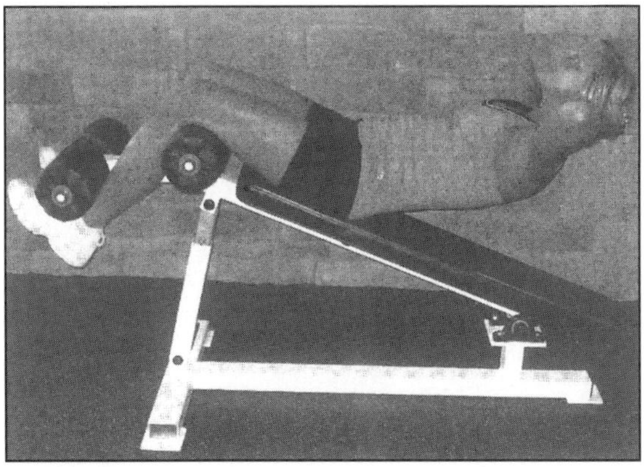

그림 7-23. 인클라인드 시트-업(inclined sit-up).

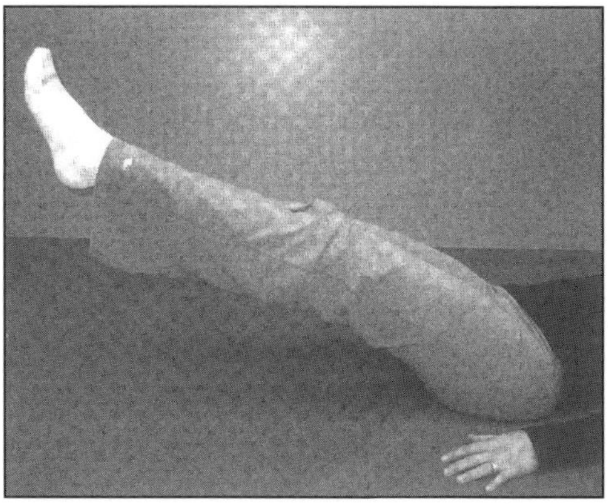

그림 7-24. 더블 레그 라이즈(double leg rasie).

위쪽으로 가져갔을 때 가장 커진다(그림 7-21C). 즉, 복합 분절의 위치 변화가 하중에 영향을 준다(그림 7-22).

몸통이 바닥이나 매트에 닿지 않고 수평 위치에 있을 때, 저항 모멘트가 가장 크다. 몸통이 수직으로 되어 있을 때, 저항 모멘트가 가장 작다(거의 "0" 에 가깝다). 수평 위치와 수직 위치 사이의 하중은 지면과 몸통간의 코사인 각도나 혹은 수직 위치와 중력사이의 사인 각도에 따라 변한다. 저항 모멘트를 변화시키는 방법으로서, 양 손에 무게를 들거나, 경사대에서 머리를 위로 하여 혹은 아래로 하여 신체 자세를 기울이는 것이다(그림 7-23). 운동은 큰 가동범위로 수행(수평 위치에서 수직 위치로)되거나 혹은 작은 가동범위(경사대에서 어깨뼈만 떨어지도록)로 수행될 수 있다. 운동은 등척성 수축 없이 구심성 수축과 원심성 수축으로만 일어날 수도 있고, 등척성 수축 위주로만 일어날 수도 있다. 운동은 1분내에 얼마나 많이 운동을 수행하는가에 대한 운동 속도를 강조하거나, 몇 초간 유지되는 등척성 운동을 강조할 수 있다. 구심성 수축을 폭발적으로 수행할 수도 있고, 혹은 매우 느린 속도로 운동을 시작할 수도 있다. 이들 활동은 작용선에 의해 주로 제한된다. 다리를 올리거나 내리는 동작은 배근육에 하중을 제공한다(그림 7-24). 배근육을 운동할 때, 허리뼈에서 어떤 일이 일어나는지를 알아야 한다.

외적 하중 (external load)

커프 웨이트, 덤벨, 바벨과 플래트, 혹은 상자와 같은, 외적 하중은 신체분절에 하중을 가한다. 외적 하중의 작용점은 하중을 잡는 손이나 하중이 신체분절에 가해지는 지점이 다. 작용선은 수직이고 방향은 아래쪽 방향이다. 하중의 크기는 개인의 능력이나 운동의 목적에 따라 조절될 수 있다. 하중은 큰 가동범위의 구심성 수축과 원심성 수축으로 움직이는 신체분절에 적용될 수도 있고, 또 한 자세를 그대로 유지하는 등척성 수축을 하는 신체분절에도 적용될 수 있다. 명심해야 할 것은 신체분절이 가동범위로 움직일 때(그림 7-25), 저항 모멘트가 신체분절과 수평위치 사이의 코사인 각도나 신체분절과 중력선 사이의 사인 각도에 따라 변하게 됨을 알아야 한다. 근육 작용선의 각도와 근육의 길이도 변할 것이다.

예제 (example)

넙다리네갈래근의 근력강화운동을 하고자 할 때, 커프 웨이트를 이용할 수 있다. 사람이 치료테이블의 가장자리에 걸터앉을 때, 커프 웨이트를 발목에 적용한다. 종아리와 발의 복합 분절과 커프 웨이트가

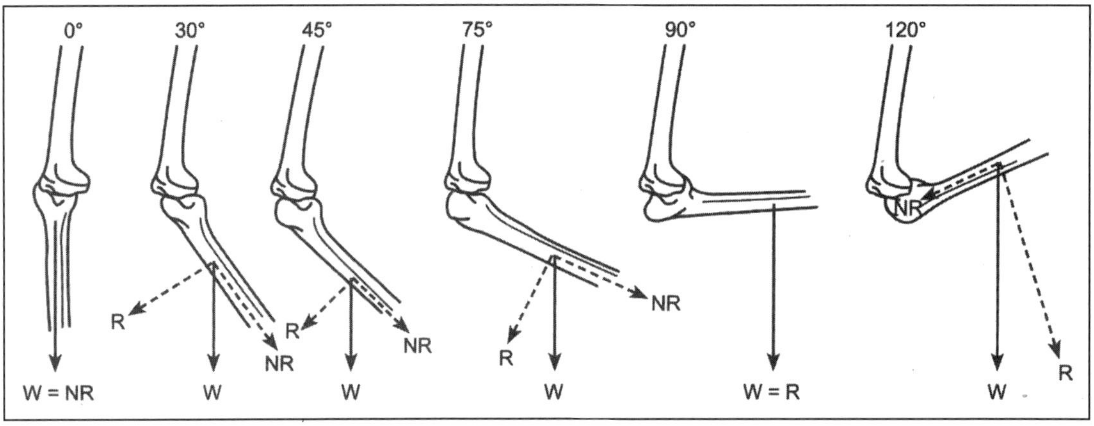

그림 7-25. 아래팔이 가동범위에 걸쳐 움직이는 동안의 아래팔 중력 성분의 변화.

넙다리네갈래근에 하중을 제공한다. 외적 하중은 여러 가지 커프 웨이트를 사용함으로써 변화될 수 있다. 대개 이 운동은 구심성 수축으로 무릎관절의 90° 굽힘자세에서 완전한 폄으로 이루어진 다음, 다시 원심성 수축으로 무릎관절의 90°로 되돌아간다. 운동은 등척성 수축 없이 구심성 수축과 원심성 수축으로만 일어날 수도 있고, 또 무릎을 완전히 폄한 자세에서의 등척성 수축 위주로만 일어날 수도 있다. 운동은 가능한 빠르게 수행되는 운동 속도를 강조하거나, 몇 초간 유지되는 등척성 운동을 강조할 수 있다. 구심성 수축을 폭발적으로 수행할 수도 있고, 혹은 매우 느린 속도로 운동을 시작할 수도 있다. 무릎 아래에 하중을 적용해도 무릎 관절을 90°로 굽힘하면, 저항 모멘트는 "0"일 것이다. 그러나 이런 상황일 때, 무릎관절의 곁인대에 걸리는 하중은 증가될 것이다. 무릎을 폄하고 수평위치로 다리를 점차 들어올릴 때, 저항 모멘트가 증가할 것이고, 수평위치가 되면 저항 모멘트가 가장 크게 발생할 것이다(그림 7-26). 활동은 하중의 작용선에 의해 주로 제한된다. 바벨을 들고 수행하는 부분 스쿼트도 넙다리네갈래근에 저항을 제공한다(그림 7-27). 그러나 이런 운동의 경우, 가장 큰 저항 모멘트는 무릎이 굽힘될 때 발생하고, 가장 적은 모멘트는 무릎이 폄되었을 때 발생한다. 양측 운동을 할 때는 바벨을 사용하고, 편측 운동을 할 때는 덤벨을 주로 사용한다. 넙다리네갈래근을 운동시키고자 할 때, 무릎넙다리관절에서 어떤 일이 일어나는지를 알아야 한다(힘의 합성).

활차 무게 (pulley weights)

저항으로써 활차나 활차와 지렛대를 이용하는 운동이 아주 많이 이용되고 있다. 저항의 힘은 플래트(plate)에 작용하는 중력이다. 작용점은 활차나 지렛대가 신체에 적용하는 지점이다. 이들 장비는 저항 하중으로써 플래트를 가지고 있다. 다른 중력운동기구와 비교해 볼 때, 이들 장비의 가장 큰 특징은 활차 시스템에 줄이 달려 있어 작용선과 저항의 방향을 쉽게 변화시킬 수 있다는 것이다. 작용선은 항상 수직이 아니고, 저항의 방향도 항상 아래쪽으로 향하지 않는다. 활차장비를 분석할 때, 작용선은 줄에 의해 결정되고, 저항의 방향은 작용점으로부터 줄이 얼마나 떨어져 있는가에 좌우된다. 대개 운동은 등척성 수축 없이 구심성과 원심성으로 이루어지지만, 등척성 운동도 포함될 수 있다. 몇몇 변화가 이런 형태의 장비에서 나타나고 있다. 신체분절이 가동범위로 움직일 때, 활차의 줄이 신체분절과 줄의 각도를 변화시킨다. 가장 큰 저항 하중은 작용선이 신체분절과 직각을 이룰 때 발생한다. 각도가 직각(90°)에서 커지거나

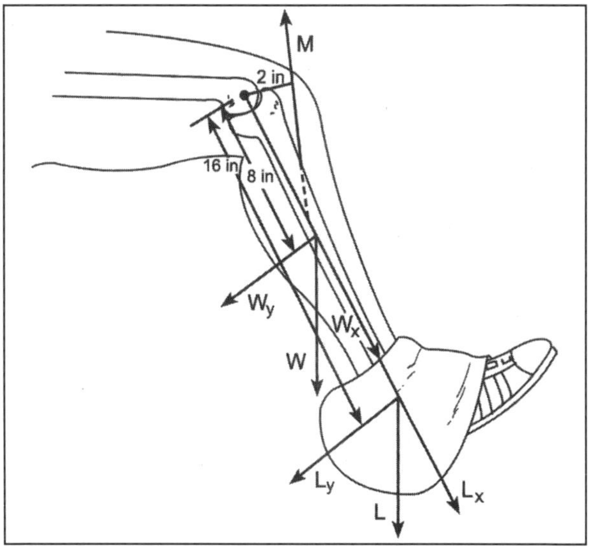

그림 7-26. 무릎 폄 운동 동안의 힘 성분과 저항 모멘트 (W_y × 8과 S_y × 16).

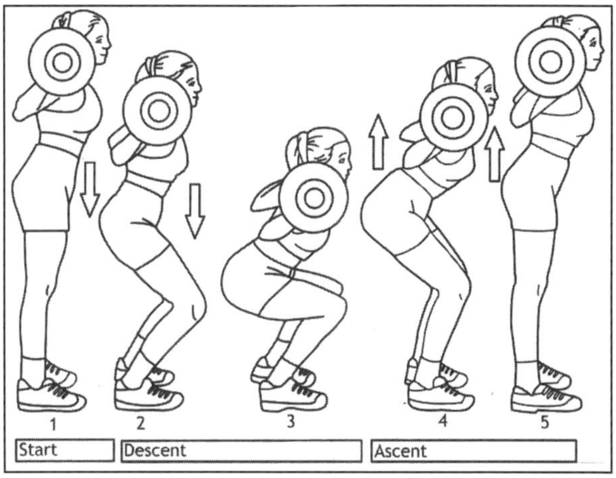

그림 7-27. 바벨을 매고 스쿼트하기.

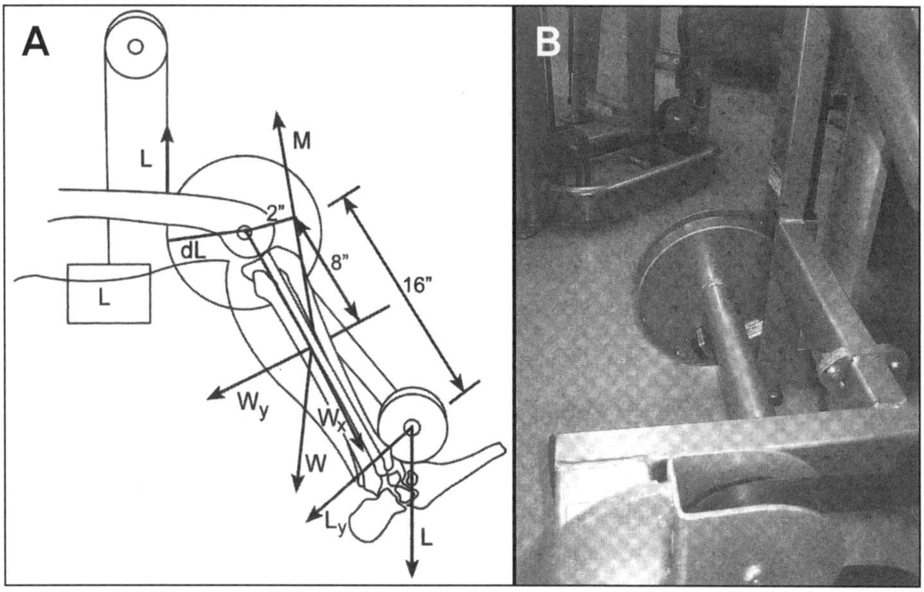

그림 7-28. 불변 지렛대 장비.

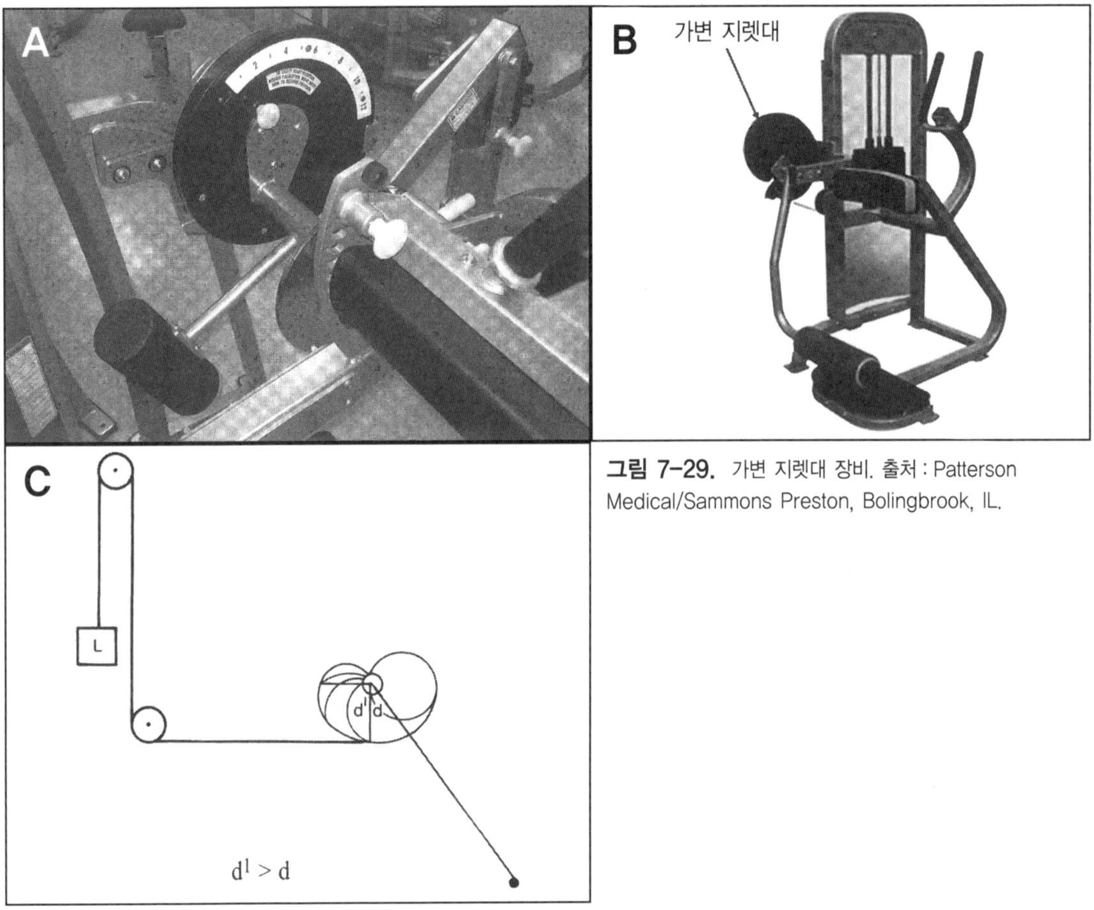

그림 7-29. 가변 지렛대 장비. 출처 : Patterson Medical/Sammons Preston, Bolingbrook, IL.

작아질 때, 하중의 효과가 감소한다. 활차줄이 신체에 대한 작용점의 연장 역할을 하는 지렛대에 부착되어 있기 때문에, 활차와 지렛대가 작용선의 각도 변화에 따른 하중 효과의 감소를 방지한다(그림 7-28). 줄이 지렛대에 부착되었다면, 줄에 부착된 플래트의 저항 모멘트는 항상 일정할 것이다. 그러나 지렛대팔과 신체분절은 가동범위의 전반에 걸쳐 그들의 위치를 변화한다. 그리고 이런 위치 변화는 중력의 효과를 변화시켜, 전체 저항 모멘트에 영향을 준다. 지렛대팔과 신체분절은 중력을 통해 움직임을 도울 수 있거나, 저항에 영향을 줄 수 있다. 연속 지렛대는 원형 캠(cam)이 아닌, 다변 반경(varying radii)을 가진 캠(cam)으로 구성될 수 있다(그림 7-29). 다변 반경은 신체분절과 지렛대에 대한 중력의 효과, 근육길이 변화의 효과, 그리고 근육 작용선 각도의 효과를 가질 수 있도록 설계될 수 있다. 그런 정렬은 전체 가동범위에 걸쳐 최대 저항 모멘트를 제공할 수 있다. 활차 시스템에는 가동활차가 포함될 수 있는데(그림 7-30), 가동활차가 포함되어 있다면 가동활차의 기능(하중 감소)을 기억하고, 활차 시스템내에서 가동활차의 목적을 분석해 본다.

접촉 저항 (contact resistance)

체중 이외의 힘을 이용하는 근력강화운동은 하중의 크기를 신체로 전달시키는 접촉점을 가진다. 그러나 이것은 실제 저항으로서의 접촉력은 아니다. 종종 저항으로 작용하는 접촉력은 등척성 수축

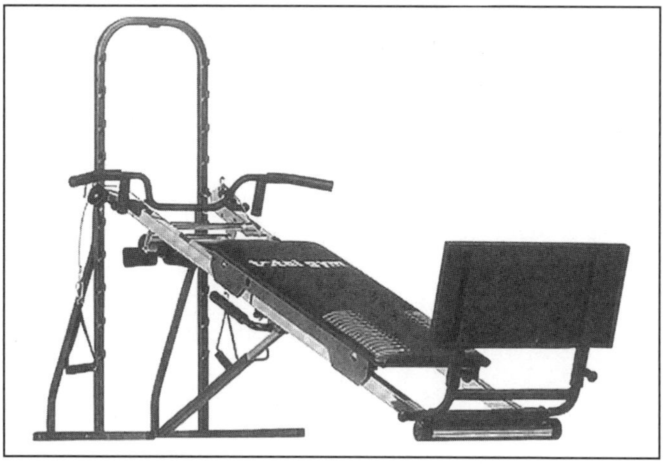

그림 7-30. 활차 기구. Patterson Medical/Sammons Preston, Bolingbrook, IL.

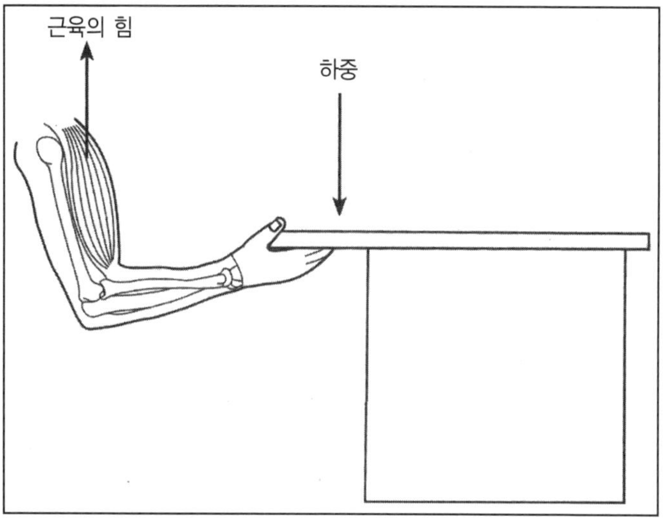

그림 7-31. 등척성 수축.

동안에 일어난다. 즉, 사람이 근육을 수축하여 움직일 수 없는 물체에 힘을 가할 때이다. 접촉의 위치는 작용점을 제공하고, 작용선은 신체분절과 수직으로 이루어지고, 접촉력의 방향은 신체가 움직이는 방향과 반대로 일어난다(뉴톤의 3법칙). 접촉력의 크기는 근육의 힘에 따라 달라진다.

예제 (example)

팔꿉관절 굽힘근을 근력강화하는 방법으로써, 근로자가 책상 앞에 똑바로 앉은 후, 양쪽 팔꿉관절을 굽힘하여 양 손을 책상 밑에 붙인다. 그런 다음, 근로자는 책상을 위쪽으로 들어올리는 시도를 해 본다(그림 7-31). 이때, 책상은 근로자의 힘보다 더 큰 하중을 가져야 한다.

마찰 (friction)

몇몇 장비는 마찰을 저항으로 이용하고 있고($F = \mu N$), 다양한 형태로 구성될 수 있다. 그러나 고정면과 회전면 사이의 접촉이 일반적이다. 회전면은 작용점에 대한 핸들을 제공하는 지렛대에 부착된다

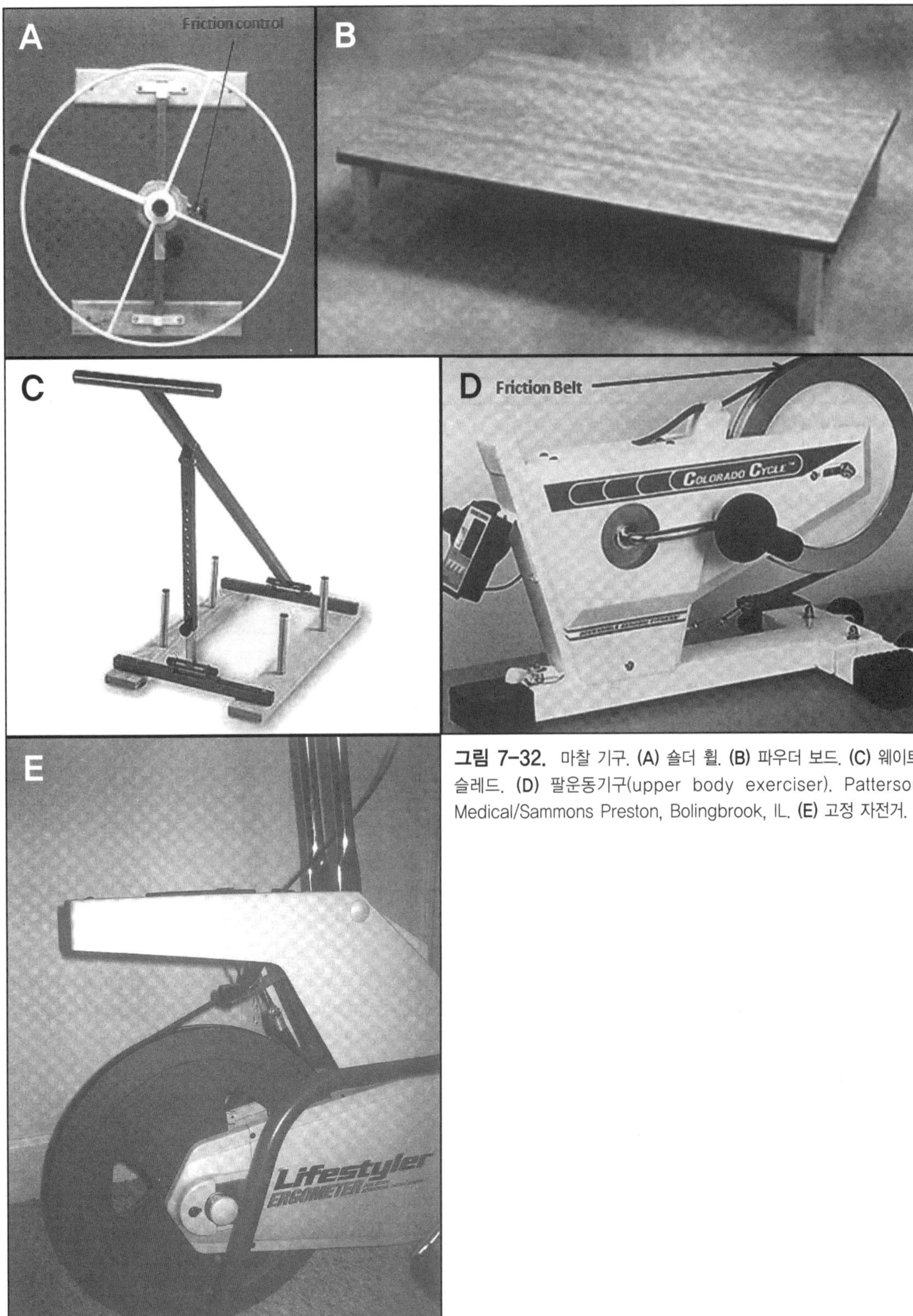

그림 7-32. 마찰 기구. **(A)** 숄더 휠. **(B)** 파우더 보드. **(C)** 웨이트 슬레드. **(D)** 팔운동기구(upper body exerciser). Patterson Medical/Sammons Preston, Bolingbrook, IL. **(E)** 고정 자전거.

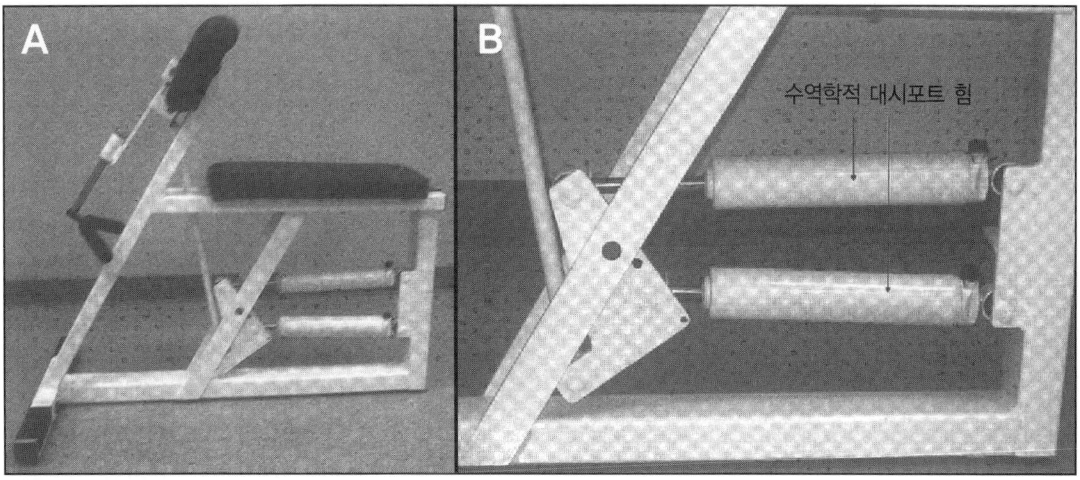

그림 7-33. 수역학적 기구.

(그림 7-32). 작용점은 신체분절과 수직을 이루고, 그 방향은 신체 움직임의 방향과 반대한다. 저항력의 크기는 장비에 대한 정상 힘(N)을 변화시킴으로써 조절된다. 그러나 저항력의 크기는 양적 수치로 정확하게 제공되지 않을 것이다. 마찰장비는 구심성 수축을 이용한다. 만약 마찰력이 크다면, 등척성 수축을 이용할 수도 있지만, 원심성 수축은 이용될 수는 없다. 숄더 휠, 파우더 보드, 웨이트 슬레드, 팔 운동기구 및 고정 자전거들이 마찰장비의 좋은 예들이다(그림 7-32 참조).

몇몇 마찰장비는 저항을 조절하기 위해 '유체마찰'이나 점성의 개념을 이용한다. 수역학적 실린더가 이들 장비의 좋은 예이다(그림 7-33). 그것은 2장에서 설명된 대시포트(dashpot)와 비슷하다. 이 장치는 한 개의 구멍을 가지고 있는 실린더이며, 거기에는 액체가 들어 있다. 수역학적 장비의 막대에 연결된 지렛대는 사용자의 힘을 실린더에 전달시킨다. 클라이언트에게 제공되는 저항은 구멍의 크기, 운동 속도 및 액체의 점성에 좌우된다. 사용자는 구멍 크기를 변화시키는 다이얼로 저항을 조절하거나, 운동 속도를 변화시켜 저항을 조절할 수 있다. 저항력(F)은 $\eta v/A$에 비례한다.

여기에서, η은 점성계수이고, v는 운동 속도이고, A는 구멍의 면적이다. 클라이언트가 빠르게 움직일수록, 더 큰 저항이 발생한다. 수역학적 장비의 많은 브랜드가 이용되고 있다.

가스는 점성을 거의 가지지 않지만, 가스가 압축되면 점성이 올라간다. 가스를 압축하는 공기압 장비는 실린더를 움직여 실린더 내의 공기를 압축할 수 있다. 압력이 증가되면, 피스톤의 움직임이 감소되어, 피스톤을 반대 방향으로 움직이는 힘이 발생하게 된다. 공기압 장비는 저항을 제공하기 위해 구심성, 원심성 및 등척성 수축을 이용할 수 있다. 장비의 Keiser line이 공기압 저항을 제공한다.

근육 저항 (muscular resistance)

적은 근력, 나쁜 협응력 및 관절 불안정을 가진 사람에게 도수저항의 적용이 필요할 수도 있다(그림 7-34). 가장 흔한 도수저항 기법은 고유수용성 신경근촉진법(PNF)이다. 도수저항을 제공하는 사람의 근육이 하중으로 이용된다. 손접촉의 위치는 작용점이다. 작용선은 신체분절과 수직을 이루어야 하고, 저항의 방향은 클라이언트의 움직임 방향과 반대이다. 힘의 크기는 저항을 제공하는 사람에 의해 조절

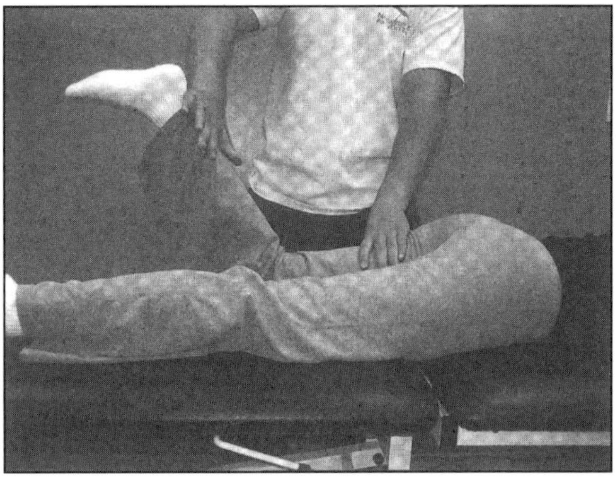

그림 7-34. 도수저항.

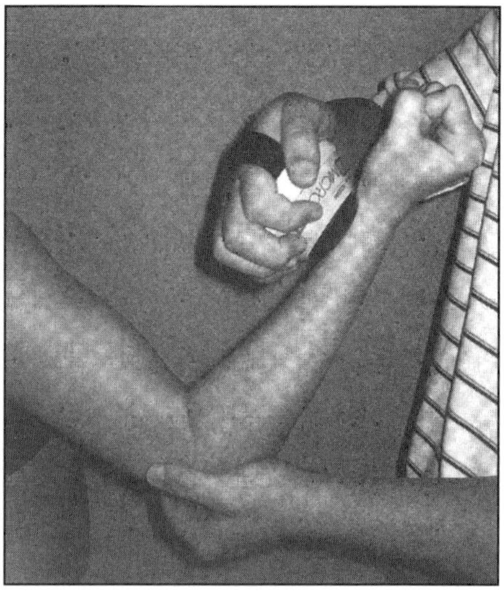

그림 7-35. 역량계를 이용한 저항.

될 수 있다. 대개 저항의 크기는 측정되지 않는다. 그러나 작용점에서의 정확한 힘 크기를 알기 위해 역량계를 이용할 수도 있다(그림 7-35). 수축은 클라이언트의 목적에 따라 구심성, 원심성, 등척성 수축을 모두 이용할 수 있다. 클라이언트는 근수축의 비율과 움직임의 속도와 방향을 조절할 수 있다.

예제 (example)

어깨관절 주위 근육의 근력강화를 위해, 클라이언트는 누운 자세에서 팔을 90° 로 굽힘하고 그대로 유지한다(그림 7-36). 이 자세는 중력 모멘트의 효과를 감소시킨다. 치료사는 저항 방향을 선택한 후, 먼쪽 아래팔에 도수저항을 적용한다. 이때 힘의 크기는 측정되지 않는다.

가동범위는 치료사의 선택에 의해 제한될 수 있고, 치료사는 다른 손으로 관절을 고정한다. 도수저항의 가변성은 매우 많다. 작용점, 작용선, 방향, 저항력의 크기 등이 치료사에 의해 변할 수 있다. 중력이 클라이언트의 근력에 도움이 되거나 아니면 저항이 되도록, 신체의 자세를 바꿀 수 있다. 치료사는 클라이언트의 수축반응에 따라 자세를 선택할 수 있다.

관성 저항 (inertial resistance)

관성은 어느 곳에서나 존재한다. 고정된 물체를 움직이려 할 때나, 움직이는 물체를 멈추려 할 때는 힘이 필요하다(뉴톤의 1법칙). 관성으로부터의 저항은 질량을 가진 물체로부터 일어난다. 작용점은 활차 시스템이나 지렛대 시스템, 물체나 신체의 직접적인 접촉에 의해 발생한다. 작용선은 신체 부착방법에 따라 다양하지만, 방향은 항상 신체 움직임의 반대방향이다. 저항력의 크기는 물체의 질량과 가속도 ($F = ma$ 그리고 $T = I\alpha$)에 의해 좌우된다. 구심성 수축과 원심성 수축이 관성과 관련된다. 그리고 등척성 수축은 물체가 움직이지 않을 때 작용하지만, 이런 경우는 접촉력이 저항으로 작용한다. 운동속도(mv, $I\omega$)는 신체가 움직일 수 있을 만큼의 느린 속도에서부터 빠른 속도까지 다양하다. 힘발생 비율(Ft, Tt)은 최소로 발생하거나 폭발적으로 발생한다. 대개 관성 저항은 빠른 수축 변화(Ft, Tt, 그리고

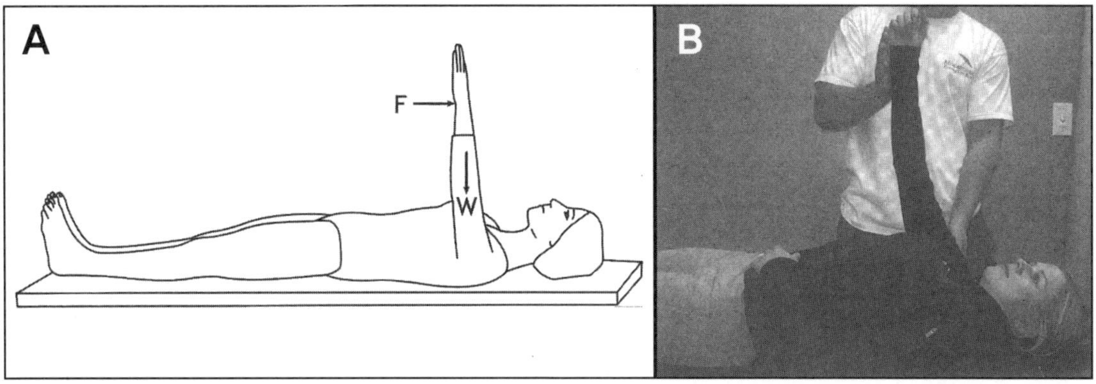

그림 7-36. 팔의 도수저항.

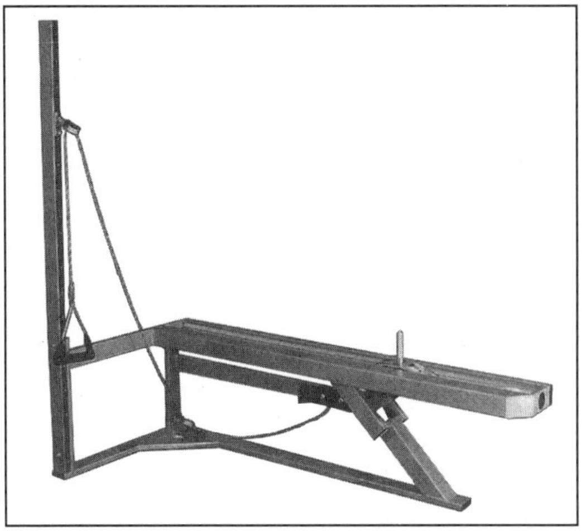

그림 7-37. Impulse inertial exercise trainer의 관성 저항. (승인 : Impulse Training Systems, Newnan, GA)

$P = \frac{W}{t}$)와 운동학습의 훈련에 이용된다. 관성운동기구의 예로는 Impulse Inertial Device와 leg weights 등이 있다(그림 7-37).

탄성 저항 (elastic resistance)

탄성 밴드, 줄, 금속 스프링 및 탄성 막대 등은 근력강화운동에서 저항을 제공한다. 물질의 스트레인이 증가하면, 저항력이 증가한다($F = -kl$). 물질이 신체나 손잡이에 부착되는 지점이 작용점이다. 작용선은 물질의 선이나 활차줄에 부착된 선을 따라 발생한다. 신체가 가동범위로 움직일 때, 활차줄이 신체와의 각도를 변화시킬 것이다. 힘의 크기는 물질의 강성과 스트레인의 정도에 좌우된다. 밴드의 늘어남이나 막대의 굽힘이 크면 클수록, 저항이 커질 것이다. 하중은 구심성이나 원심성으로 큰 범위로 움직일 수 있고, 혹은 한 위치에서 등척성으로 유지될 수도 있다. 운동속도는 느린 것에서부터 빠른 것으로 다양하며, 힘발생의 비율은 최소로 발생하거나 폭발적으로 발생할 수 있다.

예제 (example)

넙다리네갈래근을 근력강화할 때, 탄성 밴드를 이용할 수 있다(그림 7-38). 사람이 의자에 앉아서, 탄성 밴드를 발목에 90°로 부착한다. 밴드의 작용선이 다리에 수직할 때, 최대의 회전 힘성분이 발생

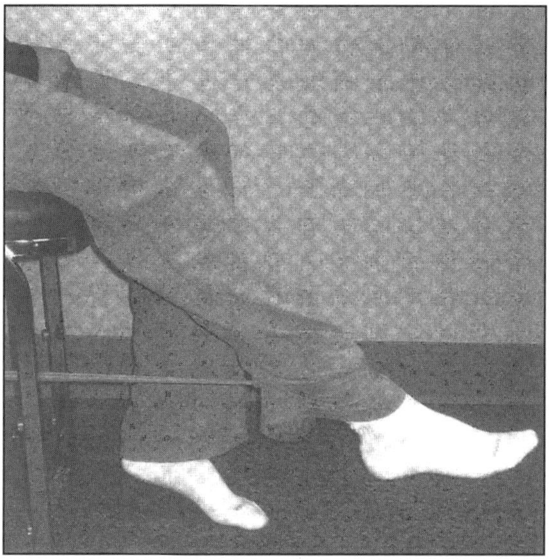

그림 7-38. 넙다리네갈래근에 적용되는 탄성 저항.

한다. 종종 이 운동은 무릎이 90° 굽힘에서 폄하고, 다시 90°로 굽힘하는 방법으로 이루어진다. 다리가 가동범위로 움직일 때 작용선이 변하고, 다리와 밴드 사이의 각도에 의해 회전 힘성분이 감소한다. 종아리와 발의 복합 분절과 탄성 밴드는 넙다리네갈래근에 하중을 제공한다. 다리를 폄할 때는 넙다리네갈래근이 구심성 수축하고, 다시 원래 위치로 다리가 되돌아올 때는 원심성 수축을 한다. 90° 무릎 굽힘 자세에서 폄 자세로 움직일 때, 밴드의 길이가 길어지고, 저항력이 증가한다. 그러나 회전 힘성분은 감소된다. 발과 종아리의 중력은 무릎을 폄할 때 저항을 증가시킨다. 하중의 크기는 밴드의 길이, 밴드와 다리의 각도, 그리고 다리와 지면의 각도에 의해 영향을 받는다. 다른 강성(다른 색깔)을 가진 밴드를 이용함으로써, 외적 하중에 변화를 줄 수 있다. 운동은 등척성 수축 없이 구심성 수축과 원심성 수축으로 이루어질 수 있고, 또 특정 각도에서 등척성 수축으로도 이루어질 수 있다. 운동은 가능한 빠르게 반복함으로써 운동 속도를 강조하거나, 몇 초간 등척성 운동을 하기도 한다. 구심성 수축은 폭발적으로 일어나거나, 매우 느린 속도로 시작한다.

부력 (buoyancy)

약한 근력을 가진 사람들을 위해 몇몇 운동들이 수중(pool)에서 수행된다(그림 7-39). 물의 부력은 신체의 질량중심(작용점)에 수직 윗방향으로 작용한다. 부력(B)의 크기는 신체에 의해 변위된 물의 무게와 동일하다. 수중에서 쭈그려 앉기를 할 때, 발에 대한 하중은 클라이언트의 체중(W)에서 변위된 물의 무게를 뺀 것과 같다. 즉, F = W − B(그림 1-30. 참조). 신체에 대한 부력은 클라이언트에 의해 변위된 물의 양에 좌우됨을 명심해야 한다. 물이 허리 높이까지 이르는 물 높이에서 클라이언트가 스쿼트를 할 때, 발에 대한 하중은 감소될 것이다. 넙다리네갈래근에 대한 저항 모멘트는 바벨을 들고 스쿼트 할 때와 비슷한 패턴을 갖는다. 그러나, 그 패턴은 물의 부력 효과에 의해 수정될 수 있다. 부력은 클라이언트가 스쿼트를 수행할 때 체중의 힘성분을 감소시킨다. 물 속에서의 스쿼트의 크기는 바벨을 들고 스쿼트하는 것보다 더 작을 것이다.

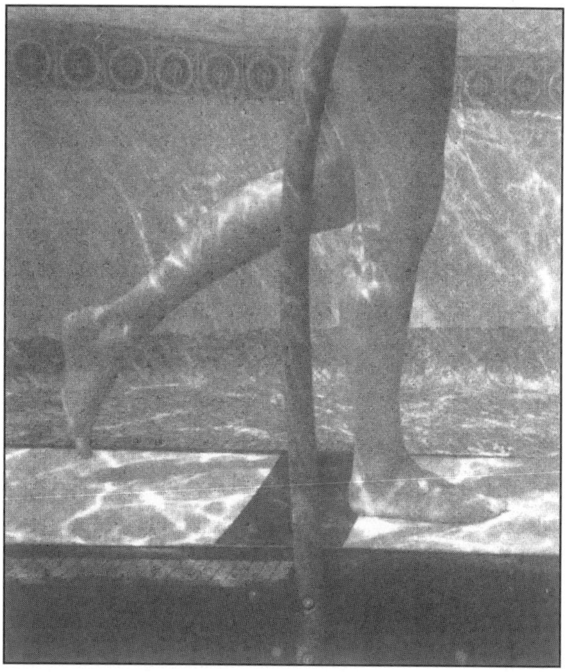

그림 7-39. 부력저항. (© Ferno Aquatic Therapy, Wilmington, OH.)

전자기력 저항(맴돌이전류) (electromagnetic resistance (eddy currents))

전자기력 저항은 엘립티컬 기구와 고정 자전거와 같은 장비에 이용된다. 근력강화훈련에 대한 그들의 효과는 대개 심혈관 지구력과 근지구력의 효과에 의해 이차적으로 발생한다. 이들 장비과 관련된 생체역학적 요소가 매우 많기 때문에, 본 교재는 이들을 다루지 않을 것이다.

동작분석 (Motion Analysis)

동작분석과 보행 실험은 인체 운동을 객관적으로 분석하기 위해 수행되어 왔다. 동작분석 기법에 의한 객관적 측정은 클라이언트의 진전이나 운동선수의 향상을 결정하는데 중요한 역할을 한다. 동작분석은 관절계측 데이터, 운동형상학 및 운동역학의 데이터를 측정한다. 생체역학적 분석은 분절 질량, 분절 길이, 분절 질량중심, 관성 모멘트, 회전중심, 근육의 작용점과 근육의 작용선 등과 같은 관절계측 데이터를 사용한다(부록 참조). 운동형상학적 데이터에는 측정된 선형 변위와 각변위, 운동 기간, 속도 및 가속도 등이 포함된다. 어떤 경우는, 가속도계를 이용해 직접 가속도를 측정하기도 한다. 운동역학적 데이터는 힘판에 의해 직접 측정된 데이터를 포함하는데, 이것은 근육 활성 패턴(근전도)을 의미한다.

시각적 관찰은 매우 주관적인 측정이지만, 좋은 측정도구의 기준을 충족하는 몇몇 도구들이 있으며, 이들은 데이터의 정확성을 향상시킨다(표 7-1 참조). 컴퓨터 속도 및 메모리 저장 능력의 향상과 소프트웨어의 발달로 인해 동작분석은 데이터 수집, 계산, 분석 및 레포팅 등을 보다 효율적으로 만든다. 기술의 발달을 통해 여러 데이터 수집 장비들을 동기화시킬 수도 있다. 객관적 데이터의 수집 방법은 스톱워치와 풋 메이킹을 이용하는 것에서부터, 비디오, 힘판 및 EMG 분석을 정교하게 동기화시키는 방법에 이르기 까지 다양하다. 그러나 모든 방법은 본 교재에서 설명하고 있는 생체역학적 개념을 사용한다.

로코모션과 보행 (Locomotion and Gait)

로코모션은 앞쪽 단원들의 개념들을 모두 합쳐 놓은 것이다. 본 책은 로코모션과 보행의 묘사와 분석을 기술해 왔다. 로코모션은 한 지점에서 다른 지점으로의 이동을 의미하고, 임상이나 체육분야에서 평가된다. 로코모션에는 걷기, 달리기, 계단보행, 배밀이, 뜀뛰기, 휠체어 구르기, 자전거 타기 등이 포함된다. 보행(gait)은 일반적으로 걷기(walking)의 형태로 정의되지만, 달리기와 계단 보행도 여기에 포함된다.

보행 동안, 한 지점에서 다른 지점으로의 신체 이동은 팔다리의 회전운동 때문에 일어난다. 보행에 관련되는 힘은 중력, 관성, 근육 및 접촉력 등이다. 이들 힘은 전신이나 개별 신체분절의 변위, 속도 및 가속도에 영향을 미친다.

중력은 개별 신체분절은 물론 신체 전체에 영향을 미친다. 중력의 작용점은 전신의 질량중심(무게중심)이나 개별 분절의 질량중심이다. 작용선은 전신이나 개별 신체분절에 대해 수직 아랫방향으로 향한다. 이때 힘의 크기는 전신의 무게나 각 신체분절의 무게이다.

관성은 개별 분절의 움직임 변화나 전신의 움직임 변화에 저항한다. 관성 모멘트는 신체분절이 축을 중심으로 앞쪽과 뒤쪽으로 회전할 때 발생한다.

중력과 관성의 상호작용에 의해 발생하는 움직임은 근육의 힘에 의해 조절된다. 근육은 관절 모멘트를 일으키기 위해 신체분절에 힘을 제공한다. 근육의 힘은 각 신체분절을 효율적으로 가속하거나 감속하는 모든 근육들로부터 발생한다.

모든 형태의 보행은 지면, 실내 바닥, 계단 등과 같은 지지면과 접촉을 하는데, 이런 접촉은 대개 지면반발력(GRF)으로 알려진 반응력을 발생시킨다. GRF 작용점은 압력중심이다. GRF는 정상 힘성분(수직)과 탄젠트 힘성분으로 분해될 수 있다. 이들 힘성분의 크기는 발이 지면에 접촉할 때 중력과 관성이 결합한 작용선의 각도에 좌우되고, 이때의 힘은 발이 지면에 접촉할 때, 모든 신체분절에 작용하는 중력과 관성이 결합된 것이다. 탄젠트 힘성분이 크면, 마찰력이 더욱 중요해진다. 마찰의 중요성은 사람이 얼음 위를 걷거나 빠른 달리기를 시작할 때 뚜렷해진다. 접촉력은 각 관절 내 특히, 체중부하 관절에서도 일어난다. 이들 관절반응력은 지면반발력과 근육의 힘에 반응하고, 관성과 중력에는 적게 반응한다.

전신의 시간적 변위와 선형 변위는 스톱워치, 초크 및 줄자와 같은 간단한 방법에 의해 결정될 수 있다. 고려되는 변수들로는, 보폭시간, 보폭길이, 보폭넓이, 발각도, 온걸음시간(stride time), 온걸음길이, 분당보폭수, 보행속도 및 달리기속도 등이 있다. 이런 예들로는, 1분 동안 걷기나 10초 동안 달리기 등이 있다.

전자측각기나 비디오와 같은 세련된 장비를 이용해 보행 동안의 신체분절의 선형 변위와 각변위를 측정할 수 있다. 측정되는 변위 변수들로는 질량중심의 선형 운동과 관절의 각운동이 있다. 특정 시간으로 결정되는 움직임들로는 속도와 가속도가 있다. 이들 데이터로부터, 순수 근육 모멘트를 결정하기 위해 역동역학적 접근법을 이용할 수 있다. 선형 운동과 각운동의 방정식은 각 신체분절에 적용될 수 있다.

보행 동안, 일(W)은 전신의 질량중심을 들어올리기 위해 수행된다. 질량중심이 올라갈 때, 위치에너지가 증가하고, 운동에너지가 감소한다. 매우 간단하게 질량중심의 이동궤적을 알아내는 방법이 있는데,

그것은 엉치뼈(S2) 보다 약간 앞쪽에 위치한 지점(양쪽 엉덩관절의 중간 지점)의 움직임을 관찰하는 것이다. 질량중심의 순간 위치 경로는 앞의 지점(S2의 앞쪽 지점)의 궤적과는 약간 다르다. 몸을 움직일 때마다 팔다리의 위치가 변화하는데, 이런 변화는 질량중심의 진짜 위치에 영향을 준다. 예를 들어, 팔다리의 굽힘은 질량중심을 올라가게 만든다. 에너지 교환은 각 신체분절 사이에서 일어난다. 그러므로 정확한 에너지 결정요소는 신체분절의 에너지 교환을 포함해야 한다.

활동 (Activities)

1. 안정성과 균형을 정의한다.
2. 물체의 안정성에 영향을 주는 특성들을 목록하고, 각 물체와 관련된 모멘트의 원리가 어떻게 되는지를 설명한다.
3. 사람들이 풋볼이나 레슬링과 같은 활동이나 임신 후반기에서 자신의 안정성을 향상시키기 위해 그들의 자세를 어떻게 조절하는지를 설명한다.
4. 일반 휠체어, 절단자용 휠체어 및 농구 휠체어들의 차이점을 서술하고 설명한다.
5. 사람이 벽에 등을 기대고 양쪽 발꿈치를 붙이고 서 있는 자세에서, 발 앞의 지면 바닥에 떨어져 있는 10 달러 지폐를 줍기 위해 몸을 어떻게 굽힘하는지를 분석해 본다. 그리고 발을 움직이지 않고 원래 위치로 되돌아오는 동작을 분석한다.
6. 물체를 들어올리거나 운반할 때, 그 물체의 질량중심을 여러분의 질량중심 쪽으로 이동시켜야 하는 이유를 설명한다.
7. 개별 사람의 질량중심 위치를 결정하기 위해 모멘트의 원리를 어떻게 이용할 수 있는지를 설명한다.
8. 팔다리의 무게를 결정하기 위해 모멘트의 원리를 어떻게 이용할 수 있는지를 설명한다.
9. 사람이 스윙 쓰루 목발보행을 할 때, 안정성에 영향을 주는 특성들의 변화를 서술한다.
10. 선택된 자세의 측면 그림(예, 앉은 자세에서 발가락 닿기하기)을 얻는다. 이 그림을 통해, 질량중심의 위치를 결정한다.
11. 신체의 자세에 관계없이 신체의 질량중심은 항상 신체 내에 있는가?
12. 좋은 검사의 특성을 나열하고, 각각의 예를 제시한다.
13. 좋은 측정도구의 기준에 기초하여, 근력을 평가하는 하나의 방법으로써 도수근력검사의 사용에 대해 토론한다.
14. 여러 가지 운동기구의 운동 효과를 비교한다.
15. 중력, 접촉력, 마찰력, 근육, 관성, 탄성, 부력 및 전자기력 등을 이용하는 장비들을 목록하고 평가한다.
16. 정상 보행과 비정상 보행에 관련된 역학적 요소들을 분석한다.

추 천 문 헌

Alcid JG, Ahmad CS, Lee TQ. Elbow anatomy and structural biomechanics. *Clin Sports Med.* 2004;23:503-517, vii.

Alkner BA, Tesch PA, Berg HE. Quadriceps EMG/force relationship in knee extension and leg press. *Med Sci Sports Exerc.* 2000;32:459-463.

Arampatzis A, De Monte G, Morey-Klapsing G. Effect of contraction form and contraction velocity on the differences between resultant and measured ankle joint moments. *J Biomech.* 2007;40:1622-1628.

Arjmand N, Shirazi-Adl A. Model and in vivo studies on human trunk load partitioning and stability in isometric forward flexions. *J Biomech.* 2006;39:510-521.

Arjmand N, Shirazi-Adl A. Role of intra-abdominal pressure in the unloading and stabilization of the human spine during static lifting tasks. *Eur Spine J.* 2006;15:1265-1275.

Banta JV. The evolution of gait analysis: a treatment decision-making tool. *Conn Med.* 2001;65:323-331.

Baudouin A, Hawkins D. A biomechanical review of factors affecting rowing performance. *Br J Sports Med.* 2002;36:396-402; discussion 402.

Bryce CD, Armstrong AD. Anatomy and biomechanics of the elbow. *Orthop Clin North Am.* 2008;39:141-154, v.

Budgeon MK, Latash ML, Zatsiorsky VM. Digit force adjustments during finger addition/removal in multi-digit prehension. *Exp Brain Res.* 2008;189:345-359.

Chambers HG, Sutherland DH. A practical guide to gait analysis. *J Am Acad Orthop Surg.* 2002;10:222-231.

Croce RV, Miller JP. Angle- and velocity-specific alterations in torque and semg activity of the quadriceps and hamstrings during isokinetic extension-flexion movements. *Electromyogr Clin Neurophysiol.* 2006;46:83-100.

Damavandi M, Barbier F, Leboucher J, Farahpour N, Allard P. Effect of the calculation methods on body moment of inertia estimations in individuals of different morphology. *Med Eng Phys.* 2009;31:880-886.

DesJardins JD, Walker PS, Haider H, Perry J. The use of a force-controlled dynamic knee simulator to quantify the mechanical performance of total knee replacement designs during functional activity. *J Biomech.* 2000;33:1231-1242.

Doheny EP, Lowery MM, Fitzpatrick DP, O'Malley MJ. Effect of elbow joint angle on force-EMG relationships in human elbow flexor and extensor muscles. *J Electromyogr Kinesiol.* 2008;18:760-770.

Doheny EP, Lowery MM, O'Malley MJ, Fitzpatrick DP. The effect of elbow joint centre displacement on force generation and neural excitation. *Med Biol Eng Comput.* 2009;47:589-598.

Durkin JL, Dowling JJ. Analysis of body segment parameter differences between four human populations and the estimation errors of four popular mathematical models. *J Biomech Eng.* 2003;125:515-522.

Durkin JL, Dowling JJ. Body segment parameter estimation of the human lower leg using an elliptical model with validation from DEXA. *Ann Biomed Eng.* 2006;34:1483-1493.

Erdemir A, Sirimamilla PA, Halloran JP, van den Bogert AJ. An elaborate data set characterizing the mechanical response of the foot. *J Biomech Eng.* 2009;131:094502.

Escamilla RF, Fleisig GS, Zheng N, et al. Effects of technique variations on knee biomechanics during the squat and leg press. *Med Sci Sports Exerc.* 2001;33:1552-1566.

Ferris DP, Gordon KE, Sawicki GS, Peethambaran A. An improved powered ankle-foot orthosis using proportional myoelectric control. *Gait Posture.* 2006;23:425-428.

Fleisig GS, Barrentine SW, Escamilla RF, Andrews JR. Biomechanics of overhand throwing with implications for injuries. *Sports Med.* 1996;21:421-437.

Gage WH, Winter DA, Frank JS, Adkin AL. Kinematic and kinetic validity of the inverted pendulum model in quiet standing. *Gait Posture.* 2004;19:124-132.

Gordon AM, Huxley AF, Julian FJ. The variation in isometric tension with sarcomere length in vertebrate muscle fibres. *J Physiol.* 1966;184:170-192.

Gordon KE, Sawicki GS, Ferris DP. Mechanical performance of artificial pneumatic muscles to power an ankle-foot orthosis. *J Biomech.* 2006;39:1832-1841.

Granata KR, Bennett BC. Low-back biomechanics and static stability during isometric pushing. *Hum Factors.* 2005;47:536-549.

Hansen EA, Lee HD, Barrett K, Herzog W. The shape of the force-elbow angle relationship for maximal voluntary contractions and sub-maximal electrically induced contractions in human elbow flexors. *J Biomech.* 2003;36:1713-1718.

Hodgins D. The importance of measuring human gait. *Med Device Technol.* 2008;19:42, 44-47.

Hooper DM, Hill H, Drechsler WI, Morrissey MC. Range of motion specificity resulting from closed and open kinetic chain resistance training after anterior cruciate ligament reconstruction. *J Strength Cond Res.* 2002;16:409-415.

Hooper DM, Morrissey MC, Drechsler W, Morrissey D, King J. Open and closed kinetic chain exercises in the early period after anterior cruciate ligament reconstruction. Improvements in level walking, stair ascent, and stair descent. *Am J Sports Med.* 2001;29:167-174.

Hsue BJ, Su FC. Gait and kinematics of the trunk and lower extremities in stair ascent using quadricane in healthy subjects. *Gait Posture.* 2009;29:146-150.

Jonkers I, Sauwen N, Lenaerts G, Mulier M, Van der Perre G, Jaecques S. Relation between subject-specific hip joint loading, stress distribution in the proximal femur and bone mineral density changes after total hip replacement. *J Biomech.* 2008;41:3405-3413.

Kawakami Y, Fukunaga T. New insights into in vivo human skeletal muscle function. *Exerc Sport Sci Rev.* 2006;34:16-21.

Kitaoka HB, Crevoisier XM, Hansen D, Katajarvi B, Harbst K, Kaufman KR. Foot and ankle kinematics and ground reaction forces during ambulation. *Foot Ankle Int.* 2006;27:808-813.

Koolstra JH, van Eijden TM. Biomechanical analysis of jaw-closing movements. *J Dent Res.* 1995;74:1564-1570.

Kuechle DK, Newman SR, Itoi E, Niebur GL, Morrey BF, An KN. The relevance of the moment arm of shoulder muscles with respect to axial rotation of the glenohumeral joint in four positions. *Clin Biomech (Bristol, Avon).* 2000;15:322-329.

Lamontagne M, Beaulieu ML, Varin D, Beaule PE. Gait and motion analysis of the lower extremity after total hip arthroplasty: what the orthopedic surgeon should know. *Orthop Clin North Am.* 2009;40:397-405.

Latash ML, Gelfand IM, Li ZM, Zatsiorsky VM. Changes in the force-sharing pattern induced by modifications of visual feedback during force production by a set of fingers. *Exp Brain Res.* 1998;123:255-262.

Lunnen JD, Yack J, LeVeau BF. Relationship between muscle length, muscle activity, and torque of the hamstring muscles. *Phys Ther.* 1981;61:190-195.

Madigan ML, Davidson BS, Nussbaum MA. Postural sway and joint kinematics during quiet standing are affected by lumbar extensor fatigue. *Hum Mov Sci.* 2006;25:788-799.

Martinez-Villalpando EC, Herr H. Agonist-antagonist active knee prosthesis: a preliminary study in level-ground walking. *J Rehabil Res Dev.* 2009;46:361-373.

Mavroidis C, Nikitczuk J, Weinberg B, et al. Smart portable rehabilitation devices. *J Neuroeng Rehabil.* 2005;2:18.

Mesfar W, Shirazi-Adl A. Biomechanics of the knee joint in flexion under various quadriceps forces. *Knee.* 2005;12:424-434.

Nozaki D. Torque interaction among adjacent joints due to the action of biarticular muscles. *Med Sci Sports Exerc.* 2009;41:205-209.

Nozaki D, Nakazawa K, Akai M. Muscle activity determined by cosine tuning with a nontrivial preferred direction during isometric force exertion by lower limb. *J Neurophysiol.* 2005;93:2614-2624.

Ochs RM, Smith JL, Edgerton VR. Fatigue characteristics of human gastrocnemius and soleus muscles. *Electromyogr Clin Neurophysiol.* 1977;17:297-306.

Otis JC, Jiang CC, Wickiewicz TL, Peterson MG, Warren RF, Santner TJ. Changes in the moment arms of the rotator cuff and deltoid muscles with abduction and rotation. *J Bone Joint Surg Am.* 1994;76:667-676.

Ounpuu S. The biomechanics of walking and running. *Clin Sports Med.* 1994;13:843-863.

Peck CC, Hannam AG. Human jaw and muscle modelling. *Arch Oral Biol.* 2007;52:300-304.

Perry J, Burnfield JM. *Gait Analysis: Normal and Pathological Function.* 2nd ed. Thorofare, NJ: SLACK Incorporated; 2010.

Rassier DE, Herzog W. Force enhancement following an active stretch in skeletal muscle. *J Electromyogr Kinesiol.* 2002;12:471-477.

Rassier DE, MacIntosh BR, Herzog W. Length dependence of active force production in skeletal muscle. *J Appl Physiol.* 1999;86:1445-1457.

Riemer R, Hsiao-Wecksler ET. Improving net joint torque calculations through a two-step optimization method for estimating body segment parameters. *J Biomech Eng.* 2009;131:011007.

Schweizer A, Moor BK, Nagy L, Snedecker JG. Static and dynamic human flexor tendon-pulley interaction. *J Biomech.* 2009;42:1856-1861.

Senter C, Hame SL. Biomechanical analysis of tibial torque and knee flexion angle: implications for understanding knee injury. *Sports Med.* 2006;36:635-641.

Shelburne KB, Pandy MG, Torry MR. Comparison of shear forces and ligament loading in the healthy and ACL-deficient knee during gait. *J Biomech.* 2004;37:313-319.

Shelburne KB, Torry MR, Pandy MG. Contributions of muscles, ligaments, and the ground-reaction force to tibiofemoral joint loading during normal gait. *J Orthop Res.* 2006;24:1983-1990.

Shelburne KB, Torry MR, Pandy MG. Muscle, ligament, and joint-contact forces at the knee during walking. *Med Sci Sports Exerc.* 2005;37:1948-1956.

Shields RK, Madhavan S, Gregg E, et al. Neuromuscular control of the knee during a resisted single-limb squat exercise. *Am J Sports Med.* 2005;33:1520-1526.

Shimokochi Y, Shultz SJ. Mechanisms of noncontact anterior cruciate ligament injury. *J Athl Train.* 2008;43:396-408.

Smidt GL, Rogers MW. Factors contributing to the regulation and clinical assessment of muscular strength. *Phys Ther.* 1982;62:1283-1290.

Smith PA, Hassani S, Reiners K, Vogel LC, Harris GF. Gait analysis in children and adolescents with spinal cord injuries. *J Spinal Cord Med.* 2004;27 Suppl 1:S44-S49.

Tesch P, Karlsson J. Isometric strength performance and muscle fibre type distribution in man. *Acta Physiol Scand.* 1978;103:47-51.

Tsaopoulos DE, Baltzopoulos V, Richards PJ, Maganaris CN. In vivo changes in the human patellar tendon moment arm length with different modes and intensities of muscle contraction. *J Biomech.* 2007;40:3325-3332.

Wendlova J. Biomechanical conditions for maintaining body balance in kinesitherapy of osteoporotic patients. *Bratisl Lek Listy.* 2008;109:441-444.

Willardson JM. Core stability training: applications to sports conditioning programs. *J Strength Cond Res.* 2007;21:979-985.

Willardson JM, Fontana FE, Bressel E. Effect of surface stability on core muscle activity for dynamic resistance exercises. *Int J Sports Physiol Perform.* 2009;4:97-109.

Yu B, Garrett WE. Mechanisms of non-contact ACL injuries. *Br J Sports Med.* 2007;41 Suppl 1:i47-i51.

부록 (Appendix)

단위체계 (System of Units)

여러 분야들은 동일한 단위 체계를 사용하지 않는다. 비록 국제단위체계(SI)가 폭넓게 수용되고 있지만, 미국의 임상가들은 아직도 이들 단위 체계를 받아들이지 않고 있다. 임상이나 체육 분야에서는 하중의 단위를 파운드로 사용하고 있고, 또 길이와 거리를 피트와 인치로 사용하고 있다. 임상가와 초보 연구자들이 주로 영국식 단위를 사용하고 있기 때문에, 본 교재도 영국식 단위 체계를 사용하고 있다. 학생들은 영국식 단위체계 뿐만 아니라 국제단위체계를 알아야 하기 때문에, 그리고 연구자들과 출판계도 국제단위체계를 사용하고 있기 때문에, 표 A-1에 단위 전환표를 제시하고 있다.

신체분절의 특성 (Body Segment Characteristics)

체중, 질량중심 및 관성 모멘트에 대한 신체분절 특성에 대한 추정치는 생체역학의 자세와 운동을 분석하는 분야에 있어서 인체에 작용하는 힘과 모멘트를 계산할 때 필수적이다. 이들 값들을 얻는 방법은 시간과 재정, 그리고 정확성에 좌우된다. 학생이나 임상가들이 힘과 모멘트를 빠르게 계산할 수 있도록, Dempster,[1] Drills과 Contini,[2] Clauser 등,[3] 그리고 Chandler 등으로부터[4] 얻어낸 결과들을 본 교재에 제시했다. 그러나 이들 수치들은 실제 값의 추정치만 제공할 뿐, 개인의 실제 값을 제공하지 못한다. 그들은 다른 여러 집단에 대해 이들 값의 응용성을 고려하지 않았다. 표 A-2와 표 A-3은 힘, 모멘트 및 질량 모멘트를 계산하는데 필요한 무게와 길이의 추정치를 제공한다. 회전반경은 질량중심을 축으로 회전하는 질량모멘트를 계산하는데 꼭 필요하다. 그러나 인체의 경우, 신체분절들은 대개 질량중심을 축으로 회전하지 않는다. 그러므로 분절의 몸쪽 끝이나 먼쪽 끝으로 회전반경을 알아내기 위해서는 평행축 이론이 적용되어야 한다. Dempster의 관성 모멘트 데이터를 이용하여, Plagenhoef가 신체분절의 긴축에 수직되는 축을 중심으로 하여 분절의 회전반경을 계산했다.[5] 축을 중심으로 발생하는 질량 관성모멘트(I)는 방정식 $I = I_0 + mr^2$으로 계산될 수 있다. 여기에서, I_0 는 질량중심을 회전하는 질량 관성모멘트이고, m은 분절의 질량이고, r은 관절과 질량중심사이의 거리이다. $m = \frac{F}{a}$ 이기 때문에, 분절의 질량은 slugs = lb/ft/sec^{2}가 될 것이다. 그러므로 분절무게로부터 질량을 알아내는 방정식은, 질량 = 분절무게/32.174 ft/sec^2 이다. 여기에서, 32.174 ft/sec^{2}은 중력가속도이다. 회전반경의 수치는 표 A-3에 제시되어 있다.

표 A-4는 Dempster의 조정 수치에 근거하여 150 lb의 남성에 대한 평균의 % 체중, 체중 및 질량을 제시한다. 표 A-5는 영국식 단위체계로 전환된 주요 관성 모멘트의 수치를 제공한다.

특정 개인의 신체분절의 특성을 알아내는 데는 많은 시간이 소요되고 큰 비용이 들 것이다. 어떤 연구자들은 그 개인의 신체 분절을 측정한 후, 선형 회귀법과 비선형 회귀법을 이용해 왔고, 또 분절 수치를 계산하기 위해 수학적 방법을 이용해 왔다. 다른 연구자들은 이들 수치를 계산하기 위해 정확한 힘판을 이용한 널빤지 및 저울 방법(board and scale method)을 발달시켰다. 그리고 몇몇 연구자들만이 CT, MRI, 감마선 스캔 및 DEXA 등과 같은 비침습적인 방법을 이용했다. 연구자들은 이들 기법 중 하나를 선택하여 계산을 정확할 수 있다.

표 A-1

국제단위체계(SI)와 영국식 단위체계(BGS)의 전환

항목	*SI에서 BGS로 전환*	*BGS에서 SI 전환*
길이	1 centimeter (cm) = 0.3937 inches (in) 1 meter (m) = 39.37 in 1 m = 3.281 feet (ft) 1 kilometer (km) = 0.621 mile (mi)	1 in = 2.54 cm 1 ft = 30.48 cm 1 ft = 0.3048 m 1 mi = 1.609 km
면적	1 cm^2 = 0.155 in^2 1 m^2 = 10.763 ft^2	1 in^2 = 6.452 cm^2 1 ft^2 = 0.0929 m^2
속도	1 m/sec = 3.281 ft/sec 1 m/sec = 2.237 mi/hr	1 ft/sec = 0.3048 m/sec 1 mi/hr = 0.447 m/sec
가속도	1 m/sec^2 = 3.281 ft/sec^2	1 ft/sec^2 = 0.3048 m/sec^2
질량	1 kilogram (kg) = 0.0683 slug	1 slug = 14.59 kg
힘	1 Newton (N) = 0.2248 pound (lb)	1 lb = 4.448 N
토크	1 N • m = 0.7373 slug ft • lb	1 ft-lb = 1.3558 N • m 1 kg_f = 9.8 N
관성 모멘트	1 kg • m^2 = 0.7373 slug • ft^2	1 slug • ft^2 = 1.356 K • gm^2
각도	1 radian (rad) = 57.296 degrees	1 degree = 0.0175 radians
압력	1 Pascal (Pa) = I N/m^2 = 0.000147 lb/in^2 (psi)	1 psi = 6894.8 N/m^2 = 6894.8 Pa
일률	1 watt (joules/sec) = 0.737 ft • lb/sec	1 ft • lb/sec = 1.356 watt
일	1 Joule (J) = 0.737 ft • lb	1 ft • lb = 1.356 J

표 A-2

링크 경계선과 중력중심의 위치(백분율)

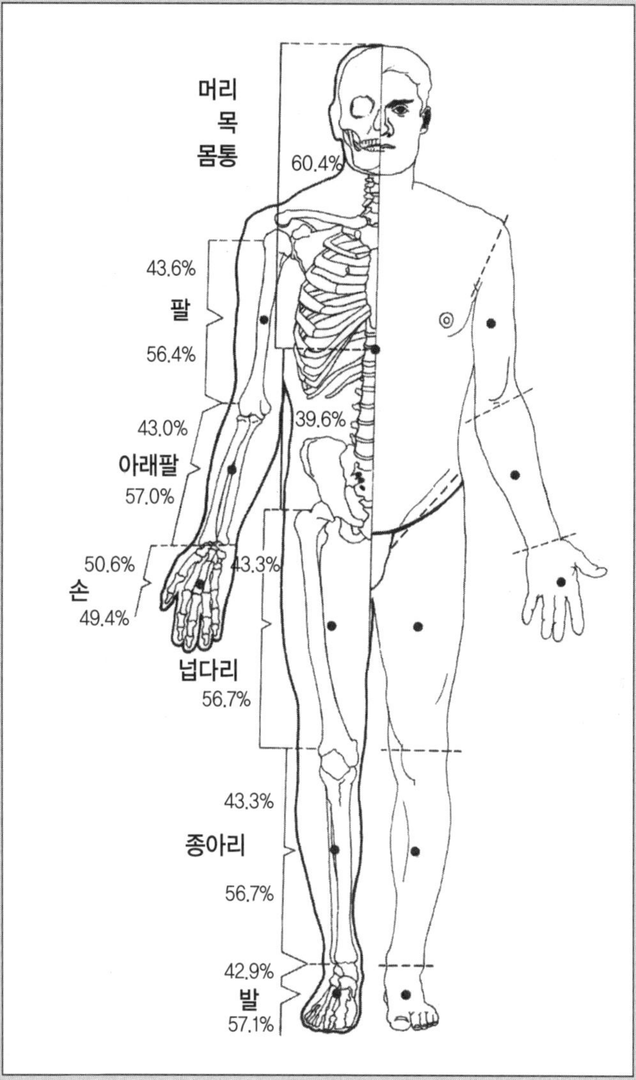

Data from Dempster WT. *Space Requirements of the Seated Operator: Geometrical, Kinematic, and Mechanical Aspects of the Body, With Special Reference to the Limbs.* Dayton, OH: WADC Technical Report 55-159; 1955.

표 A-3

무게, 질량중심 및 회전반경에 대한 분절수치

	(분절무게/체중)×100			(질량중심/몸쪽끝에서의 분절길이) 100			(회전반경/분절길이) 100	
근거자료	*Dempster, 1955**	*Drills과 Contini, 1966*	*Clauser 등, 1969*	*Dempster, 1955**	*Drills과 Contini, 1966*	*Clauser 등, 1969*	*Plagenhoef, 1966 (Dempster 자료)*	
신체분절							**몸쪽**	**먼쪽**
머리	8.1%	머리, 목 및 몸통, 58.04%	7.3%	43.3%		46.6%	머리, 목 및 몸통, 49.7%	머리, 목 및 몸통, 67.5%
몸통	49.7		50.7	몸통 62.7 배/골반 59.9		38.0		
손	0.6	0.6	0.7	50.6	39.2	48.0	58.7	57.7
아래팔	1.6	1.8	1.6	43.0	42.3	39.0	52.6	64.5
아래팔/손	2.2	2.4	2.3	67.7	38.2	62.6	82.7†	56.5
위팔	2.8	3.57	2.6	43.6	44.9	51.3	54.2	64.5
팔 전체	5	5.97	4.9	51.2	43.1	41.3	64.5†	59.6
발	1.4	1.35	1.5	발목으로부터 24.9 발꿈치로부터 43.8	발꿈치로부터 44.5	44.9	69.0	69.0
종아리	4.6	4.2	4.3	43.3	39.3	37.1	52.8	64.3
발/종아리	6.1	5.55	5.8	43.4	45.0	47.5	73.5‡	57.2
넙다리	9.9	9.46	10.3	43.3	41.0	37.2	54.0	65.3
다리 전체	16.1	15.01	16.1	43.4	39.7	38.2	56.0‡	65.0
전체						41.2		

* 조정된 수치
† 자뼈붓돌기
‡ 안쪽복사뼈

표 A-4

150 lb 남성의 평균 %체중, 체중 및 질량*

신체 분절	*% 체중*	*체중(lb)*	*질량(슬러그)*	*체중(N)*	*질량(kg)*
전체	***100***	***150***	***4.6583***	***667.5***	***68.003***
손	0.6	0.9	0.0280	4.005	0.408
아래팔	1.6	2.4	0.0745	10.680	1.088
아래팔/손	2.2	3.3	0.1025	14.685	1.496
위팔	2.8	4.2	0.1304	18.690	1.904
팔 전체	5	7.5	0.2329	33.375	3.400
머리	8.1	12.15	0.3773	54.068	5.508
몸통	49.7	74.55	2.3152	331.748	33.796
넙다리	9.9	14.85	0.4612	66.083	6.732
종아리	4.6	6.9	0.2143	30.705	3.128
발	1.4	2.1	0.0652	9.345	0.952
종아리/발	6.1	9.15	0.2842	40.718	4.148
다리 전체	16.1	24.15	0.7500	107.468	10.948

* 질량 = 분절 무게/32.174 ft/s

Based upon adjusted values from Dempster WT. *Space Requirements of the Seated Operator; Geometrical, kinematic, and Mechanical Aspects of the Body, With Special Reference to the Limbs.* Dayton, OH; WADC Technical Report 55-159; 1955.

표 A-5

주요 관성 모멘트(slug · in^2)

신체분절	I_{cm} × ± s	I_o × ± s
머리와 목	3.12 ± 0.66	15.07 ± 2.85*
몸통	12.66 ± 0.60	41.23 ± 17.95†
배-골반	46.07 ± 33.27	77.18 ± 38.94‡
위팔	1.49 ± 0.48	4.33 ± 1.54
아래팔	0.59 ± 0.10	1.94 ± 0.50
손	0.05 ± 0.02	3.22 ± 0.08
팔 전체	11.04 ± 2.81	36.08 ± 10.98
아래팔/손	2.02 ± 0.54	6.26 ± 1.61
넙다리	11.58 ± 9.18	31.84 ± 12.71
종아리	4.50 ± 1.53	14.93 ± 6.39
발	0.32 ± 0.05	6.86 ± 0.28
다리 전체	73.34 ± 21.18	193.08 ± 62.69
종아리/발	11.44 ± 4.01	35.40 ± 12.14

* 엉덩관절로부터; † T12로부터; ‡ C7으로부터

Data from Dempster WT. *Space Requirements of the Seated Operator: Geometrical, Kinematic, and Mechanical Aspects of the Body, With Special Reference to the Limbs.* Dayton, OH; WADC Technical Report 55-159; 1955.

참 고 문 헌

1. Dempster WT. *Space Requirements of the Seated Operator: Geometrical, Kinematic, and Mechanical Aspects of the Body, With Special Reference to the Limbs.* Dayton, OH: WADC Technical Report 55-159; 1955.
2. Drillis R, Contini R. *Body segment parameters.* DHEW 1166-03. New York University, School of Engineering and Science; 1966.
3. Clauser CE, McConville JT, Young JW. *Weight, volume, and center of mass of segments of the human body.* AMRL-TR-69-70. Dayton, OH: Wright-Patterson Air Force Base; 1969.
4. Chandler RF, Clauser CE, McConville JT, Reynolds HM, Young JW. *Investigation of inertial properties of the human body.* DOT HS-801430. Dayton, OH: Wright-Patterson Air Force Base; 1975.
5. Plagenhoef SC. Methods of obtaining kinetic data to analyze human motions. *The Research Quarterly of the American Association for Health, Physical Education, and Recreation.* 1966;37(1):103-112.

추 천 문 헌

Bauer JJ, Pavol MJ, Snow CM, Hayes WC. MRI-derived body segment parameters of children differ from age-based estimates derived using photogrammetry. *J Biomech.* 2007;40(13):2904-2910.

Bjornstrup J. Estimation of human body segment parameters–statistical analysis of results from prior investigations, Technical report, Lab of Image Analysis, Institute of Electronic Systems, Aalborg University; 1995.

Damavandi M, Farahpour N, Allard P. Determination of body segment masses and centers of mass using a force plate method in individuals of different morphology. *Medical Engineering & Physics.* 2009:31.

Davidson PL, Wilson SJ, Wilson BD, Chalmers DJ. Estimating subject-specific body segment parameters using a 3-dimensional modeller program. *J Biomech.* 2008;41(16):3506-3510.

Durkin JL, Dowling JJ. Analysis of body segment parameter differences between four human populations and the estimation errors of four popular mathematical models. *J Biomech Eng.* 2003;125(4):515-523.

Hanavan EP. *A mathematical model of the human body.* AMRL-TR-64-102. Dayton, OH: Wright-Patterson Air Force Base; 1964.

Huang HK, Suarez FR. Evaluation of cross sectional geometry and mass density distributions of humans and laboratory animals using computerized tomography. *J Biomech.* 1983;16:821-832.

Lee MK, Le NS, Fang AC, Koh MTH. Measurement of body segment parameters using dual energy X-ray absorptiometry and three-dimensional geometry: An application in gait analysis. *J Biomech.* 2009;42(3):217-222.

Lenzi D, Cappello A, Chiari L. Influence of body segment parameters and modeling assumptions on the estimate of center of mass trajectory. *J Biomech.* 2003;36(9):1335-1341.

Miller DI, Nelson RC. *Biomechanics of Sport.* Philadelphia, PA: Lea & Febiger; 1973.

Nikolova GS, Toshev YE. Estimation of male and female body segment parameters of the Bulgarian population using a 16-segmental mathematical model. *J Biomech V.* 2007;40(16):3700-3707.

Pavol MJ, Owings TM, Grabiner MD. Body segment inertial parameter estimation for the general population of older adults. *J Biomech.* 2002;35(5):707-712

Park SJ, Kim C-B, Park SC. Anthropometric and biomechanical characteristics on body segments of Koreans. *Appl Human Sci.* 1999;18(3):91-99.

Pataky TC, Zatsiorsky VM, Challis JH. A simple method to determine body segment masses in vivo: reliability, accuracy and sensitivity analysis. *Clinical Biomechanics.* 2003;18(4):364-368.

Pavol MJ, Owings TM, Grabiner MD. Body segment inertial parameter estimation for the general population of older adults. *J Biomech.* 2002;35(5):707-712.

Plagenhoef S, Evans FG, Abdelnour T. Anatomical data for analyzing human motion. *Res Q Exercise Sport.* 1983;54:169-178.

Schneider K, Zernicke RF. Mass, center of mass, and moment of inertia estimates for infant limb segments. *J Biomech.* 1992;25(2):145-148.

Shan G, Bohn C. Anthropometrical data and coefficients of regression related to gender and race. *Applied Ergonomics.* 2003;34:327-337.

Winter DA. *Biomechanics and Motor Control of Human Movement.* 4th ed. Hoboken, NJ: John Wiley & Sons; 2004.

Zatsiorsky VM. *Kinetics of Human Motion.* Champaign, IL: Human Kinetics; 2002.

Zatsiorsky VM, Seluyanov VN. The mass and inertia characteristics of the main segments of the human body. In Matsui H, Kobayashi K, Eds. *Biomechanics VIII-B.* Champaign, IL: Human Kinetics; 1983:1152-1159.

Zatsiorsky VM, Seluyanov VN. Estimation of the mass and inertia characteristics of the human body by means of the best predictive regression equations. In Winter DA, Norman RW, Wells RP, Hayes KC, and Patla AE, Eds. *Biomechanics IX-B.* Champaign, IL: Human Kinetics. 1985:233-239.

찾아보기 (Index)

ㅂ

ㅅ

ㅇ

ㅈ